Ernährung gesund und nachhaltig

von
Monika Heinis
Cornelia Kunze
Steffi Weber

Dr. Felix Büchner – Handwerk und Technik – Hamburg

ISBN 978-3-582-0 **4433**-4

Verlag Dr. Felix Büchner – Verlag Handwerk und Technik GmbH,
Lademannbogen 135, 22339 Hamburg; Postfach 63 05 00, 22331 Hamburg – 2015
E-Mail: info@handwerk-technik.de – Internet: www.handwerk-technik.de

Layout und Satz: PER Medien+Marketing, 38102 Braunschweig
Umschlagbild: Galas, Elisabeth, Bad Breisig; iStockphoto, Berlin: Vektor©catsinside
Druck: DZA Druckerei zu Altenburg GmbH, 04600 Altenburg

Inhaltsverzeichnis

Wohlbefinden
Ernährung
Gesundheit
Genuss
Vitalität
Fitness

1 Nachhaltige Ernährung

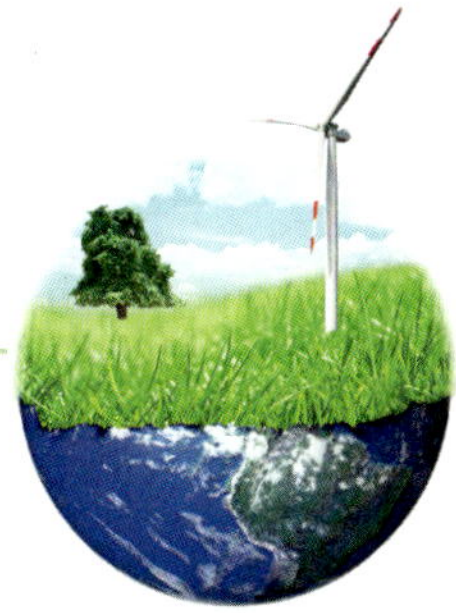

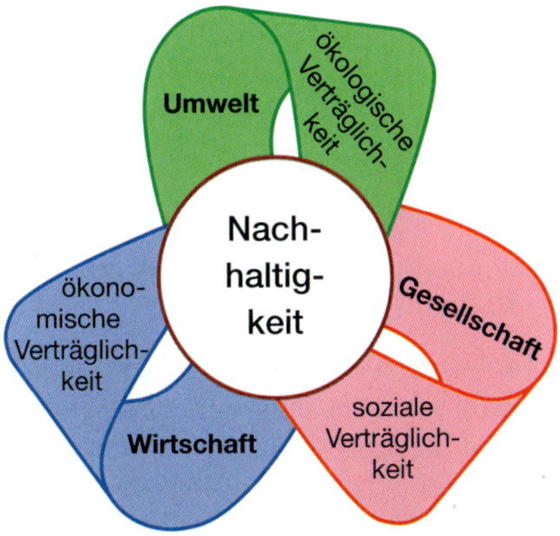

Gesunde Ernährung

Im Zusammenhang mit Ernährung, Gesundheit und Nachhaltigkeit stellen sich viele Fragen:

- Wie ernähre ich mich gesund?
- Was schätze ich am Lebensmittel?
- Nach welchen Kriterien kaufe ich Lebensmittel ein?
- Warum esse ich das, was ich esse?
- Können mich Lebensmittel gesund halten?
- Kann ich mich nachhaltig ernähren?
- Welchen Einfluss habe ich auf die Lebensmittelproduktion?
- Wie beeinflusst die Lebensmittelproduktion den Wert von Lebensmitteln?

Sowohl bei Ernährung als auch Gesundheit handelt es sich um jeweils eigenständige komplexe Fachgebiete. Die Beziehung zwischen Ernährung und Gesundheit ist wissenschaftlich erwiesen und über die Medien verbreitet – zum Beispiel zwischen ernährungsbedingtem Übergewicht und den möglichen Folgeerkrankungen Diabetes mellitus und Fettstoffwechselstörung.

Übergewicht gilt als eine Wohlstandskrankheit, die Zahl der Betroffenen liegt zurzeit bei über 50 Prozent. Dennoch geben rund drei Viertel der Deutschen in einer Umfrage an, dass sie mit ihrer Gesundheit sehr zufrieden sind.

Der Trend der letzten Jahre zu mehr Gemüse und Fisch ist positiv zu bewerten, negativ dagegen der gesunkene Obstverzehr und der anhaltend hohe Fleischkonsum. Die individuelle Ernährungssituation wird bestimmt von Lebensumfeld, Lebenseinstellung, Nationalität, Religion, Jahreszeit, Region, Ernährungsgewohnheiten und damit von der gesamten Esskultur.

Der Genuss als eine positive Sinneswahrnehmung geht mit körperlichem und geistigem Wohlergehen einher. Ging es früher darum, den Körper mit Nährstoffen zu versorgen und satt zu werden, so kommt heute noch ein gewisser Lifestyle hinzu, in dem der Genuss integriert ist. Was jeder für sich als Genuss empfindet, kann ganz unterschiedlich sein. Familie, Kindergarten und Schule spielen dabei eine prägende Rolle.

Gesundheit dabei als Abwesenheit von Krankheit zu beschreiben, ist zu einfach.

Merke

Gesundheit im Sinne der Weltgesundheitsorganisation WHO „[…] ist ein Zustand vollständigen körperlichen, psychischen und sozialen Wohlbefindens und nicht nur das Freisein von Beschwerden und Krankheit“

Dahinter stecken komplexe Vorgänge und Zusammenhänge. Vitalität und Fitness, die auf eine gute Gesundheit hinweisen, stehen in engem Zusammenhang mit einer gesunden Ernährung.

Krankheiten haben die Menschheit zu allen Zeiten beschäftigt. Das Wissen um die körperlichen Funktionen und Zusammenhänge ist Voraussetzung zum Verstehen der Krankheiten und deren Ursachen. Die Ernährung spielt dabei eine entscheidende Rolle.

Die heutige Ernährungssituation bedingt häufig, dass es zu ernährungsabhängigen Krankheiten kommt. Falsche und übermäßige Ernährung schädigt den Körper und damit die Gesundheit und das Wohlbefinden. Zusätzlich können Umwelt und Umfeld Probleme hervorrufen. Nahrungsmittel werden mit Farb- und Konservierungsmitteln oder auch Geschmacksverstärkern gestylt. Allergien und Pseudoallergien treten vermehrt auf.

Vermutlich spielen viele einzelne Stoffe auch bei Neurodermitis und Asthma eine Rolle. Die Komplexität, in der diese in Mensch und Umwelt eingreifen, ist noch nicht vollständig bekannt. Die Langzeitwirkung einzelner Stoffe wird noch erforscht.

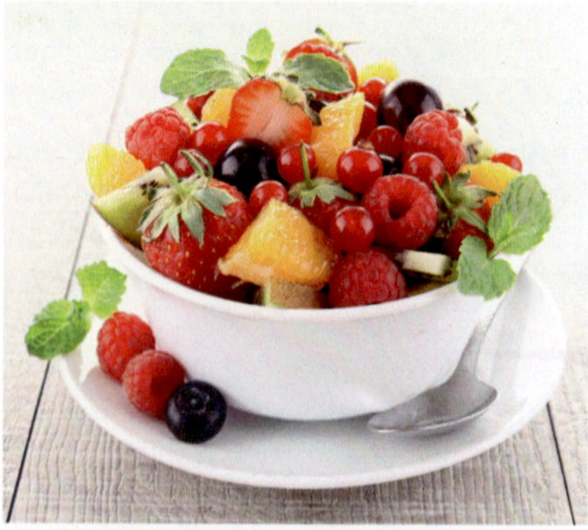

Merke

Ernährung ist für den menschlichen Körper lebensnotwendig, da sie ihm Energie und Nährstoffe zur Aufrechterhaltung der Körperfunktionen liefert. Die Qualität und Quantität der Ernährung beeinflusst die Gesundheit.

Gesundheit und Ernährung können zusätzlich im Zusammenhang mit der Nachhaltigkeit betrachtet werden.

Gesundheit und Ernährung im Kontext der Nachhaltigkeit

Kriterien zur Lebensmittelproduktion, zur Auswahl der Lebensmittel und die Kenntnis über die gesundheitlichen Auswirkungen wollen berücksichtigt werden, wenn es um eine nachhaltige Ernährungsweise und Lebensgestaltung geht.

Eine nachhaltige Entwicklung gilt als Leitbild der Gesellschaft. Schon Oberberghauptmann Hans Carl von Carlowitz entwickelte um 1700 ein Nachhaltigkeitskonzept: Die Menschen sollten dauerhaft und ausreichend mit Holz versorgt werden. Das Prinzip von Carlowitz war einfach: Es sollte nur so viel Holz geschlagen werden wie durch Wiederaufforstung nachwachsen kann.

Nachhaltigkeit wurde 1987 im Bundtlandbericht und wenige Jahre später von der Konferenz der Vereinten Nationen für Umwelt und Entwicklung (UNCED) definiert.

Definition

Nachhaltigkeit bedeutet „Den Bedürfnissen der heutigen Generation zu entsprechen, ohne die Möglichkeiten künftiger Generationen zu gefährden, ihre eigenen Bedürfnisse zu befriedigen."

Neben der Sicherung zukünftiger Generationen steht hier auch das Ziel, eine Chancengleichheit für alle gegenwärtig auf der Erde lebenden Menschen zu schaffen.

Das *Dreieck der Nachhaltigkeit* zeigt die Dimensionen Wirtschaft (Ökonomie), Umwelt (Ökologie) und Gesellschaft (Soziales) in ihren Zusammenhängen. Verschriftlicht ist dies in der Agenda 21.

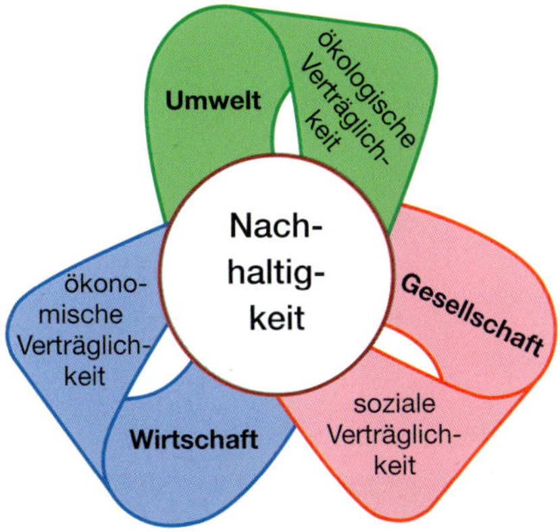

Definition

Agenda 21: Aktionsprogramm zu Umwelt- und Entwicklungsvorhaben der Vereinten Nationen, in dessen 40 Kapiteln Regeln für die nachhaltige Nutzung aller natürlichen Ressourcen festgelegt sind (UN-Konferenz für Umwelt- und Entwicklung in Rio de Janeiro 1992).

Der Begriff Nachhaltigkeit wird je nach Produkt, Produktion und Ziel umgesetzt. Ein ganzheitlicher Blick ist notwendig. Am Beispiel der Prozesskette Brotherstellung sollen verschiedene Einflussfaktoren und beeinflusste Faktoren gezeigt werden. In der Landwirtschaft wird das Getreide angebaut, geerntet und gelagert. Dabei sind Boden, Niederschlag und Temperatur entscheidende Faktoren, die der Landwirt begrenzt beeinflussen kann. Böden dürfen nicht ausgelaugt, überdüngt oder verdichtet sein. Eine Überdüngung gefährdet Grundwasser und Oberflächengewässer. Der durch schwefeldioxidreiche Abgase entstandene saure Regen versauert den Boden, so dass Pflanzen und Tiere sterben können. Bekannt ist hier insbesondere das Waldsterben im Erzgebirge.

Bei guter Qualität des Erntegutes kann neues Saatgut eingekauft bzw. die Technik zur Bearbeitung der Felder erneuert oder instand gesetzt werden. Arbeiter in der Landwirtschaft werden entlohnt und können für ihr Auskommen sorgen.

In der Müllerei wird das Getreide aus der Landwirtschaft zu Mahlerzeugnissen verarbeitet. Mahlerzeugnisse sind Mehl, Gries, Dunst und Schrot. Mehltype (s. S. 25), Lagerung und Transport beeinflussen die Qualität des Mahlerzeugnisses. Bietet die Müllerei gleichbleibende Qualität, kauft die Bäckerei das Mahlerzeugnis. Damit kann der Lohn an Mitarbeiter in der Müllerei gezahlt werden. Bei der Herstellung der Backwaren beeinflussen weitere Zutaten wie Zucker, Hefe, Salz, Malz und Trinkwasser ebenfalls die Qualität der Backwaren. Durch die Kaufentscheidung des Kunden bekommt der Bäcker Rückmeldung zur Bedeutung und Akzeptanz seiner Produkte. Der Kunde kauft Backwaren, beurteilt die Eigenschaften und beeinflusst besonders durch seine wiederholte Kaufentscheidung den Absatz der Bäckerei. Diese Auswahl an Einflussfaktoren bei der Prozesskette vom Korn zur Backware verdeutlicht, in welchen Abhängigkeiten die Lebensmittelproduktion steht. Es zeigt, dass bei der Herstellung von Lebensmitteln viel Input (Wasser, Dünger, Energie, usw.) eingesetzt wird. Dabei entstehen auch umweltbelastende Faktoren (Abwasser, Emissionen und Abfälle). Inputs und Outputs summieren sich im ökologischen Fußabdruck (s. S. 8).

Auswahl an Einflüssen auf die Prozesskette Brotherstellung

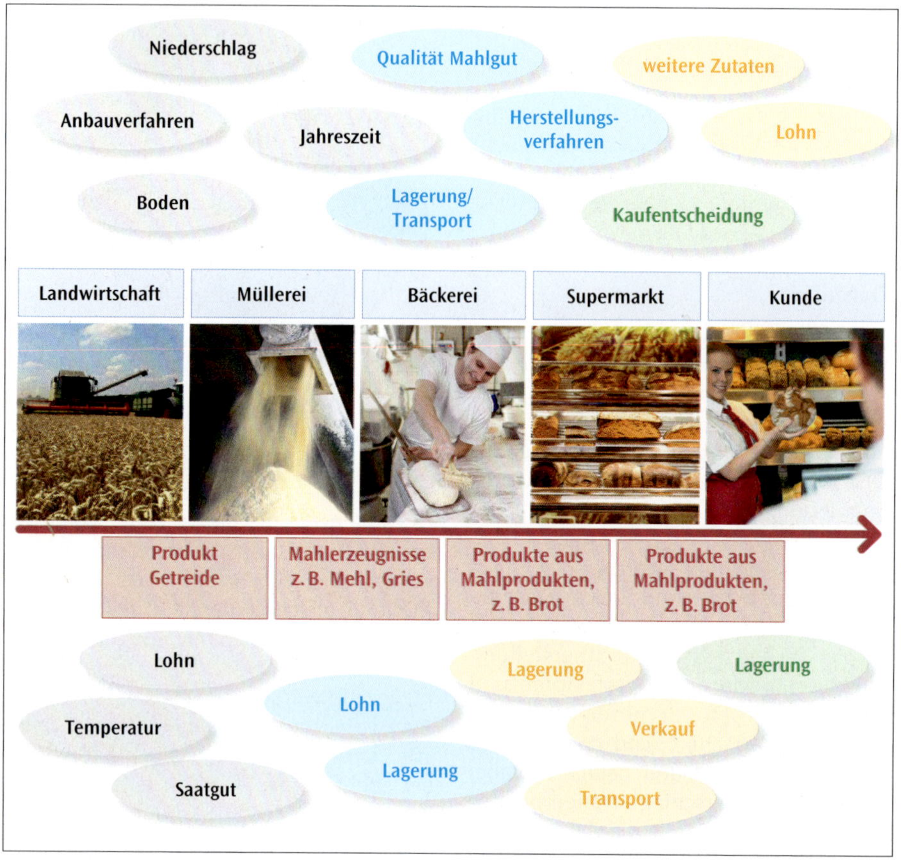

Ökologischer Fußabdruck

Mit dem ökologischen Fußabdruck können die Beziehungen zwischen unserem Konsumverhalten, der Umweltsituation und sozialer Gerechtigkeit veranschaulicht werden. Er zeigt die Beanspruchung von Fläche eines Einzelnen auf der Erde. Rund ein Drittel unseres ökologischen Fußabdrucks betrifft die Ernährung mit unseren Ernährungsweisen und Ernährungsgewohnheiten. Diese verursachen außerdem ca. 30 % der weltweiten Treibgasimmissionen.

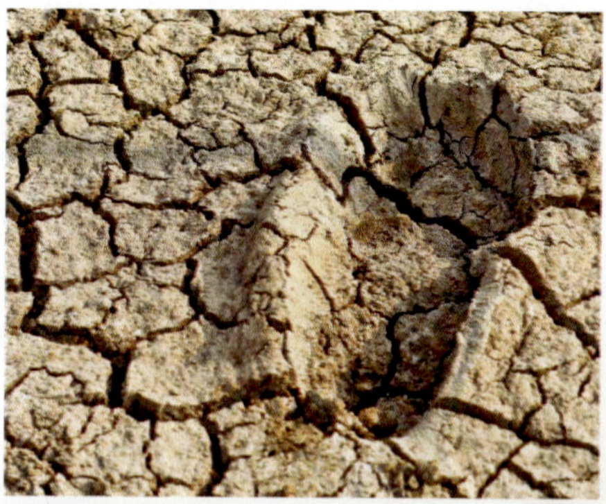

Nachhaltige Ernährung

Unterschiedliche Ernährungsweisen haben verschiedene ökologische, wirtschaftliche, soziale (gesellschaftliche) und gesundheitliche Auswirkungen auf die Natur, die wirtschaftlichen Bedingungen, die Menschen und ihre Körper. So entsteht neben den Dimensionen Umwelt, Wirtschaft und Gesellschaft noch eine vierte: die Dimension Gesundheit/Ernährung.

Essen mit Verantwortung und Genuss und das für alle Menschen weltweit, auch für die kommenden Generationen – mit diesen Worten lässt sich die Vierdimensionalität der nachhaltigen Ernährung beschreiben.

Dimension Gesundheit

Unterernährung, Armut und Nahrungsmangel auf der einen Seite der Welt stehen einer übermäßigen Ernährung und den daraus resultierenden Krankheiten wie Übergewicht, Karies, Herz-Kreislaufkrankheiten, Gicht, Diabetes und Darmträgheit auf der anderen Seite gegenüber. Die Dimension Gesundheit umfasst alle physischen und psychischen Befindlichkeiten des Menschen. Steht dem Körper eine ausgewogene Ernährung mit allen wichtigen Inhaltsstoffen zur Verfügung, so fördert dies die Gesundheit. Eine Pestizidwirkung auf den Landwirt während des Produktionsprozesses gehört ebenfalls in diese Dimension.

Ziel: Gesundheitliches Wohlbefinden und Vermeiden von Krankheiten.

Für den Einzelnen bedeutet dies: Bevorzugung von Lebensmitteln, die wenig be- und verarbeitet sind, wenig Rückstände, aber viele wertvolle Inhaltsstoffe und ein gutes Aroma aufweisen. Eine pflanzenbetonte Mischkost mit einer optimalen Energiezufuhr ist zu empfehlen.

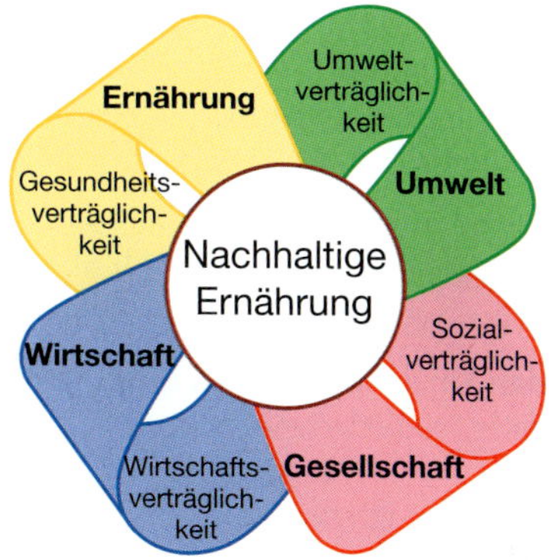

Dimension Umwelt

Entlang der Produktionskette entstehen zum Beispiel Abfälle und Abgase. Diese wirken sich auf die Gesundheit des Menschen aus.

Durch die Gewinnung von Ackerland wird der Lebensraum der Tiere eingeschränkt. Zur reduzierten Artenvielfalt in der Tier- und Pflanzenwelt trägt auch die Überfischung der Meere bei. Dies wirkt sich auf das Klima aus, was wiederum den Anbau der Rohstoffe zur Lebensmittelberarbeitung beeinflusst.

Ziel: Umweltbelastungen vermeiden und die natürlichen Ressourcen erhalten.

Für den Einzelnen bedeutet dies: Der Anteil an pflanzlichen Lebensmitteln sollte höher sein als der tierischer, um die Umwelt zu schonen und den Ausstoß von Treibhausgas gering zu halten. Lebensmittel aus ökologischer Landwirtschaft sind zu bevorzugen.

Dimension Gesellschaft

Soziale Aspekte der Ernährung sind: politische, rechtliche, kulturelle, religiöse, sozio-ökonomische und ethische Fragen. Lebensmittel sollten allen Verbrauchern mit freier Wahl zugänglich sein. Internationale

Gerechtigkeit und Einkommenssicherheit sind zu gewährleisten. Ebenso sind notwendige Erholungsräume neben Ackerflächen zu erhalten.

Ziel: Sicherung humaner Lebensbedingungen und gleicher Ressourcen für alle Menschen weltweit.

Für den Einzelnen bedeutet dies: Fair gehandelte Produkte bevorzugen.

Dimension Wirtschaft

Nahrung erzeugen, verarbeiten, transportieren, damit handeln, darüber beraten und sie zubereiten, damit verdienen viele Menschen ihren Lebensunterhalt. Sinkende Erzeugerpreise, Nahrungsmittelverteuerung oder auch die Biospritherstellung auf Ackerflächen zeigen, welche Entwicklungen in diesem Wirtschaftszweig vor sich gehen. Weltweit betrachtet sollten Menschen ökonomisch nicht benachteiligt werden. Durch faire Preise weltweit lässt sich die Existenz der gesamten Bevölkerung erhalten und sichern. Alle Ebenen der Wirtschaft wie die Welt, der Staat, die Unternehmen und die Privathaushalte sind betroffen.

Ziel: Menschliche Bedürfnisse befriedigen und eine faire Verteilung knapper Güter gewährleisten. So werden Existenzen gesichert und Arbeitsplätze entstehen.

Für den Einzelnen bedeutet dies: Durch den Kauf von biologisch erzeugten und gering verarbeiteten Lebensmitteln und aus der Direktvermarktung werden die kleineren und mittleren Betriebe gestärkt.

Beispiel Tierproduktion: Der Fleischkonsum steigt weltweit. Er hat sich in den letzten 50 Jahren mehr als vervierfacht. 85 Prozent der Deutschen essen jeden Tag Fleischprodukte (89 kg pro Person im Jahr). 18 Prozent der weltweiten Gesamt-Treibhausgasmenge gehen auf Methanausstoß der Rinder (25-mal so klimaschädlich wie CO_2), Futtermittelproduktion und Verwendung von Düngemitteln sowie die Abholzung der Wälder zur Umwandlung in Weideland und Ackerland zurück. Weltweit werden 40 Prozent der Getreide- und 85 Prozent der Sojaernte als Tierfutter benutzt. Durch den stetig steigenden Konsum an Fleisch wird mehr Ackerfläche gebraucht, um Futter anzubauen. Das Abholzen ist für den Rückgang der Artenvielfalt verantwortlich.

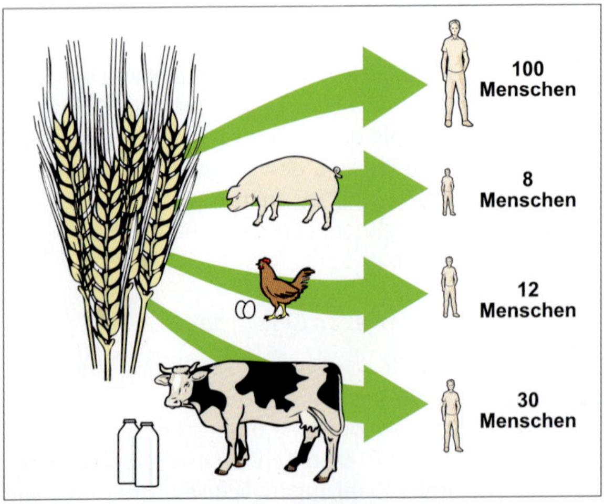

Eine Getreidemenge, die 100 Menschen ernährt, macht als Futtermittel in der Fleischproduktion 8 Menschen, in der Eierproduktion 12 und über Milchprodukte 30 Menschen satt.

Wasser und CO_2
Die Herstellung von Fleischwaren und Fleischprodukten verbraucht viel Wasser. Zur Produktion von 1 kg Rindfleisch werden ca. 15 500 Liter Wasser und 13 000 g CO_2 benötigt, für 1 kg Kartoffeln 250 Liter und 200 g CO_2.

Beispiel Pflanzenproduktion: Viele Gemüse (Tomaten, Gurken, Paprika, Zucchini) gibt es das ganze Jahr über zu kaufen. Sie werden außerhalb der Saison importiert, d. h. in wärmeren Ländern angebaut und nach Deutschland transportiert. Das Gemüse wird auch dort in beheizten Gewächshäusern angebaut. Wegen des Monokulturanbaus werden oft Düngemittel eingesetzt. Zudem werden Pflanzenschutzmittel verwendet, die Schädlinge und Wildkräuter bekämpfen und bewirken, dass Gemüse die langen Transportwege unbeschadet übersteht.

Durch die Verwendung von Pestiziden und synthetische Düngemitteln werden Gewässer und Böden verschmutzt. Die intensive Landwirtschaft hat weitere Folgen: Pestizide wirken nicht nur auf die Zielschädlinge und Wildkräuter, sondern auf alle Pflanzen und das gesamte Tierreich. Außerdem reichern sie sich im Boden, Wasser, Luft, Tieren und Nahrungsmitteln an. Sie beeinflussen dann langfristig die Fruchtbarkeit und Erosion von Böden und führen zu einem Rückgang von Artenvielfalt und Artensterben. Die Schonung der Umwelt ist von der Anbauart und von dem Transportweg abhängig.

Dabei richtet sich die Treibstoffmenge nach der Entfernung und dem Transportmittel. Ein Transport mit der Bahn belastet das Klima deutlich weniger als mit dem LKW. Extrem umweltschädlich sind Transporte mit dem Flugzeug.

Der Aufwand ist umfangreich und folgenreich, wenn in unseren Regalen ein ganzjähriges Gemüseangebot betrieben wird. Der Verbraucher entscheidet selbst, ob er im Winter Tomaten, Erdbeeren oder Spargel essen muss und beeinflusst damit die Größe seines ökologischen Fußabdrucks (s. S. 8) mit.

CO_2-Verbrauch in g pro kg Tomaten

Anbauart	CO_2-Verbrauch in g pro kg Tomaten
Konventioneller Anbau in beheizten Treibhäusern außerhalb der Saison	9 300
Ökologischer Anbau in beheizten Treibhäusern außerhalb der Saison	9 200
Freilandtomaten aus Spanien	600
Konventioneller regionaler Anbau in der Saison	85
Ökologischer regionaler Anbau in der Saison	35

Früchte und Gemüse dann zu genießen, wenn sie reif sind und damit ihr volles Aroma haben und der Einkauf in regionaler Nähe halten den ökologischen Fußabdruck klein.

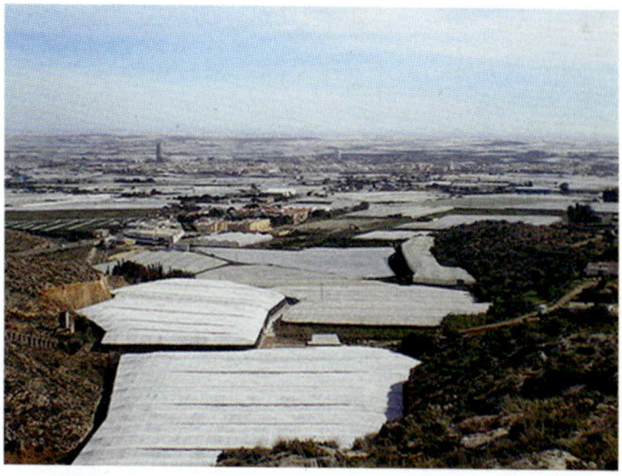

Die Lebensmittelproduktion in solchen Gewächshäusern hat auch Einfluss auf die Landschaft

Saisonkalender

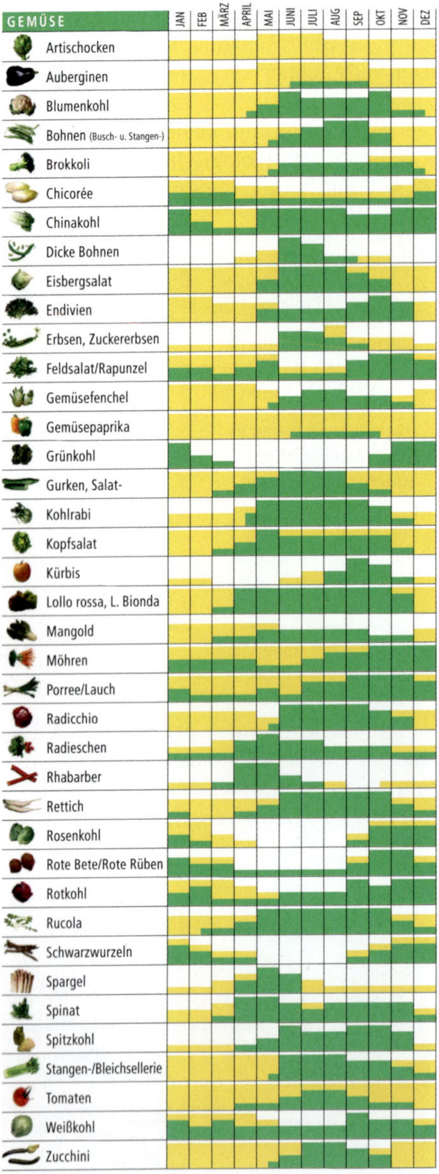

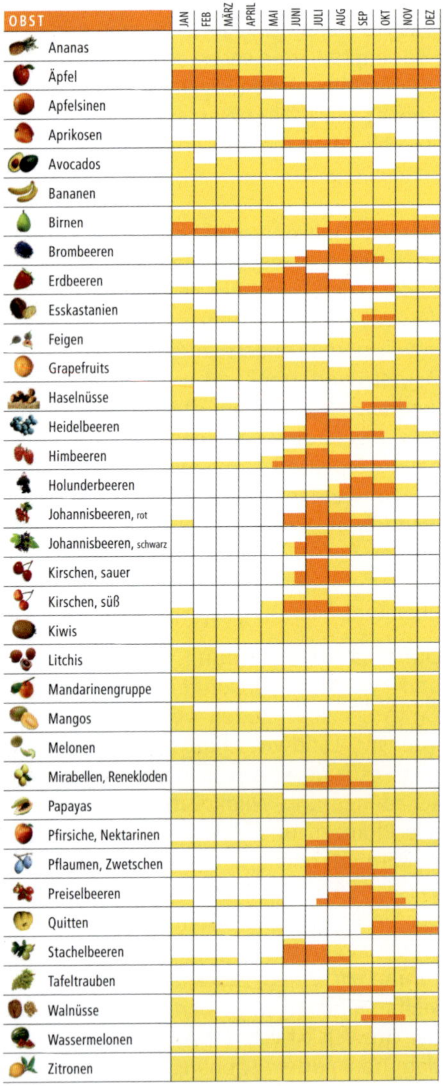

Monate mit geringen Importen | Monate mit starken Importen | Monate mit Angebot aus heimischem Anbau

2 Lebensmittel und gesunde Ernährung

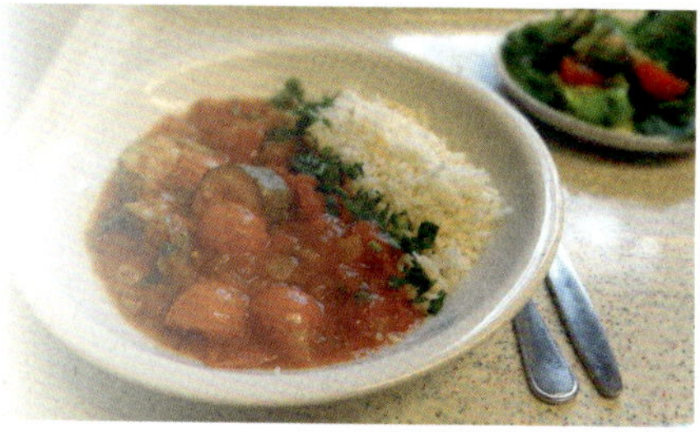

Ein Lebensmittel ist ein Mittel zum Leben. Es gilt, den vitalen Wert eines solchen zu erkennen und zu erhalten. Mit der Lebensmittelauswahl kann die Gesundheit beeinflusst werden.

2.1 Einteilung der Lebensmittel

Aus rechtlicher Sicht (Verordnung [EG] Nr. 178/2002) sind Lebensmittel alle Stoffe oder Erzeugnisse, die in verarbeitetem, teilweise verarbeitetem oder unverarbeitetem Zustand von Menschen aufgenommen werden. Sie beinhalten auch **Trinkwasser** und werden in Nahrungs- und Genussmittel untergeteilt.

Nahrungsmittel werden wegen ihrer Nährstoffe verzehrt. Außerdem liefern sie Energie und dienen der Sättigung.

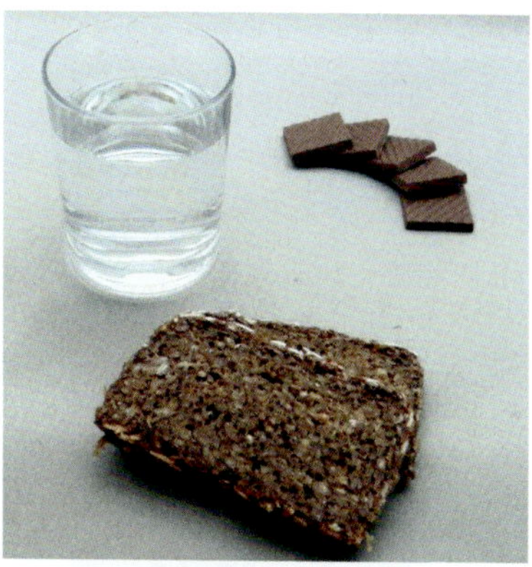

Trinkwasser, Nahrungsmittel Brot, Genussmittel Schokolade

Genussmittel lösen bei Menschen positive Sinnesempfindungen aus, fördern das Wohlbefinden, aber der Mensch ist nicht darauf angewiesen.

Es ist schwierig, Nahrungs- und Genussmittel voneinander abzugrenzen, weil viele Genussmittel auch Nährstoffe enthalten und auch Nahrungsmittel positive Sinnesempfindungen auslösen können, also dem Genuss dienen.

Wenn die **Quantität** (Menge) bestimmter Inhaltsstoffe als Unterscheidungsmerkmal dient, wird in kohlenhydrat-, eiweiß- und fettreiche sowie vitamin- und mineralstoffreiche Lebensmittel eingeteilt.

Nicht berücksichtigt bleibt dabei die **Qualität** der Lebensmittel. Aus gesundheitlicher Sicht sind zum Beispiel kohlenhydratreiche Lebensmittel mit hohem Anteil an Ein- und Zweifachzucker eher negativ zu bewerten. Lebensmittel mit einem hohen Anteil an Vielfachzuckern und Ballaststoffen wirken sich positiv auf die Gesundheit aus.

Nach dem **Verarbeitungszustand** teilt der Gesetzgeber in verarbeitete, teilweise verarbeitete oder unverarbeitete Lebensmittel ein. Bei Verarbeitungsprozessen werden die Inhaltsstoffe der Lebensmittel in ihrer Funktion und Menge verändert, wodurch der Gesundheitswert beeinflusst wird.

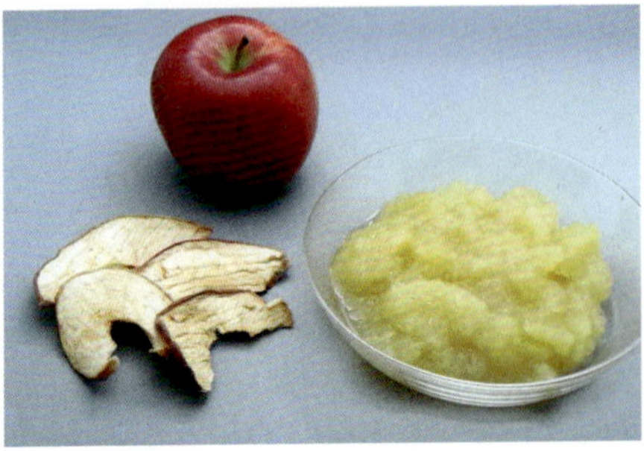

Lebensmittel roh, verarbeitet, stark verarbeitet

Unverarbeitete Lebensmittel sind in einer bestimmten **Saison** (Jahreszeit) reif. Dann erreichen sie ihr typisches Aroma, den vollen Geschmack und sind besonders reich an wertvollen Inhaltsstoffen. Eine Einteilung nach der Hauptangebotszeit zeigt der Saisonkalender (s. S. 12).

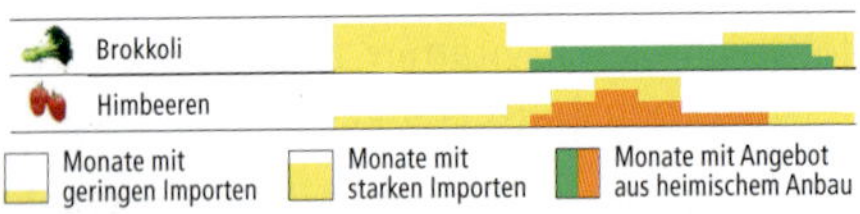

2.2 Lebensmittelqualität

Die Entscheidung des Verbrauchers für ein bestimmtes Lebensmittel wird durch viele Faktoren beeinflusst. Er ordnet einem Lebensmittel einen bestimmten Gesamtwert zu, der sich aus verschiedenen wertbestimmenden Eigenschaften zusammensetzt wie Eignungswert, ökologischer Wert, psychologischer Wert, soziokultureller Wert, politischer Wert, Genusswert und Gesundheitswert.

Eignungswert

- Brauchbarkeit (Eignung für bestimmte Verwendungen oder Verarbeitung)
- Preis
- Haltbarkeit
- Zeitaufwand für Einkauf, Lagerung und Zubereitung

Der Eignungswert beschreibt die Eignung, also den Nutz- und Verwendungswert eines Lebensmittels für eine bestimmte Verarbeitung.

Mehlige Kartoffeln eignen sich für Püree, festkochende Kartoffeln für Salat.

Hinzu kommen Haltbarkeit und Zeitaufwand für Einkauf, Lagerung und Verarbeitung der Lebensmittel sowie der Preis.

Neben unverarbeiteten Lebensmitteln kann der Verbraucher auch **Convenience Food** wählen. Dies sind vorgefertigte Lebensmittel, bei denen der Nahrungsmittelhersteller bestimmte Be- und Verarbeitungsstufen übernimmt. Für den Verbraucher entfallen bei diesen Produkten arbeitsintensive Vor- und Zubereitungsarbeiten.

Ökologischer Wert

- ökologisch erzeugte Lebensmittel
- regionale und saisonale Produkte
- gering verarbeitete Lebensmittel
- Produkte mit geringer oder umweltfreundlicher Verpackung
- wenig klimabelastende Produkte und Transportwege

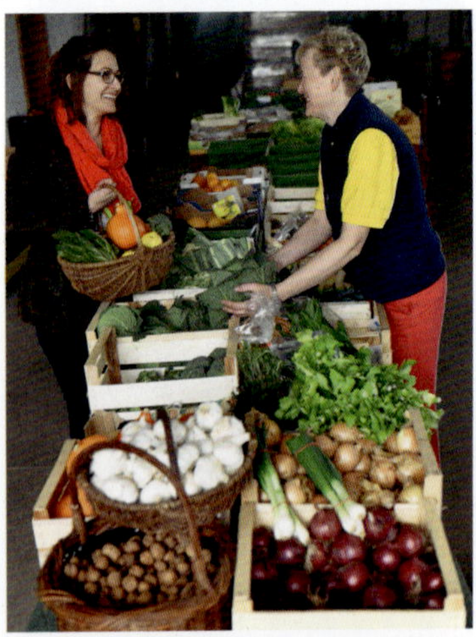

Der ökologische Wert eines Lebensmittels wird bestimmt durch die Auswirkungen der Produktionsbedingungen, Verarbeitung und Entsorgung auf die Umwelt.

Bei der Verarbeitung von Lebensmitteln treten Veredlungsverluste auf. Bei der Umwandlung von pflanzlichem Futtereiweiß in tierisches Eiweiß gehen zwischen 65 bis 90 Prozent verloren (s. auch Abb. S. 10).

Um die Entsorgung von Lebensmitteln zu vermeiden, nur die Menge an Lebensmitteln einkaufen, die wirklich benötigt wird. Bevorzugt werden sollten Mehrwegverpackungen.

Merke

Virtuelles Wasser
bezeichnet die Menge an Frischwasser (aus Seen, Flüssen und Grundwasser), die zur Herstellung eines Produktes verwendet wird. Dabei wird mehr Wasser indirekt verbraucht als direkt. 4200 Liter Wasser pro Kopf und Tag verbrauchen wir in Deutschland, davon 120 Liter direkt (Duschen, Waschen, Kochen, ...). Der indirekte Anteil steckt in der Produktion von Lebensmitteln und Kleidung in importierten Produkten.

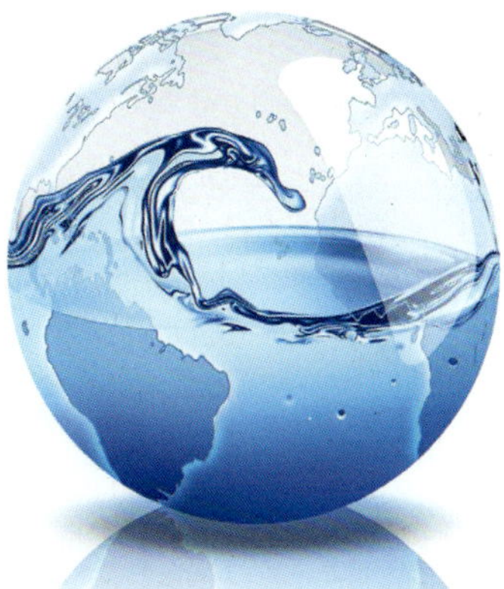

Kauf von Lebensmittel aus der Region, um lange Transportwege zu vermeiden, bei denen Schadstoffe produziert werden.

Kauf von Lebensmitteln mit Bio-Siegel, da sie mit naturschonenden Methoden (Verzicht auf bestimmte Pflanzenschutzmittel, Mineraldünger und Gentechnik) produziert werden und auf Geschmacksverstärker, künstliche Aromen oder Farb- und Konservierungsstoffe weitgehend verzichtet wird.

Psychologischer Wert

- Vorstellungen und Erwartungen
- Präsentation und Aufmachung
- Werbung
- Belohnung und Trost
- Freude und Genuss

Der psychologische Wert eines Lebensmittels wird nicht am Produkt selbst gemessen, sondern beruht auf einer individuellen Bewertung. Die persönliche Vorstellung und Meinung über ein Lebensmittel sowie die Erwartung an das Lebensmittel tragen ebenso zu dessen Bewertung bei wie seine Aufmachung (z. B. Verpackung) und die Werbung. Für preiswerte, gesunde Lebensmittel wie Vollkornprodukte, Kartoffeln und Hülsenfrüchte wird kaum geworben. Sie können einen geringen psychologischen Wert haben.

Bestimmte Lebensmittel wie Süßigkeiten werden als Belohnung empfunden oder dienen als Ersatzbefriedigung.

Freude und Genuss durch eine angenehme Rahmenbedingung beim Essen steigern das Wohlbefinden des Menschen. Folglich werden auch die Speisen höher bewertet.

Vor dem Süßigkeitenregal im Supermarkt stehend erinnern Sie sich an die Werbung in der Halbzeitpause im TV für Schokopralinen und ergreifen das entsprechende Produkt, weil Sie es mit einem Wohlbehagen verbinden.

Soziokultureller Wert

- kulturelle und regionale Verzehrgewohnheiten
- Konsumgewohnheiten und Traditionen
- Nahrungsvorlieben und -aversionen
- Lebensmittelverbote

Kulturen zeichnen sich durch besondere Ernährungsweisen aus. Ursache und Folge dieser Besonderheiten sind unter anderem verschiedenen Bewertungen von Lebensmitteln.

Während in manchen Teilen der Welt Hundefleisch als Delikatesse gilt, wird der Verzehr in Deutschland strikt abgelehnt.

Unter anderem werden die Ernährungsgewohnheiten auch von Religionen bestimmt.

Im Islam und im Judentum sind zum Beispiel Lebensmittel wie Schweinefleisch verboten.

Auch innerhalb Europas gibt es ländertypische Besonderheiten.

Das Frühstück in Frankreich, Deutschland, oder England sieht unterschiedlich aus. In England sind Tee und Spiegelei mit Schinkenspeck üblich, in Frankreich eher Milchkaffee und Weißbrot oder Croissants mit Butter und süßem Aufstrich, in Deutschland Kaffee mit Brötchen, Wurst, Käse oder süßem Aufstrich.

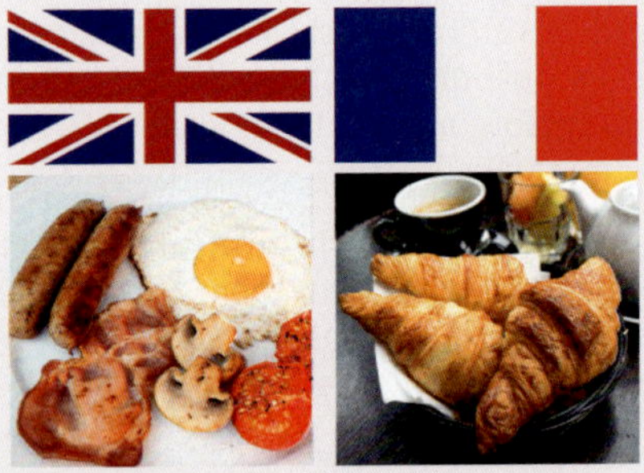

Frühstück in England und in Frankreich

Unterschiedliche Regionen eines Landes haben ihrerseits Besonderheiten bei der Lebensmittelauswahl.

In Norddeutschland werden mehr Fisch und Kartoffeln gegessen, in Süddeutschland mehr Fleisch und Wurst.

Das soziale Umfeld des Menschen spielt eine bedeutende Rolle bei Deutschlands Konsumgewohnheiten.

Politischer Wert

Dieser Wert eines Lebensmittels beinhaltet neben der politischen Beurteilung Komponenten der Sozialverträglichkeit, des Tierschutzes und der Ethik.

In manchen Ländern mit Wassermangel werden mit staatlicher Förderung Anlagen zur Meerwasseraufbereitung gebaut. Damit wird der Anbau von Obst und Gemüse ermöglicht, das dann nach Deutschland exportiert wird, einem wasserreichen Land. Aufgrund von geringeren Produktions- und Arbeitskosten ist die aufwändige und mit staatlicher Unterstützung hergestellte Ware immer noch preiswerter als in Deutschland produziertes Obst und Gemüse.

Der politische Wert richtet sich nach
- politscher Beurteilung
- Sozialverträglichkeit
- Tierschutz
- Ethik

Genusswert

Das Auge isst mit! Auf einem schön gedeckten Tisch sind gut aussehende, gesunde und sättigende Speisen und Getränke angerichtet. Düfte regen den Appetit an: Frisch und würzig duftet der angemachte Blattsalat.

Zum Genusswert (sensorischer Wert) zählen
- Aussehen (Form, Farbe)
- Geruch
- Geschmack
- Konsistenz
- Temperatur,

denn alles zusammen führt zur Freude am Essen.

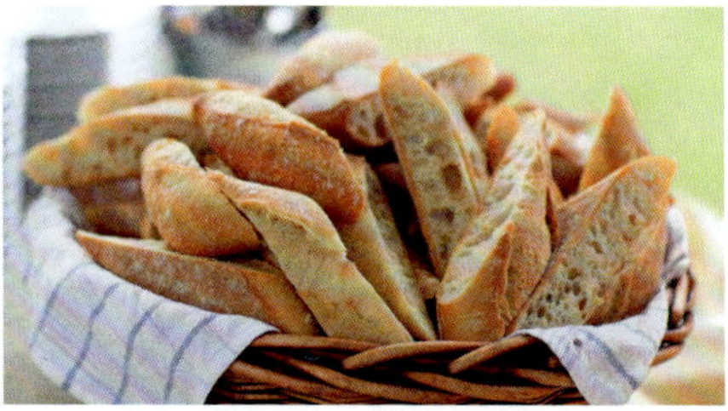

Frisches Brot verlockt am gedeckten Tisch

Gesundheitswert

Der Verbraucher schaut vorrangig auf gesunde Speisen (ernährungsphysiologischer Wert): mit wenig Zucker, Fett, Energie und Salz. Ballaststoffe, Vitamine und Mineralstoffe sollen reichlich enthalten sein. Zudem sollen die Speisen leicht verdaulich sein und auch satt machen. Zusatzstoffe wie Konservierungsstoffe oder Schadstoffe sollten möglichst nicht enthalten sein. Beurteilt werden also hier Lebensmittel nach den Kriterien:
- Gehalt an gesundheitsfördernden Inhaltsstoffen
- Nährstoffdichte (s. S. 72)
- Hauptnährstoffe
- Energiegehalt und -dichte (s. S. 72)
- Sättigungswirkung
- Verträglichkeit (s. S. 105)

aber auch wertmindernde Inhaltsstoffe wie Schadstoffe.

Insbesondere der Gesundheitswert findet Berücksichtigung in dem Ernährungskreis, in der Ernährungspyramide und in den 10 Regeln der DGE.

2.3 Ernährungskreis und -pyramide

Der Ernährungskreis (s. S. 18) der Deutschen Gesellschaft für Ernährung (DGE) bildet die Grundlage der Dreidimensionalen Ernährungspyramide (s. S. 20).

Der Ernährungskreis der Deutschen Gesellschaft für Ernährung e. V. (DGE) dient als Wegweiser für eine vollwertige Ernährung. Er teilt das reichhaltige Lebensmittelangebot in sieben Gruppen ein und erleichtert so die tägliche Lebensmittelauswahl. Die Größe der Kreissegmente verdeutlicht das Mengenverhältnis der einzelnen Lebensmittelgruppen zueinander: Je größer ein Kreissegment ist, desto größere Mengen sollten täglich aus der Gruppe verzehrt werden. Für eine gesundheitsfördernde, vollwertige Ernährung wird empfohlen, täglich Lebensmittel aus allen sieben Gruppen zu verzehren, das dargestellte Mengenverhältnis zu berücksichtigen und innerhalb der Gruppen zwischen den Lebensmitteln abzuwechseln. Ist die Zusammenstellung an einem Tag nicht ausgewogen, dann sollte an den folgenden Tagen bewusst vollwertig ausgewählt und gegessen werden. Auf die Wochenbilanz kommt es an.

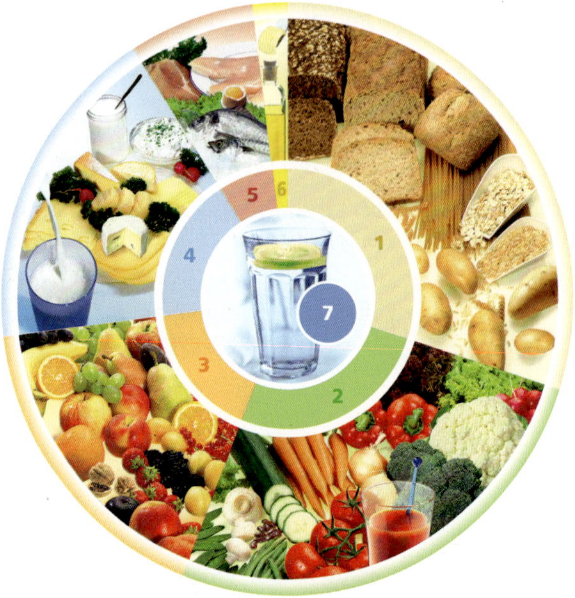
1
2
3
4
5
6
7
1 Getreide, Getreideprodukte, Kartoffeln
2 Gemüse, Salat
3 Obst
4 Milch/-produkte
5 Fleisch, Wurst, Fisch, Eier
6 Fette, Öle
7 Getränke

Getränke bilden mit einer täglichen Trinkmenge von 1,5 Litern mengenmäßig die größte Lebensmittelgruppe. Danach folgen die pflanzlichen Lebensmittel Getreideprodukte, Kartoffeln, Gemüse sowie Obst. Sie stellen die Basis einer vollwertigen Ernährung dar und liefern Kohlenhydrate, reichlich Vitamine, Mineralstoffe, Ballaststoffe und sekundäre Pflanzenstoffe. Tierische Lebensmittel – möglichst fettarm – ergänzen in kleineren Portionen den täglichen Speisenplan. Sie versorgen den Körper mit hochwertigem Eiweiß, Vitaminen und Mineralstoffen. Fett und fettreiche Lebensmittel sollten eher selten verzehrt werden. Dabei ist die Qualität entscheidend, denn hauptsächlich pflanzliche Öle liefern essenzielle Fettsäuren.

Deckt die tägliche Ernährungsweise alle Gruppen des Ernährungskreises in den empfohlenen Mengen ab, bleibt Raum für kleine „Extras", wie Süßigkeiten oder gesalzene Knabberartikel. Auch wenn diese Lebensmittel wenig essenzielle Nährstoffe, dafür aber meistens viel Fett und Zucker enthalten. Solange die Energie- und Nährstoffbilanzen stimmen, ist nichts gegen den bewussten Genuss dieser Lebensmittel einzuwenden.

Die Dreidimensionale Lebensmittelpyramide

Der Ernährungskreis geht von einem bestimmten Mengenverhältnis der Lebensmittelgruppen aus, das als gesund bezeichnet wird. Die Dreidimensionale Lebensmittelpyramide nimmt auch die Qualität der Lebensmittel in einer Gruppe in den Blick. Die empfohlenen Mengen aus dem Ernährungskreises bleibt erhalten.

Die Lebensmittelgruppen des Ernährungskreises werden auf jeweils einer der vier Seiten der Pyramide zusammengefasst. Es ergeben sich folgenden Seiten:

- pflanzliche Lebensmittel
  mit den Gruppen „Getreide, Getreideprodukten und Kartoffeln", „Gemüse und Salat", „Obst"
- tierische Lebensmittel
  mit den Gruppen „Milch und Milchprodukte", „Fleisch, Wurst, Fisch, Ei"
- Öle/Fette
- Getränke

Pflanzliche Lebensmittel werden entsprechend der Energiedichte, Nährstoffdichte, Gehalt an Ballaststoffen und Sekundären Pflanzenstoffen bewertet.

Bei tierischen Lebensmitteln sind die Kriterien Energiedichte, Nährstoffdichte (s. S. 72) und Fettqualität entscheidend.

Für eine Bewertung von Ölen und Fetten ist die Fettsäurezusammensetzung wichtig, da diese Auswirkungen auf die Gesundheit hat.

Auch bei Getränken steht der Energiegehalt im Vordergrund. Alkoholische Getränke sind nicht enthalten.

Optisch wird die ernährungsphysiologische Qualität der Lebensmittel durch die seitliche Farbleiste mit Ampelfarben veranschaulicht. Sie zeigt wie empfehlenswert die abgebildeten Lebensmittel sind. Grün bedeutet empfehlenswert, Rot sagt aus „weniger empfehlenswert". Für die empfohlene Verzehrmenge gilt der Ernährungskreis. Das heißt pflanzliche Lebensmittel haben einen sehr großen Anteil in einer gesunden Ernährung, Öle und Fette dagegen nur einen geringen Anteil.

So könnte beispielsweise die Lebensmittelauswahl entsprechend des DGE-Ernährungskreises und der Lebensmittelpyramide aussehen:

Lebensmittel	Orientierungswerte für Erwachsene
Gruppe 1: Getreide, Getreideprodukte, Kartoffeln	täglich 4–6 Scheiben (200–300 g) Brot **oder** 3–5 Scheiben (150–250 g) Brot und 50–60 g Getreideflocken und 1 Portion (200–250 g) Kartoffeln (gegart) **oder** 1 Portion (200–250 g) Nudeln (gegart) **oder** 1 Portion (150–180 g) Reis (gegart) Produkte aus Vollkorn bevorzugen
Gruppe 2: Gemüse und Salat	täglich; mindestens 3 Portionen (400 g) Gemüse 300 g gegartes Gemüse und 100 g Rohkost/Salat **oder** 200 g gegartes Gemüse und 200 g Rohkost/Salat
Gruppe 3: Obst	täglich; mindestens 2 Portionen (250 g) Obst
Gruppe 4: Milch und Milchprodukte	täglich; 200–250 g fettarme Milch und Milchprodukte und 2 Scheiben (50–60 g) fettarmen Käse
Gruppe 5: Fleisch, Wurst, Fisch und Eier	wöchentlich; 300–600 g fettarmes Fleisch (zubereitet) und fettarme Wurst und 1 Portion (80–150 g) fettarmen Seefisch (zubereitet) und 1 Portion (70 g) fettreichen Seefisch (zubereitet) und bis zu 3 Eier (inkl. verarbeitetes Ei)
Gruppe 6: Öle und Fette	täglich; 10–15 g Öl (z. B. Raps-, Walnuss- oder Sojaöl) und 15–30 g Margarine oder Butter
Gruppe 7: Getränke	täglich; rund 1,5 Liter bevorzugt energiefreie/-arme Getränke

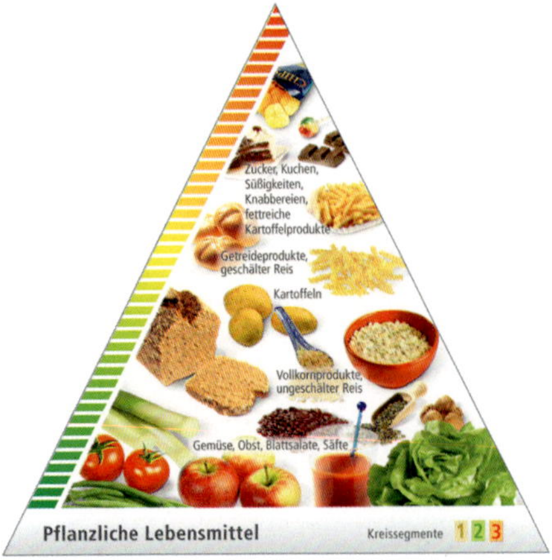

Beispiel einer Pyramidenseite

10 Regeln der DGE

Durch diese Regeln werden die im Ernährungskreis gezeigten Bedarfsmengen mit praktischen Umsetzungsmöglichkeiten zur Erhaltung der Gesundheit ergänzt.

1. Die Lebensmittelvielfalt genießen.
2. Reichlich Getreideprodukte sowie Kartoffeln.
3. Gemüse und Obst – Nimm „5 am Tag“.
4. Milch und Milchprodukte täglich; Fisch ein bis zweimal in der Woche, Fleisch, Wurstwaren sowie Eier in Maßen; Fischprodukte aus anerkannt nachhaltiger Herkunft bevorzugen. Aus gesundheitlicher Sicht ist weißes Fleisch (Geflügel) günstiger zu bewerten als rotes (Rind, Schwein).
5. Wenig Fett und fettreiche Lebensmittel.
6. Zucker und Salz in Maßen.
7. Reichlich Flüssigkeit; vorwiegend Wasser und energiearme Getränke. Gesüßte Getränke können bei regelmäßigem Konsum das Risiko für Fettsucht und Diabetes mellitus Typ 2 erhöhen.
8. Schonend zubereiten; der Klimabilanz Rechnung tragen frisch bzw. gering verarbeitete Lebensmittel sowie eher pflanzliche Ernährungsweisen.
9. Sich Zeit nehmen und genießen.
10. Auf das Gewicht achten und in Bewegung bleiben.

Die vier Pyramidenseiten nebeneinander sind unten dargestellt. Gut erkennbar ist die hierarchische Aufteilung der Lebensmittel in den Seitenflächen (siehe Beispiel „Pflanzliche Lebensmittel“). Der Ernährungskreis an der Unterseite der Pyramide wird hier nur schematisch dargestellt.

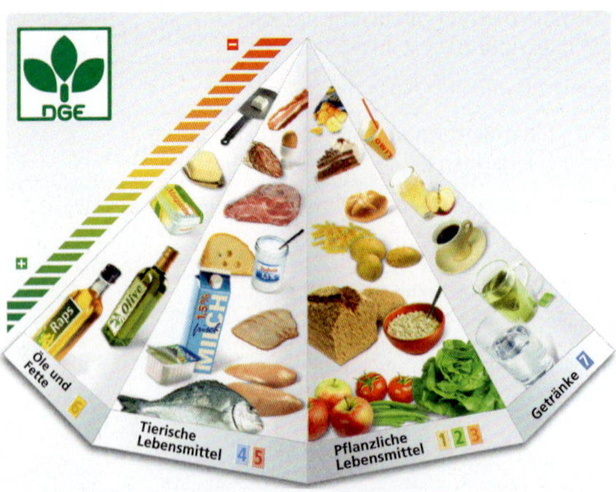

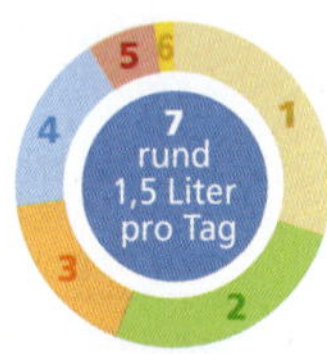

Mengenanteil der unterschiedlichen Lebensmittelgruppen im Speiseplan

1 Getreide, Getreideprodukte, Kartoffeln
2 Gemüse, Salat
3 Obst
4 Milch/-produkte
5 Fleisch, Wurst, Fisch, Eier
6 Fette, Öle
7 Getränke

Was innerhalb einer Gruppe
+ empfehlenswert ist
– weniger empfehlenswert ist

Die abgebildeten Lebensmittel stehen stellvertretend für die Vielfalt der jeweiligen Lebensmittelgruppen.

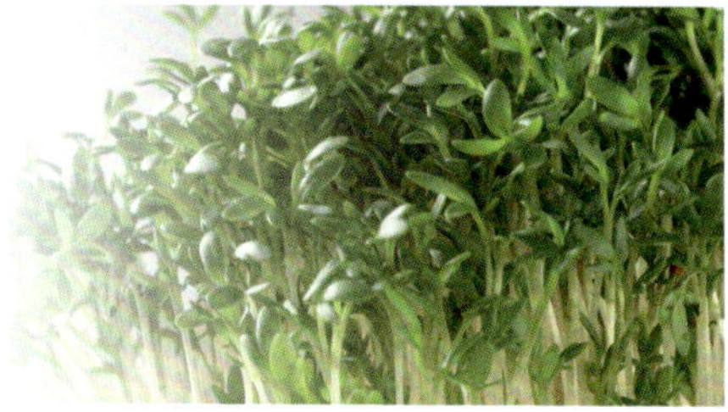

3 Lebensmittel

Der Hauptinhaltsstoff eines Lebensmittels bestimmt über seine Zuordnung in die Lebensmittelgruppen im Ernährungskreis bzw. der Ernährungspyramide. Den Mittelpunkt bilden die Getränke.

3.1 Getränke – ohne Wasser läuft nichts

Wasser gehört zu den Hauptbestandteilen des menschlichen Körpers und nimmt eine zentrale Rolle in der Lebensmittelgruppe Getränke ein. Die Wasserhärte bestimmt den Geschmack mit: weiches Wasser schmeckt eher fade, hartes Wasser dagegen frisch und mineralisch.

Definition

Nach der „Gesundheitsberichtserstattung des Bundes" wird *Trinkwasser* als Wasser für den menschlichen Genuss und unmittelbaren Gebrauch geeignetes Wasser definiert.

Natürliche Mineralwässer sind sehr langsam durch Gestein gesickert und enthalten entsprechende Mineralien und Spurenelemente. Quellwasser ist vergleichsweise

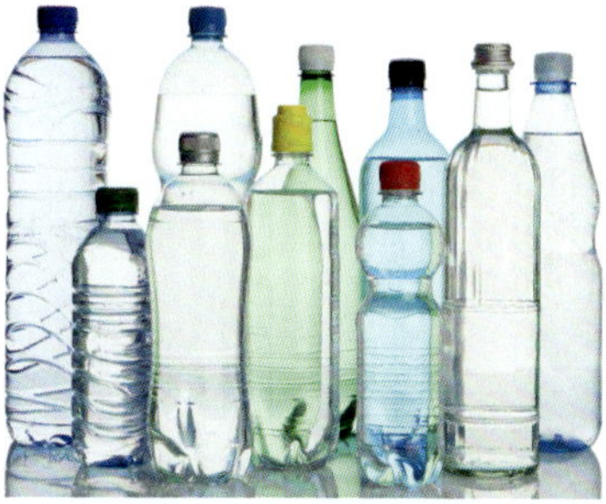

mineralstoffarm. Tafelwässer unterscheiden sich im Mineralstoffgehalt. Heilwasser dient Heilzwecken z. B. mit nachweislicher Wirkung bei Osteoporose (s. S. 91). Die DGE[1] empfiehlt neben Mineral- und Trinkwasser auch Früchte- und Kräutertees, mit Wasser verdünnte Frucht- und Gemüsesäfte zur Deckung des täglichen Flüssigkeitsbedarfs (s. S. 58).

Alkaloidhaltige Getränke wie Kaffee, Tee, Kakao und Colagetränke haben einen geringen Nährwert und wirken durch Alkaloide wie Koffein und Theobromin anregend. In Amerika, Asien und Afrika wächst der Kaffeebaum. Im 17. Jahrhundert kam Kaffee in die Türkei als „Wein des Islam", von dort gelangte er nach Europa. In Deutschland war er zunächst Modegetränk und durch Importverbot kaum zu erhalten. Erst im 19. Jahrhundert wurde Kaffee durch das Angebot in Kaffeehäusern zum Volksgetränk.

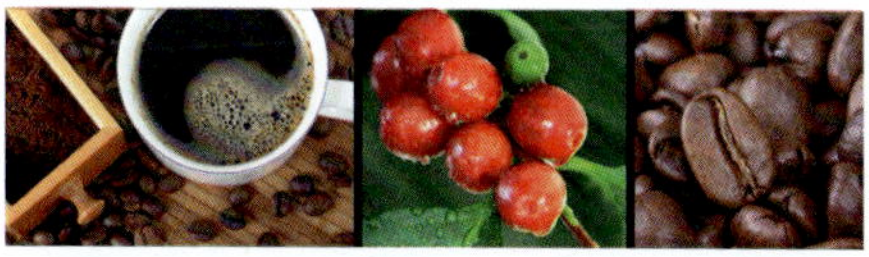

Verschiedene Kaffeebäume tragen Bohnen mit unterschiedlichem Geschmack: Coffea arbica und Coffea canephora (Robusta) sind die wichtigsten Arten. Diese Kaffeebohnen haben unterschiedliche Anteile an Inhaltsstoffen: Durch den höheren Fettanteil in Arabica-Bohnen ist Arabica-Kaffee im Geschmack angenehm. Robusta-Bohnen enthalten doppelt so viel Koffein wie Arabica-Bohnen. Die Koffeinwirkung kommt dadurch mehr zum Tragen.

[1] DGE: Deutsche Gesellschaft für Ernährung e.V.

Schwarzer Tee und andere Teesorten stammen u. a. aus Asien. Nach der Ernte werden welke Blätter des Teestrauches gerollt und sofort einer Gärung (Fermentation) unterzogen. Dabei verfärben die Blätter sich schwarz und das feine Teearoma entwickelt sich. Dieser Tee enthält das belebende Koffein und Gerbsäure, die auf Magen und Darm eine beruhigende Wirkung ausübt. Das Koffein (häufig als Tein bezeichnet) wird in den ersten zwei Minuten nach dem Aufbrühen abgegeben, Gerbsäure erst danach. Je kürzer die Ziehzeit des Tees, desto belebender ist seine Wirkung. Eine längere Ziehzeit (ca. 5 Minuten) verstärkt eine beruhigende Wirkung des Tees.

Die Blätter des **grünen Tees** sind getrocknet, nicht vergoren (fermentiert), enthalten Vitamine und Spuren von Mineralien. Grüner Tee wird mit heißem nicht mehr kochendem Wasser aufgegossen und hat je nach Sorte und Wirkungswunsch eine Ziehzeit von höchstens zwei Minuten. Je länger die Ziehzeit, umso mehr Inhaltsstoffe (Gerbsäure, Catechine) lösen sich. Höhere Temperaturen lösen einen höheren Anteil an unerwünschten Stoffen wie Oxalsäure, Gerbstoffe und Catechine.

Tee wird angeboten
- als Blatt-Tee: ganze Blätter
- Broken Tee: gebrochene Blätter
- Fannings und Dunst: feinstzerkleinerte Blätter für den Teebeutel

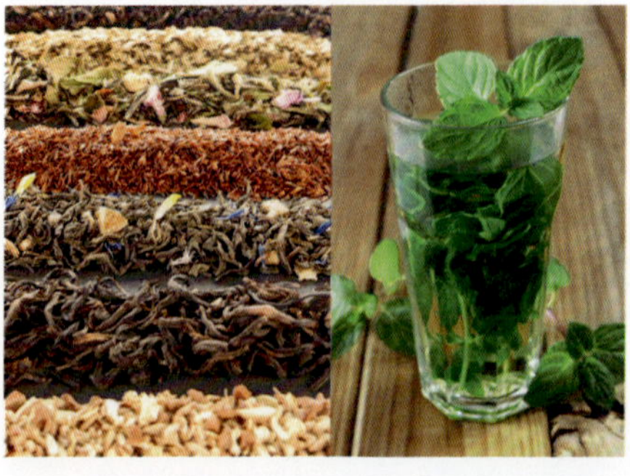

Teeähnliche Erzeugnisse wie **Früchte- und Kräutertees** bestehen aus getrockneten Blättern, Früchten oder Schalen verschiedener Pflanzen wie Pfefferminzblätter, Hagebuttenkerne, Apfelschalen. Sie enthalten Vitamine, Mineralien, Spurenelemente und Polyphenole (Antioxidantien) (s. S. 71). Aromatisierte Tees enthalten Fruchtstücke, Gewürze oder künstliche Aromen in verschiedenen Geschmacksrichtungen.

Kräutertee wird in zwei Produktgruppen unterschieden: [1]
- Kräutertees, die als Lebensmittel im Rahmen der Ernährung genossen werden,
- Arzneitees, die zu Heilzwecken als Arzneimittel verwendet werden und dem Arzneimittelgesetz unterliegen.

Tipp: Früchte- und Kräutertees enthalten kein Koffein und sind auch für Kinder ein geeigneter Durstlöscher.

Koffein ist auch in Colagetränken und Energydrinks enthalten. In einer Tasse Kaffee sind 60 – 120 mg Koffein enthalten, in 0,25 l Cola 35 – 55 mg und in 0,25 l Energydrink 320 mg.

Alkoholfreie Getränke wie Saft, Nektar oder Fruchtsaftgetränke werden durch ihren Fruchtgehalt bestimmt. Saft besteht zu 100 Prozent aus Fruchtsaft, bei Nektar liegt der Fruchtanteil nur bei 25–50.Prozent. Den geringsten Fruchtanteil haben Fruchtsaftgetränke, er ist dem Packungsaufdruck zu entnehmen.

Säfte sind frei von Konservierungsmitteln, Farbstoffen und zugesetztem Zucker, enthalten dafür größere Mengen an Vitaminen und Mineralstoffen sowie natürlichem Fruchtzucker.

Tipp: Saftschorlen, bestehend aus Saft und der zwei-bis dreifachen Menge Wasser, sind ideal, um den täglichen Flüssigkeitsbedarf zu decken.

Smoothies sind Obst und Gemüse aus der Flasche. Eine gesetzliche Vorschrift, was in Smoothies enthalten sein darf, gibt es bisher nicht. Üblicherweise bestehen sie aus Fruchtmark, Fruchtpüree oder Direktsäften mit Fruchtstücken und sind wie Saft zu bewerten. Sie können Obst und Gemüse in ihrer natürlichen Form und Zusammensetzung nicht vollständig ersetzen. Allerdings stellen sie, je nach Zutat, durchaus einen bequemen Ersatz für eine bis zwei Portionen Obst bzw. Gemüse am Tag dar.

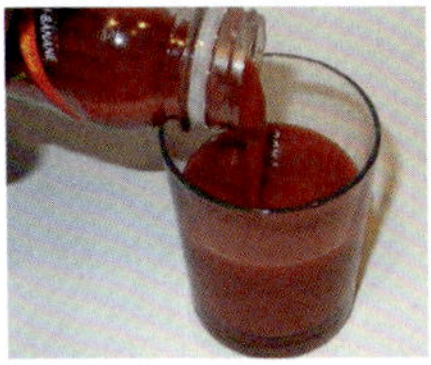

Merke

Smoothies sind gute Vitamin- und Mineralstofflieferanten, sollten den Verzehr von Obst und Gemüse jedoch nicht völlig ersetzen. Die Kautätigkeit ist wichtig für den Verdauungsprozess (s. S. 52, 58).

Colagetränke. Limonaden und ACE-Getränke enthalten neben Wasser sehr viel Zucker (etwa 100 g pro Liter) und Aromastoffe. Das macht sie wohlschmeckend und energiereich. Der Zucker wird häufig durch Süßstoff oder Zuckeraustauschstoffe ersetzt.

Der Zusatz an Vitaminen in diesen Getränken suggeriert, dass es sich um ein „gesundes" Getränk handelt. Das Bundesinstitut für Risikobewertung hat aufgrund der negativen gesundheitlichen Auswirkungen durch Überversorgung mit bestimmten Vitaminen (wie Beta-Carotin) die Festlegung von Höchstmengen gefordert (s. S. 68).

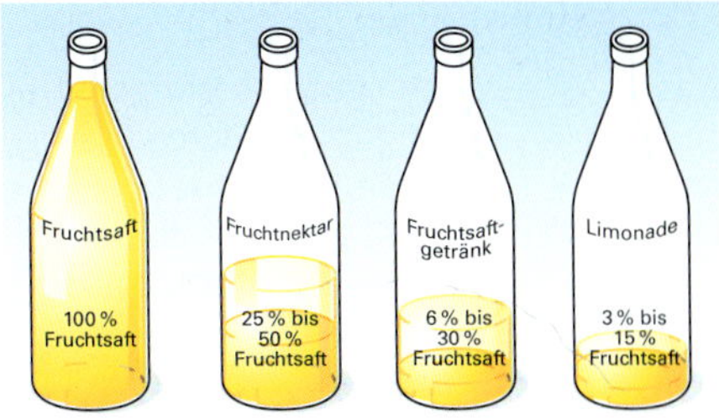

Fruchtsaftgehalt verschiedener Getränke

Isotonische Getränke sollen bei sportlichen Aktivitäten schnell auftretende Nährstoffverluste ausgleichen und durch Elektrolyte kurzfristig die Leistungsfähigkeit steigern. Erreicht wird dieses durch bestimmte Zusätze, die ausführlich auf der Packung angegeben sind

Near-water-drinks sind Getränke auf Wasserbasis und enthalten neben Quell-, Mineral- oder Tafelwasser auch Stoffe wie Fruchtsaftkonzentrate, Sauerstoff, Kräuter, Vitamine oder auch Koffein. Es gibt sie in verschiedenen Geschmacksrichtungen, wie Zitrone, Kirsche, Cranberry usw.

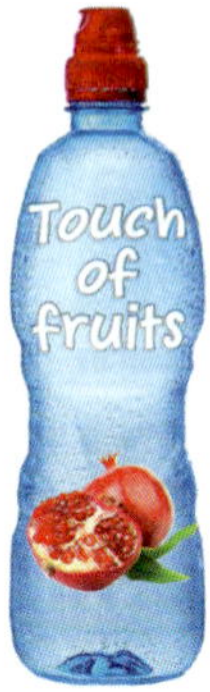

Zu den **alkoholischen Getränken** gehören Bier, Wein und Spirituosen (destillierte Getränke) und alkoholische Mischgetränke mit unterschiedlichem Alkoholgehalt.

Tipp: Alkoholhaltige Getränke sind keine Durstlöscher, sondern in Maßen zum Genuss bestimmt (s. S. 49).

Merke

Vorsicht: Die Süße des Fruchtsaftes in alkoholischen Mischgetränken überdeckt den Geschmack von Alkohol.

3.1.1 Getränke in der Küche

Wasser ist ein sehr gutes Lösungsmittel und mischt sie sich gut in anderen Flüssigkeiten. Die Löslichkeit von Wasser erhöht sich beim Erwärmen, so dass sich z. B. Zucker in warmen Wasser weitaus besser löst als in kaltem. Auch bei der Zubereitung heißer Getränke wie Tee werden erst durch Wasser Geschmacksstoffe gelöst. Wasser bildet oft Grundlage für Suppen und Soßen und löst auch dort aromatische Bestandteile aus den Würzmitteln wie Kräuter, Pfeffer, Muskat usw.

Wasser spielt auch bei der Vorbereitung von Lebensmitteln und dem Garen eine Rolle. Lebensmittel sollten nicht längere Zeit im Wasser liegen, da sie dann auslaugen und wertvolle Inhaltsstoffe verlieren (s. S. 67).

3.1.2 Verzehrsempfehlungen

Die Deutsche Gesellschaft für Ernährung (DGE) gibt an, dass 1,5 l Wasser oder Getränke mit hohem Wasseranteil und energiearme Getränke täglich getrunken werden sollen. Wasser ist Baustoff, Lösungsmittel, Transportmittel und Kühlmittel und daher lebensnotwendig (s. S. 58). Eine bewusste Auswahl der Getränke trägt wesentlich zu Wohlbefinden und Leistungsfähigkeit bei.

Merke

Wasser und Getränke mit hohem Wasseranteil löschen den Durst und können Wasserverluste im Körper ausgleichen.

Jeder trinkt jeden Tag Wasser, um leben zu können, daher muss jeder achtsam mit Wasser umgehen.

3.2 Getreide, Kartoffeln und deren Produkte

Mengenmäßig sind bei uns Weizen, Roggen und Gerste die wichtigsten Getreidesorten. Mais, Hafer und Reis finden dagegen weniger Verwendung. Hirse stammt aus Afrika, Südamerika und Asien und ist dort Grundnahrungsmittel, bei uns hat sie kaum Bedeutung. Die Kartoffel ist ein einheimisches Produkt, lediglich besondere Arten werden importiert.

3.2.1 Getreide und Getreideprodukte

Bestandteile des Getreidekorns

Wertvolle Bestandteile, z. B. Vitamine, Mineralstoffe und hochwertiges Eiweiß, befinden sich in den äußeren Schichten und im Keimling.

Frucht- und Samenschale sind reich an Ballaststoffen, der Keimling und die Aleuronschicht enthalten biologisch hochwertiges Eiweiß (s. S. 64 f.), Fett (Keimöl), Mineralstoffe Calcium, Phosphor, Kalium und Eisen und Vitamine B_1, B_2, B_6 und E (s. S. 68). Der Mehlkörper besteht hauptsächlich aus Stärke und Klebereiweiß.

Die Anteile der Inhaltsstoffe schwanken je nach Getreideart, Anbaugebiet und Bedingungen bei Ernte, Lagerung und Vermahlung.

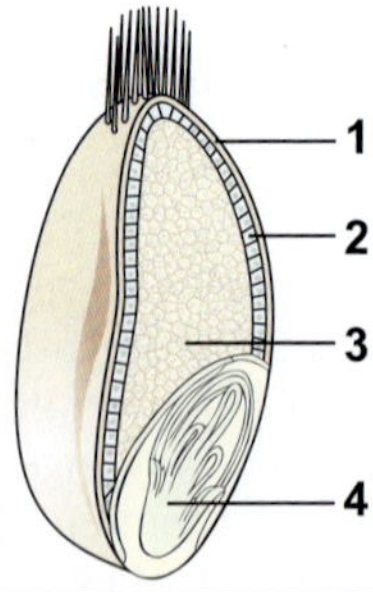

1 Frucht- und Samenschale
2 Aleuronschicht
3 Mehlkörper
4 Keimling

Aufbau des Getreidekorns

Inhaltsstoffe im Rohgetreide	Roggen	Weizen
Wasser	14 %	14 %
Stärke	55–65 %	67–70 %
Eiweiße	10–15 %	2–17 %
Fett	2–3 %	3 %
Mineralstoffe	2 %	2 %
Rohfasern wie Cellulose	15–17 %	10–13 %

Die **Verarbeitung und Einteilung** erfolgt in der Mühle nach sorgfältiger Reinigung und stufenweise Vermahlung der Getreidekörner zwischen Walzen. Es entsteht erst Schrot, dann Grieß, Dunst (feiner Gries) und schließlich Mehl.

Weizen- und Roggenmehle werden nach ihrem Ausmahlungsgrad unterschieden.

<table>
<tr><td>Hoher Ausmahlungsgrad 75–80 %.
Hohe Typenzahl
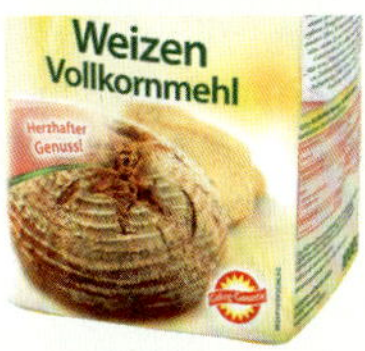
</td><td>dunkles Mehl mit hohem Anteil an Randschichten und damit an Vitaminen, Mineralstoffen, hochwertigem Eiweiß und Ballaststoffen; lang anhaltende Sättigung</td></tr>
<tr><td>Niedriger Ausmahlungsgrad 40–70 %.
Niedrige Typenzahl
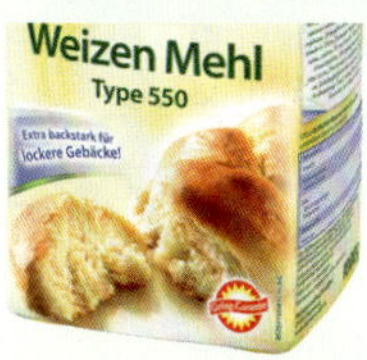
</td><td>helles Mehl mit hohem Anteil an Klebereiweiß und Stärke; leicht verdaulich; niedriger Sättigungswert</td></tr>
</table>

Merke

Je höher die Mehltype, desto mehr wertvolle Inhaltsstoffe enthält das Mehl. Vollkornmehl enthält keine Typenzahl, da das ganze Getreidekorn vermahlen ist.

Ausgewählte Mehltypen und Verwendung:
- 405 gute Klebeeigenschaften für Mürbeteig und Massen
- 550 sehr gute Kleber- und Dehneigenschaften für Brötchen, Brezeln, Blätterteig, Pizza, Hefeteig, Mürbeteig
- 812 für helle und dunkle Mischbrote
- 1050 kräftig für Grau- und Mischbrot
- 1600 für dunkle Misch- und Kleiebrote
- 1700 schlechte Klebereigenschaften, gemischt für Schrotbrot, Schrotbrötchen

Bei hoher Ausmahlung ist das Mehl dunkler, da es auch Bestandteile der äußeren Schichten enthält. Im Vollkornmehl ist das ganze Getreidekorn vermahlen. Bei niedriger Ausmahlung werden Randschichten und Keimling entfernt. Dieses Mehl ist heller und hält sich länger. Der Ausmahlungsgrad wird als **Mehltype** auf der Verpackung gekennzeichnet. Um die Typenzahl zu ermitteln, werden 100 g Mehl in einem speziellen Verbrennungsprozess verbrannt, die übrige Asche entspricht dem Mineralstoffgehalt. Bleiben von 100 g Mehl 405 mg Asche übrig, wird von Mehltype 405 gesprochen.

Weizenmehl wird für Backwaren und besonders für feine Backwaren verarbeitet.

Dinkel ist eine Weizenart, die auch als Brotgetreide oder in Teigmassen Verwendung findet.

Roggen: anspruchsloser als Weizen in Anbau, Klima und Bodenbeschaffenheit. Deshalb wächst er auch in kargeren Regionen und wird u. a. in Eurasien und Argentinien angebaut. Roggenmehl wird oft mit Weizenmehl vermischt für Brot und Backwaren verwendet. Durch Weizenmehl ist Roggenmehl quell- und bindungsfähiger. Spezialbrote wie Pumpernickel, Grahambrote sind Brote, die nach speziellen Backverfahren oder mit besonderen Getreidearten hergestellt werden. Diese haben einen herzhafteren Geschmack.

Chiasamen und weiße Lupinen sind nur Beispiele für die Vielfalt an wertvollen Zutaten bei der Brotherstellung.

Getreidearten und deren Verwendung

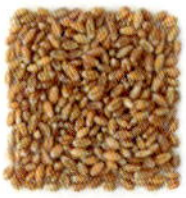 *Weizen*	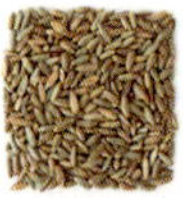 *Roggen*	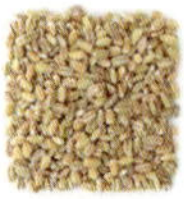 *Gerste*	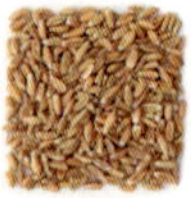 *Dinkel*
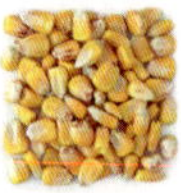 *Mais*	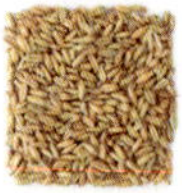 *Hafer*	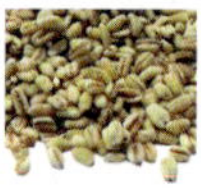 *Hartweizen*	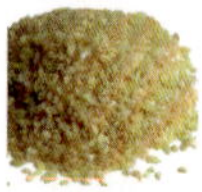 *Bulgur*
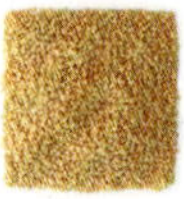 *Couscous*	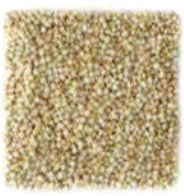 *Quinoa*	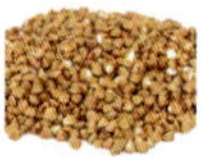 *Buchweizen*	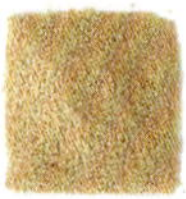 *Amaranth*

Mehl aus Roggen und Gerste findet in Brot und Brötchen mit etwas herzhafterem Geschmack Verwendung.

Für **Brot und Kleingebäck** wird aus entsprechenden Zutaten (Mehl, Flüssigkeit, Lockerungsmittel, Salz, Gewürze) ein Teig hergestellt. Nach anschließender Gärung, „gehen lassen“ genannt, wird der Teig zu Brot geformt. Nach nochmaligem Gehenlassen und Bestreichen der Brote mit Wasser erfolgt das Backen. Dabei gerinnt im Inneren des geformten Brotteiges das Eiweiß, die Stärke verkleistert. Das Lockerungsmittel gibt Kohlendioxid ab, dieses entweicht und hebt und lockert den Teig. An der Oberfläche bildet sich durch die Backhitze eine wohlschmeckende Kruste, da Stärke zu Dextrinen (s. S. 59) wird. Es bilden sich Röststoffe, die das charakteristische Brotaroma und den herzhaften Brotgeschmack ausmachen.

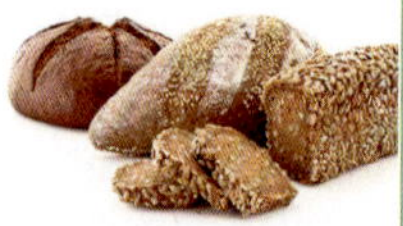	Vollkornbrote und -brötchen aus Roggenmehl, Roggenmischbrot vorwiegend mit Roggenmehl unter Beimischung von Weizenmehlen	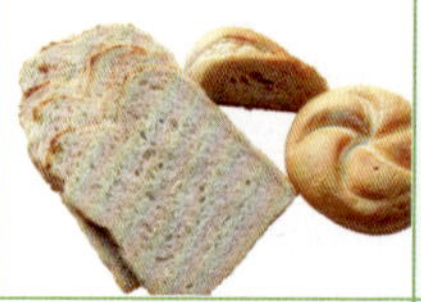	Weißbrot aus Weizenmehl, auch Brötchen, Toastbrot mit Milch und etwas Fett zum toasten (auch rösten), Weizenmischbrot
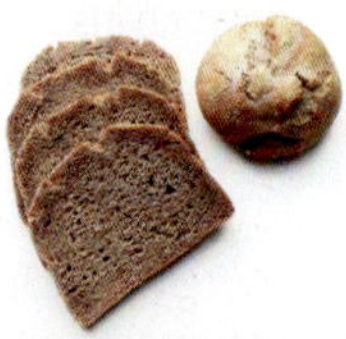	Roggenbrot und Brötchen aus Roggenmehl, Roggenmischbrot vorwiegend mit Roggenmehl unter Beimischung von Weizenmehl	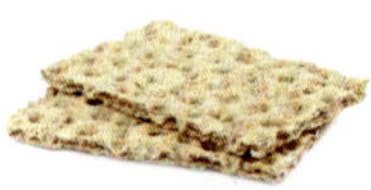	Knäckebrot aus Weizen- oder Roggenschrot, Milch/Wasser mit oder ohne Hefe; lange haltbar

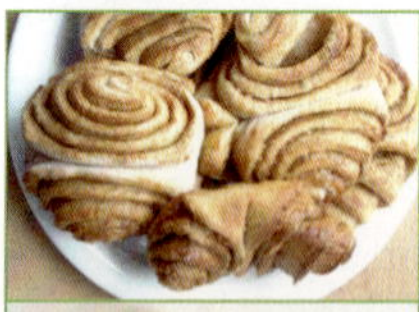	Hefeteiggebäck	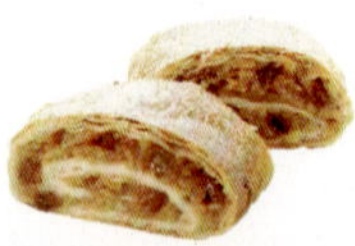	Strudelteig
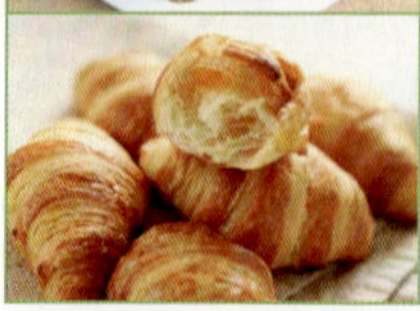	Blätterteig/Plunderteig		Plätzchen aus Mürbeteig

Feingebäck sind Backwaren mit einem wesentlich höheren Anteil an Fett und Zucker als Brot. Es handelt sich um Teige und Massen, denen noch Früchte, Sahne, Quark, Nüsse usw. beigefügt werden um den gebäcktypischen Geschmack zu erzielen.

Teigwaren sind hauptsächlich aus Weizengrieß, mit oder ohne Ei hergestellt. Variationen mit Dinkelmehl oder mit Vollkornanteil werden immer beliebter. Unterschiedliche Formen und pflanzliche Zugaben wie Spinat oder Rote Bete führen zu einem vielfältigen Nudelangebot.

Gerste: Für Graupen werden Körner durch Schleifen und Polieren abgerundet, für Grütze ist das Korn geschrotet. Verwendung finden sie in Suppen, Süßspeisen, Malzkaffee und bei der Bierherstellung.

Mais verzehren wir als Speisestärke oder Puddingpulver und am meisten als Cornflakes. Hierbei handelt es sich um geröstete Maisflocken. Gerichte aus Ländern, in denen Mais ein Volksgericht ist, sind auch uns bekannt: Polenta aus Italien, Mammeliga aus Rumänien und Tortillas aus Mexiko.

Hafer wird für die menschliche Ernährung in Form von Haferflocken angeboten. Diese entstehen, wenn Körner gedämpft und gewalzt werden. Durch viele lösliche Ballaststoffe bildet sich beim Kochen ein sehr gut verträglicher Schleim (Haferschleim). Bekannt sind auch Hafermehl und Grütze.

Reis ist Grundnahrungsmittel für die Hälfte der Menschheit. Es gibt zwei Grundsorten:
- Rundkorn- oder Milchreis, runde Körner, die breiig kochen, Verwendung für gebundene Gerichte (Milchbrei, Auflauf)
- Langkorn- oder Tafelreis, längliche Körner, die nicht breiig kochen, Verwendung für Suppen und als Beilage

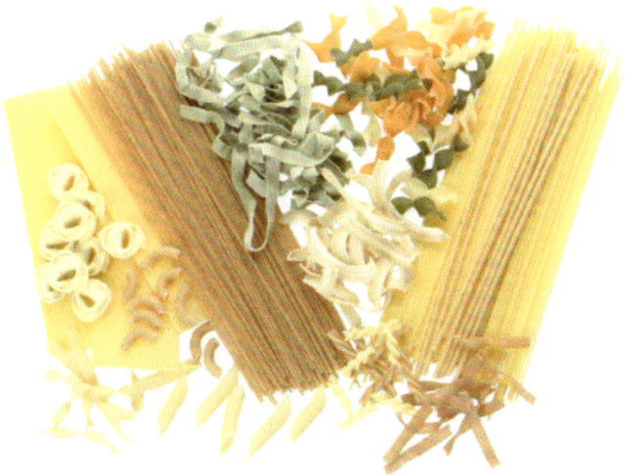

Reis wird auf unterschiedliche Weise bearbeitet:
- Naturreis enthülst; enthält Silberhaut und Keimling und ist somit vitaminhaltig und ballaststoffreich. Er lässt sich wegen des Fettgehaltes nur begrenzte Zeit lagern.
- Parboiled Reis wird durch Druck und Dampf behandelt. Dabei dringt ein Teil der im Silberhäutchen enthaltenen Vitamine in das Korn ein und bleibt beim anschließenden Schälen und Polieren im Korn erhalten. Heißer Dampf verhärtet außerdem die Stärke an der Oberfläche, dadurch klebt der Reis beim späteren Kochen nicht zusammen.
- Wildreis geschält, geschliffen und poliert, ist haltbarer, aber fast ohne Vitamine.
- Schnellkochreis ist vorgegarter Reis und lässt sich schnell zubereiten.
- Roter Reis hat seine Farbe von tonhaltigen Böden und wird als Beilage, für Aufläufe und Salate verwendet.

Bulgur ist eine Weizengrütze, die als Beilage oder im Auflauf in vielen Rezepten eingesetzt wird.

Couscous sind Getreidekügelchen, die aus befeuchtetem, zerriebenem Grieß aus Hartweizen, Gerste oder Hirse geformt wurden. Couscous wird zum Garen nicht gekocht, sondern über kochendem Wasser oder einem kochenden Gericht gedämpft.

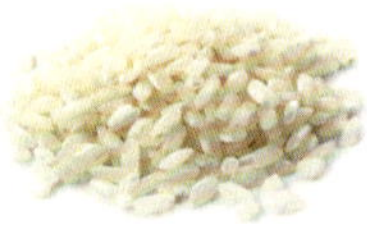

Rundkornreis

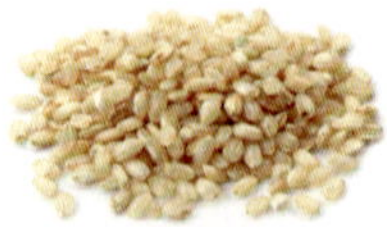

Naturreis

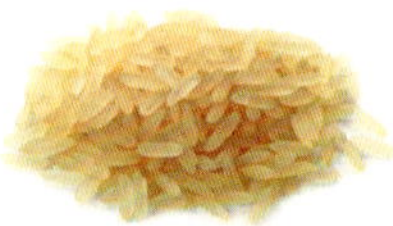

Parboiled Reis

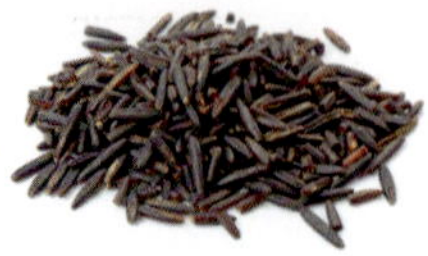

Wildreis

Hartweizen ist auch in behandelter und vorgegarter Form erhältlich und bietet eine gute Grundlage für schmackhafte Gerichte.

Botanisch gesehen sind **Amaranth, Buchweizen** und **Quinoa** keine Getreidearten, finden aber als Beilagen in der Küche ähnliche Verwendung wie Reis.

3.2.2 Getreide und Getreideerzeugnisse in der Küche

Getreideerzeugnisse sind wichtige Bindemittel und dienen zur Herstellung vieler Mehl- und Süßspeisen.

- feine Getreideerzeugnisse, wie Stärke in kalter Flüssigkeit anrühren und in die kochende Flüssigkeit geben
- mittelfeine Getreideerzeugnisse, wie Grieß in die kochende Flüssigkeit einstreuen
- grobe Getreideerzeugnisse wie Milchreis, Grütze und Haferflocken mit kalter Flüssigkeit aufsetzen, wenn sie breiig gekocht werden sollen. Wenn sie körnig bleiben sollen, in die kochende Flüssigkeit geben.
- Klumpenbildung vermeiden
- mittelfeine Getreideerzeugnisse, z. B. Grieß, in die kochende Flüssigkeit einstreuen. Feine Getreideerzeugnisse, mit kalter Flüssigkeit angerührt, in die kochende Flüssigkeit geben.
- Mehl verliert durch Rösten an Bindefähigkeit, deshalb muss für dunkle Mehlschwitzen mehr Mehl verwendet werden.

Getreideerzeugnisse aus dem vollen Korn sind Grundlage der Vollwert-Ernährung (s. S. 93): Früchtekornbrei, Müsli, Bratlinge, Vollkornbrot und -gebäck und Teigwaren.

Lagerung: Trocken, luftig und kühl gelagert sind Getreideprodukte lange Zeit haltbar. Bei ungenügender Luftzufuhr und zu warmer Lagerung können Getreideerzeugnisse von Mehlmotten und Mehlmilben befallen werden, Vorräte von Zeit zu Zeit überprüfen.

3.2.3 Kartoffeln und Kartoffelprodukte

Kartoffeln galten lange Zeit lediglich als Sättigungsbeilage, heute werden viele Arten und Produkte daraus in der feinen Küche zur Delikatesse.

Nach den Kocheigenschaften werden Kartoffeln eingeteilt in:

- Fest kochend (weniger Stärke): besonders geeignet für Kartoffelsalat, Pellkartoffeln, Bratkartoffeln (grüne Kennzeichnung auf der Verpackung)
- Vorwiegend festkochend: geeignet für Pell- und Salzkartoffeln (rote Kennzeichnung auf der Verpackung)
- Mehlig kochend (stärkereich): geeignet für Suppen, Eintopf, Püree, Klöße, Reibekuchen (blaue Kennzeichnung auf der Verpackung)

Unterscheidung nach dem Reifezeitpunkt:

- Speisefrühkartoffeln, die in der Zeit vom 01. Februar bis zum 10. August auf den Markt kommen,
- Speisekartoffeln, die außerhalb dieser Zeit angeboten werden.

Eine Klassifizierung ist vom Gesetzgeber nicht mehr vorgesehen. Nachfolger sind die in den sogenannten „Berliner Vereinbarungen" enthaltenen Qualitätsbestimmungen für Kartoffeln mit der Benennung Qualität „I" und „Extra" sowie „Drillinge" (Kleinsortierung), um die Kaufentscheidung zu erleichtern.

Kartoffeln werden ebenso wie Mais und Getreide in Biogasanlagen zur Strom- und Wärmeerzeugung genutzt – ein Anlass zur Diskussion.

Kartoffeln sind Rohstoff für viele Erzeugnisse in der Lebensmittelindustrie, vor allem für koch- und tischfertige Produkte (teilweise verarbeitet, s. S. 13). Oft geht die Herstellung von **Kartoffelerzeugnissen** mit großen Nährstoffverlusten einher, auch werden zur Vorbehandlung Zusätze verwendet, die ein schnelleres Garen, eine bessere Röstung oder geschmackliche Vielseitigkeit ergeben. Kartoffelerzeugnisse sind oft relativ fettreich. Das gesamte Sortiment umfasst mehr als 70 Produkte. Neben der Einteilung nach Fertigerzeugnissen (Pommes Frites, Kartoffelpuffer, Rösti, Kroketten und Knödel) und Halbfertigerzeugnissen (Kartoffelpüree und Kloßteig) wird in weitere fünf Bereiche unterschieden:

Kartoffeltrockenprodukte: Kartoffelstärke, Kartoffelsago, Kartoffelpuffermischung, Suppenmischung, Püreeflocken, Knödel- bzw. Kloßmehl, Trockenspeisekartoffeln in unterschiedlichen Formen (Scheiben, Würfel) Haltbarkeit: 4 Jahre

Konserven: Kartoffeln geschält und auch gemischt mit Gemüse. Haltbarkeit: 4 Jahre

Tiefgekühlte Kartoffelprodukte: vorfrittierte Pommes frites, Kroketten, Kartoffelpuffer, Knödel, Klöße, Kartoffeltaschen, fertige Pfannengerichte. Haltbarkeit 12–24 Monate

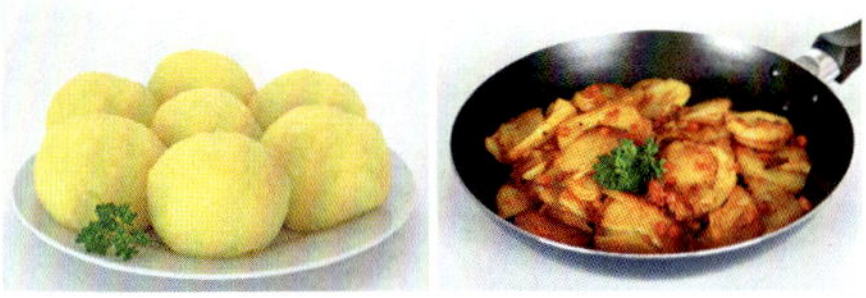

Klöße, Bratkartoffeln

Knabberartikel: Kartoffelchips, Stapelchips. Haltbarkeit: 15 Monate

Kartoffelnassprodukte: Gratin, Kartoffelsalat, vorgeschälte, rohe, blanchierte oder gekochte, Bratkartoffel, Gnocchi. Haltbarkeit: 14 Tage bis 6 Monate

Inhaltsstoffe der Kartoffeln: Wasser, viel Stärke, Cellulose, wenig, allerdings hochwertiges Eiweiß (Albumin), reichlich Mineralstoffe und zwar Kalium, Calcium, Phosphor und Eisen sowie die Vitamine A, B, und besonders reichlich Vitamin C.

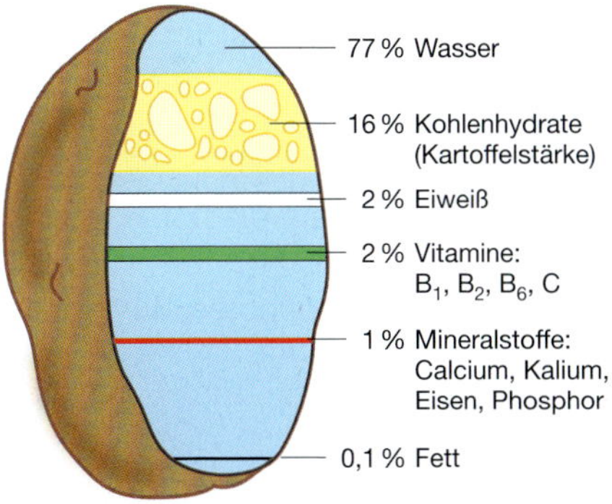

Kartoffeln liefern verhältnismäßig wenig Energie, allerdings viele Vitamine und Mineralstoffe. Als Krankenkost sind Kartoffeln gut geeignet, weil sie leicht verdaulich sind.

Tipp: „Kartoffeln machen dick" – diese Aussage trifft nur zu, wenn sie in stark angedickte Soßen oder in frittierter Form (ca. 12 % Fett) gegessen werden.

3.2.4 Kartoffeln in der Küche

Beim Kochen mit Schale (Pellkartoffeln) bleiben die Nährstoffe am besten erhalten. Geschälte Kartoffeln (Salzkartoffeln) im Dämpfer gegart, behalten ihre Form und laugen weniger aus. Rohe, geschälte Kartoffeln werden durch Luftsauerstoff und Enzyme, die in den Kartoffeln enthalten sind, braun. Durch Einlegen in Wasser lässt sich unter Nährstoffverlust die Verfärbung vermeiden, deshalb nur für kurze Zeit und unzerkleinert ins Wasser legen. Grüne Stellen und Keime vor dem Garen entfernen, sie enthalten das giftige Solanin (s. S. 116).

Kartoffelstärke spielt in der Küche als Bindemittel für Soßen, Suppen, Kochcreme und Teige eine Rolle. Kartoffelsago ist auch Bindemittel für Kaltschalen, Suppen und Aufläufe.

Optimal für die **Lagerung** ist ein trockener, dunkler, kühler, im Winter frostfreier Keller. Die Kartoffeln werden am besten in einer Kartoffelkiste untergebracht, aus der sie bei Entnahme nachrutschen und dadurch immer wieder belüftet werden.

Bei warmer Lagerung beginnen Kartoffeln zu keimen und schrumpfen, durch Lichteinfall bilden sich grüne Stellen (Solanin). In Großlagern verzögern chemische Mittel diese Prozesse.

Während der Lagerung findet in der Kartoffel ein Abbau der Stärke zu Zucker statt. Sind sie Frost ausgesetzt, häuft sich Zucker an, daher schmecken gefrorene Kartoffeln süß und sind in der Nahrungszubereitung nicht mehr verwendbar. Wichtig bei der Lagerung ist auch, dass sie gut verlesen, sauber und trocken sind und eine einwandfreie Schale haben. Durch das Verlesen werden angefaulte Kartoffeln entfernt, damit gesunde Kartoffeln nicht angegriffen werden. Wenn keine optimalen Lagerbedingungen zu Hause vorhanden sind, am besten kleine Mengen kaufen, damit nicht so viele Kartoffeln verderben.

Tipp: Solanin wird auch durch Kochen nicht zerstört.

3.2.5 Verzehrsempfehlungen

Getreide, Getreideerzeugnisse und Kartoffeln folgen mengenmäßig in Ernährungskreis und Ernährungspyramide nach den Getränken. Sie bilden demnach Grundlage für jede Mahlzeit. Empfehlungen der Deutschen Gesellschaft für Ernährung (DGE) für diese Lebensmittelgruppe:

Täglich 4 – 6 Scheiben 200 – 300 g Brot
oder 3 – 5 Scheiben 150 – 250 g und
50 – 60 g Getreideflocken
und
1 Portion 200 – 250 g Kartoffeln (gegart)
oder 1 Portion 200 – 250 g Teigwaren (gegart) oder 1 Portion 150 – 180 g Reis (gegart).

Produkte aus Vollkorn bevorzugen.

3.3 Gemüse und deren Produkte

Diese Lebensmittelgruppe umfasst Gemüse sowie deren Produkte und Hülsenfrüchte und Salate.

3.3.1 Gemüse und Salate

Unterscheidung nach den Pflanzenteilen, die in der Nahrungszubereitung verwendet werden:

Wurzelgemüse: Möhren, Sellerie, Schwarzwurzel, Rote Rübe/Rote Bete, Meerrettich, Rettich, Radieschen

Stängelgemüse: Spargel, Lauch/Porree, Kohlrabi, Zwiebel, Rhabarber, Fenchel

Blattgemüse: grüne Blattsalate, Spinat, Wirsing, Weißkohl, Rotkohl, Grünkohl, Rosenkohl, Chinakohl, Chicorée

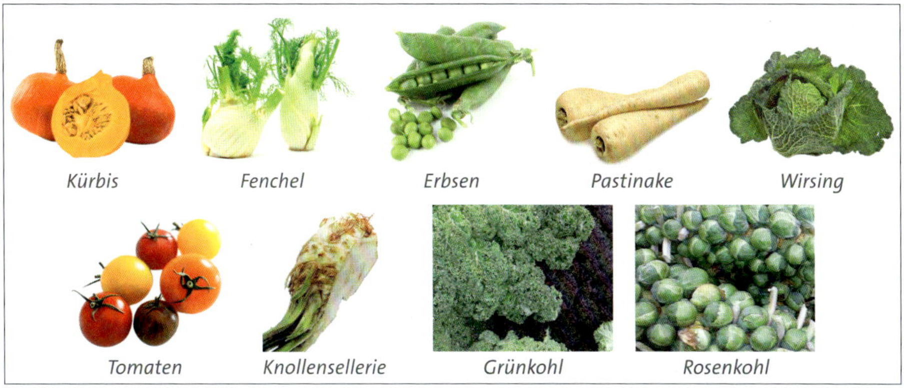

Kürbis · Fenchel · Erbsen · Pastinake · Wirsing

Tomaten · Knollensellerie · Grünkohl · Rosenkohl

Blütengemüse: Blumenkohl, Artischocken, Brokkoli

Frucht- und Samengemüse: Tomaten, Gurken, Kürbis, Melone, Aubergine, Paprikaschoten, Zucchini, Zuckermais. Dazu gehören auch Hülsenfrüchte wie Erbsen, Bohnen und Linsen.

Pastinaken, Topinambur und Süßkartoffeln sind Beispiele für Gemüse, die einen hohen Gehalt an Mineralstoffen und sekundären Pflanzeninhaltsstoffen (s. S. 70) haben, aber etwas in Vergessenheit geraten sind.

Inhaltsstoffe von Gemüse: ein hoher Gehalt an Vitaminen, Mineralstoffen und Cellulose (s. S. 60). Durch Cellulose wird der Körper gesättigt, ohne viel Energie zuzuführen. Die Verdaulichkeit von Gemüse ist je nach Inhaltsstoffen unterschiedlich. Leicht verdaulich sind Spinat, gelbe Rüben, Blattsalate und Blumenkohl. Schwer verdaulich sind alle Kohlarten, Zwiebeln, Lauch und rohe Gurken. Gemüse enthält viel Vitamin A, B_1, B_2, C und Mineralstoffe, wie Eisen, Calcium, Kalium, Magnesium. Einige Gemüse enthalten Oxalsäure (s. S. 121), z. B. Spinat, Mangold, Rhabarber. Gemüse können mit Pflanzenschutzmittelrückständen oder Schadstoff aus Luft, Boden und Wasser belastet sein.

Frische **Salate –** damit sind Blattsalate gemeint – gibt es das ganze Jahr. Jahreszeitabhängig werden einzelne Sorten angeboten, wie Chicorée und Feldsalat. Sie enthalten hauptsächlich Wasser, insgesamt weniger Mineralstoffe oder Vitamine, allerdings mehr Folsäure (s. S. 68) als andere Gemüse. Endivien, Chicorée und Radicchio gelten als nährstoffreiche Salate. Der Nährstoffgehalt ist in der Haupterntezeit und Saison am größten (s. S. 12).

3.3.2 Gemüse und Salate in der Küche

Gemüse sollte frisch, saisonal verarbeitet und möglichst als Rohkost verzehrt werden, da insbesondere hitzeempfindliche Vitamine erhalten bleiben. Beim Kochen kann ein erheblicher Anteil an Vitaminen zerstört werden oder verloren gehen.

Durch gründliches mehrmaliges Waschen von Salat vor der Zubereitung werden anhaftende Rückstände entfernt. Hochwertige Pflanzenöle im Salatdressing sind wichtig, damit fettlösliche Vitamine vom Körper aufgenommen werden können. Die Zusammensetzung des Dressings bestimmt den Energiegehalt eines Salates wesentlich.

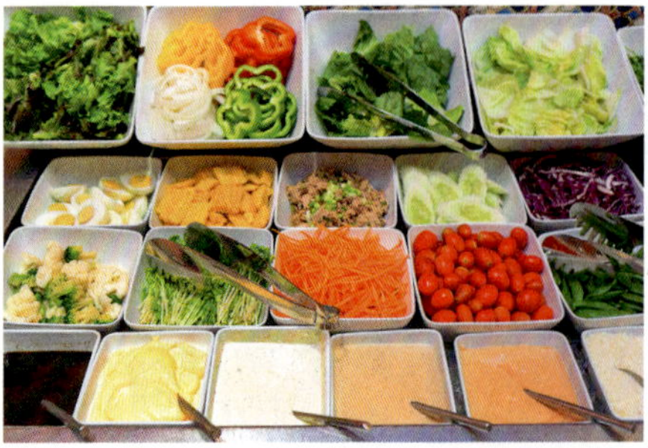

Gemüse gedämpft, gedünstet oder gekocht eignet sich als Beilage sowie für Suppen, Eintopfgerichte und Aufläufe. Dünsten ist die schonendste Zubereitungsart, bei der Inhalts-, Geschmacksstoffe und Farbe weitgehend erhalten bleiben. Gemüse roh und gekocht eignet sich für Salate. Für Rohkost möglichst junges, zartes Gemüse verwenden, gründlich waschen, ggf. putzen und anschließend zerkleinern.

Da Gemüse zu verschiedenen Zeiten im Jahr reif werden und sich viele Sorten überwintern lassen, steht Gemüse für unsere Ernährung das ganze Jahr über zur Verfügung.

Bei Vor- und Zubereitung von Gemüse ist zu beachten:

- kurz im Ganzen kalt waschen
  Blattsalate mindestens drei Mal waschen, um anhaftende Rückstände wie Sand oder Erde zu entfernen
- nicht zu lange und bei geschlossenem Topf garen
- Gemüse erst unmittelbar vor der Zubereitung zerkleinern, zerkleinertes Gemüse abdecken
- mit wenig Wasser dünsten und die Garflüssigkeit für Soßen oder Suppen verwenden
- zubereitete Gemüse sofort verzehren und nicht lange warm halten, besser kalt stellen und bei Bedarf wieder erhitzen

Bohnen dürfen nicht roh gegessen werden. Sie enthalten die giftige Stickstoffverbindung Phasin (s. S. 117), die beim Erhitzen (Kochen) zerstört wird.

Tipp: Die Garmachungsmethoden Dünsten und Dämpfen führen neben dem Rohkostverzehr zu den geringsten Vitamin- und Mineralstoffverlusten.

Lagerung: Für einige Tage ist rohes Gemüse im Gemüsefach im Kühlschrank oder kühlen Vorratsräumen in Kunststoffbeuteln mit Löchern zu lagern. Um die Frische zu erhalten, kann es auch in ein feuchtes Tuch eingeschlagen werden.

Für den Wintervorrat eignen sich Möhren, Sellerie, rote Rüben (Rote Beete), Rot- und Weißkohl sowie Wirsing. Voraussetzung ist ein kühler, dunkler und gut belüfteter Keller.

Tomaten, Paprika und Auberginen nicht im Kühlschrank lagern, sie verlieren an Aroma.

3.3.3 Hülsenfrüchte

Hülsenfrüchte sind getrocknete, reife Samen von Erbsen, Bohnen, Sojabohnen und Linsen. Sie enthalten viel Stärke sowie viel Eiweiß und sind dadurch sehr sättigend.

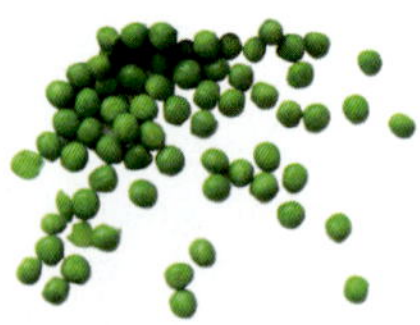

Grüne Erbsen

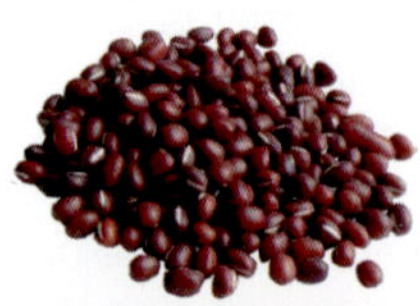

Azukibohnen

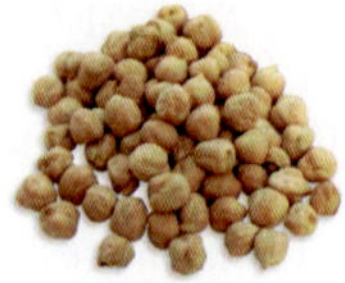

Kichererbsen

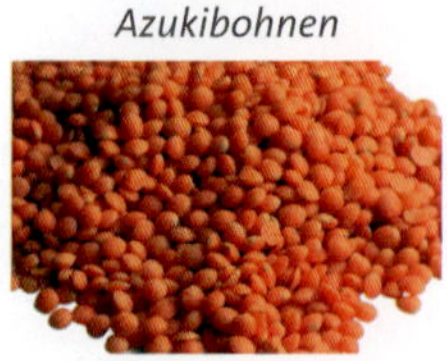

Rote Linsen

Reichlich Cellulose und andere Ballaststoffe sind enthalten.

Insbesondere in der Schale finden sich schwer verdauliche Bestandteile, welche Blähungen verursachen können (s. S. 105).

Mineralstoffe wie Calcium, Phosphor und Eisen; wenig Wasser und Fett sowie Spuren von Vitamin A, B und E sind enthalten. Hülsenfrüchte sind die eiweißreichsten pflanzlichen Lebensmittel, deren biologische Wertigkeit durch Kombination mit Getreideprodukten erheblich steigt (s. S. 65).

Sojabohnen stellen eine Besonderheit dar, da sie im Gegensatz zu den anderen Hülsenfrüchten Eiweiß mit hoher biologischer Wertigkeit enthalten. Zudem sind sie fettreich. Aus der Sojabohne wird Mehl oder Öl gewonnen und dann in der Nahrungszubereitung verwendet. Sojabohnen sind Grundnahrungsmittel der ostasiatischen Völker. Sojaprodukte wie Tofu und Fleischersatzprodukte gewinnen an Bedeutung. Aus Sojabohnen werden auch Würzsoßen, Suppen und Soßen hergestellt. Tofu ist ein quarkähnliches Produkt aus Sojamilch, das insbesondere in der vegetarischen Ernährung verwendet wird (s. S. 93, 94).

3.3.4 Hülsenfrüchte in der Küche

Insbesondere für Eintopfgerichte, Suppen und Breie werden Hülsfrüchte hierzulande verwendet, wobei geschälte Früchte eine kürzere Garzeit haben.

- Gewaschene Hülsenfrüchte einweichen; dabei quellen sie auf und werden beim Kochen schneller weich
- Einweichwasser verwenden – Nährstoffverluste verhindern
- etwas Essig nach dem Garen dazu geben; dadurch werden Hülsenfrüchte leichter verdaulich, da dieser Eiweiß zum Quellen bringt
- selbst gezogene Sojabohnenkeimlinge vor dem Verzehr blanchieren

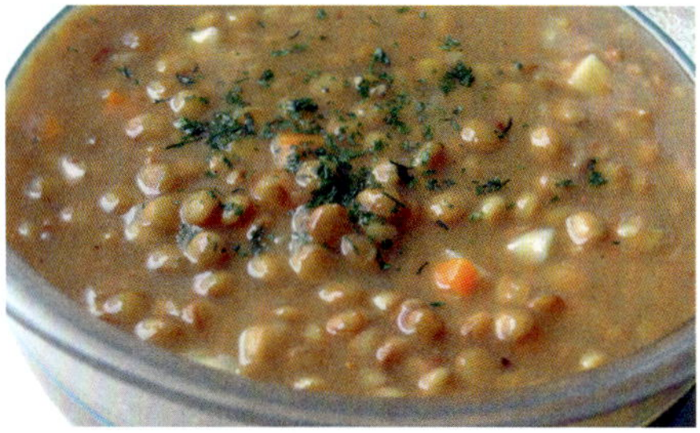

Fertiges Linsengericht

Lagerung: Hülsenfrüchte kühl und trocken gelagert halten bis zu einem Jahr.

3.3.5 Verzehrsempfehlungen

Gemüse sollten aufgrund ihres hohen Gehaltes an Vitaminen und Mineralstoffen ein Hauptbestandteil der täglichen Nahrung sein.

Die Deutsche Gesellschaft für Ernährung (DGE) empfiehlt: Täglich mindestens drei Portionen 400 g Gemüse: 300 g gegartes Gemüse und 100 g Rohkost/Blattsalat **oder** 200 g gegartes Gemüse und 200 g Rohkost/Blattsalat

3.4 Obst

Obst wird unterschieden:

Kernobst: Äpfel, Birnen, Quitten, Hagebutten

Steinobst: Kirschen, Sauerkirschen, Pfirsiche, Aprikosen, Mirabellen, Pflaumen, Zwetschgen

Beerenobst: Johannisbeeren, Stachelbeeren, Himbeeren, Brombeeren, Heidelbeeren, Preiselbeeren, Weintrauben

Schalenobst: Nüsse, Mandeln

Südfrüchte: Zitronen, Apfelsinen (Orangen), Mandarinen, Bananen, Ananas, Grapefruit, Datteln, Feigen

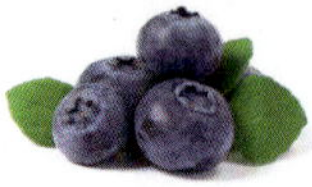
Blaubeeren

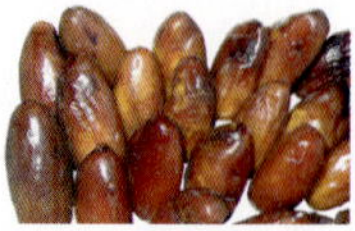
Datteln

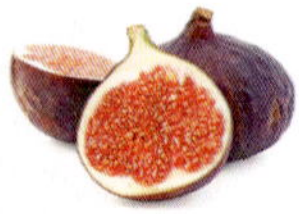
Feigen

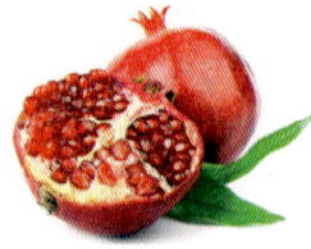
Granatapfel

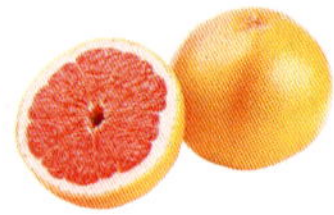
rosa Grapefruit

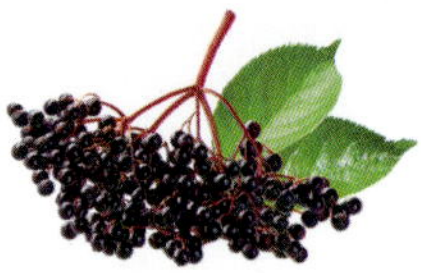
Holunder

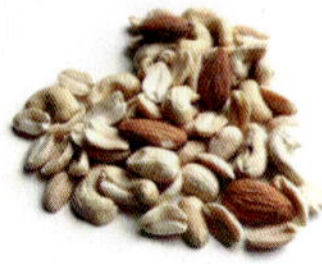
Nüsse und Mandeln

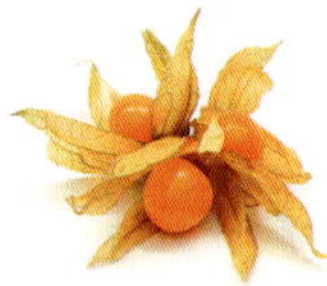
Physalis

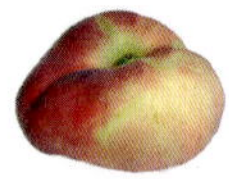
Plattpfirsich

Inhaltsstoffe von Obst: Obst enthält viel Wasser, Frucht- und Traubenzucker. Die erfrischende, appetitanregende und verdauungsfördernde Wirkung von Obst wird durch den Wassergehalt, die Geschmacksstoffe und Fruchtsäuren erreicht. Reifes Obst ist besonders gehaltvoll und aromatisch.

3.4.1 Obst in der Küche

Rohes Obst eignet sich als kleine Zwischenmahlzeit/Snack, Vorspeise und als geschmackliche Zutat bei Desserts.

Obst für Rohkost muss besonders gut gewaschen werden, um die Rückstände (s. S. 122) auf der Schale zu entfernen. Wird Obst lange in Wasser liegen gelassen, laugt es unter Nährstoffverlust aus.

Stiele bei Beerenobst und Schalen erst nach dem Waschen entfernen, damit kein Saft verloren geht.

Reifes Obst möglichst immer gleich frisch und saisonal verarbeiten. Für kurze Zeit kann Obst im Gemüsefach des Kühlschranks aufbewahrt werden, dabei stets abdecken. Beeren verderben sehr rasch und sollten höchstens zwei Tage gelagert werden. Für längere Zeit können Äpfel und Birnen in kühlen Räumen gelagert werden. Einige Apfelsorten sind bis zum Frühjahr haltbar und schmecken gut. Bananen und Zitrusfrüchte nicht im Kühlschrank lagern; Bananen werden schnell braun.

3.4.2 Verzehrsempfehlungen

Neben Gemüse ist Obst der wichtigste Vitamin- und Mineralstoffspender. Es sind Vitamin C, Mineralstoffe wie Kalium, Natrium, Magnesium sowie Cellulose und Pektine in Obst zu finden. Damit der Mensch diese aufnehmen kann, sollte Obst bevorzugt roh gegessen werden.

Die Deutsche Gesellschaft für Ernährung (DGE) empfiehlt täglich mindestens zwei Portionen à 250 g Obst.

3.5 Milch und Milchprodukte

3.5.1 Arten und Einteilung

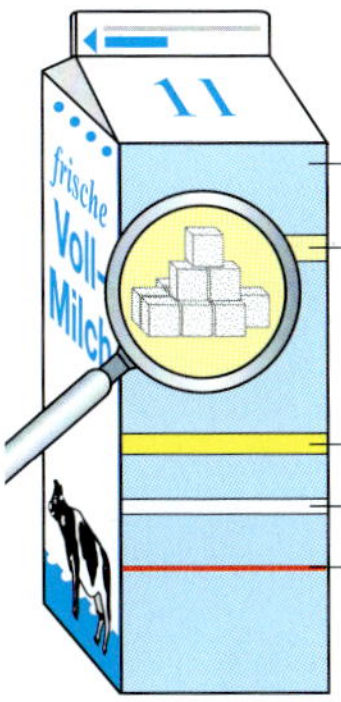
88 % Wasser
5 % Kohlenhydrate davon 50 g Milchzucker (Lactose) ≈ 12 Stk. Würfelzucker
~4 % Milchfett
~3 % Eiweiß
0,8 % Mineralstoffe: Calcium, Eisen, Jod, Magnesium, Natrium, Phosphor, Zink
Vitamine: A, B_1, B_2, B_6, B_{12}, C, D, E, K
1 l
frische Voll-Milch

Milch und ihre Inhaltsstoffe

Milch darf in Deutschland nur mit deutlicher Kennzeichnung der Tierart verkauft werden. Kuhmilch nimmt dabei den größten Anteil ein. Für Milch gibt es nach dem Milchgesetz strenge Bestimmungen für ihre Gewinnung und Behandlung in der Molkerei.

Aufgrund ihrer Bestandteile ist Frischmilch ein Nährboden für zahlreiche Bakterien. In der Molkerei wird Milch mit Filtern und Zentrifugen gereinigt. Beim Zentrifugieren wird gleichzeitig die Sahne (Rahm) abgetrennt und entsprechend der jeweils gewünschten Fettstufe (Vollmilch, teilentrahmte-, entrahmte Milch) wieder zugesetzt.

Definition

- Vorzugsmilch hat mind. 4 % Fett
- Vollmilch hat mind. 3,5 % Fett
- Fettarme Milch/teilentrahmte hat höchstens 1,8 % Fett
- Entrahmte Milch/Magermilch hat 0,3 % Fett

Milch wird homogenisiert: dazu wird sie bei hohem Druck durch feine Düsen gepresst, wobei Fettkügelchen in gleichmäßig kleine Fettsplitter zerreißen. Das Fett wird feiner verteilt und rahmt nicht auf. Diese feine Fettverteilung wird auch Emulsion (s. S. 145) genannt. Anschließend wird Milch einer Wärmebehandlung unterzogen, um schädliche Keime abzutöten und die Tätigkeit der Milchsäurebakterien zu unterbrechen. Die Haltbarkeit der Milch steigt.

Pasteurisieren: Kurzerhitzung 15–30 Sekunden bei 72–75 °C oder Hocherhitzung ca. 8 Sekunden auf 85 °C. Durch Pasteurisieren werden ca. 95 % der Keime abgetötet. Vitamingehalt und Geschmack roher Milch bleiben dabei fast erhalten. Gekühlt ist diese Milch 3–5 Tage haltbar.

Ultrahocherhitzen (H-Milch): einige Sekunden wird die Milch auf 135–150 °C erhitzt. Ultrahocherhitzung schädigt hitzeempfindliche Vitamine. Diese Milch ist ungeöffnet und ohne Kühlung mindestens 6 Wochen haltbar.

ESL-Milch: Durch Dampfinjektion wird die Milch kurzzeitig von 75–80 °C auf 127 °C erhitzt und erreicht so eine längere Haltbarkeit von bis zu drei Wochen. Das Verfahren zur Haltbarmachug ist gesetzlich nicht definiert. Kennzeichnung „länger frisch".
ESL heißt extended shelf life, also ein verlängertes Regalleben bzw. eine längere Haltbarkeit im Regal.

Sterilisieren (Sterilmilch): 20 Minuten auf 110–120 °C, anschließend Abkühlung auf 4 °C. Durch Sterilisieren haltbar gemachte Milch kann bis zu einem halben Jahr ohne Kühlung aufbewahrt werden. Sie ist in Flaschen abgefüllt luftdicht verschlossen. Durch Sterilisieren (Wärme) wird das Eiweiß verändert. Es gibt Vitaminverluste sowie geschmackliche Einschränkungen.

Joghurt pur	gleichmäßige Dickmilch mit säuerlich-aromatischen Geschmack durch Milchsäurekulturen
Sauermilch, Dickmilch	Das eindicken wird durch einen hohen Milchsäureanteil erreicht
Kefir	Durch Hefe, Milchsäurebakterien und Kefirbazillen: säuerlich, schäumend, mit Alkohol und Kohlensäure
Buttermilch	fällt bei der Butterherstellung an und enthält außer Fett nahezu alle Milchbestandteile und ca. 7 % Milchsäure.

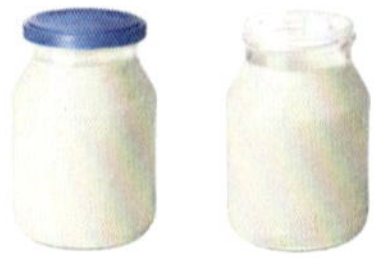
Joghurt

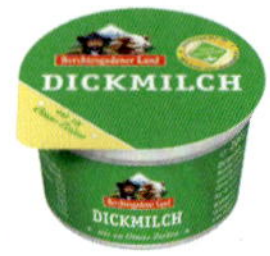

Dickmilch

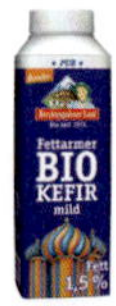

Kefir

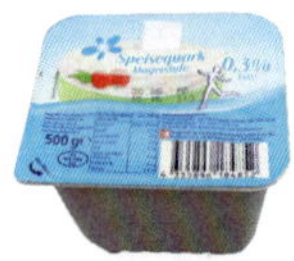
Quark

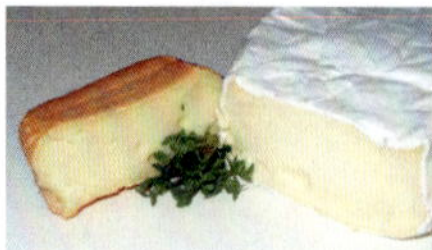
Weichkäse

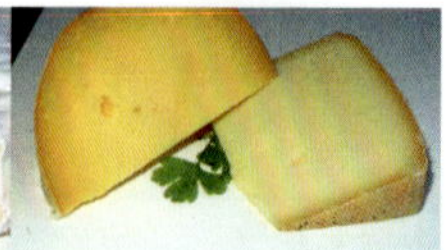
Hartkäse

Eingedickte Milch (Kondensmilch) wird auf einen Wassergehalt von 5 % reduziert. Eindicken erfolgt durch Zerstäuben im heißen Luftstrom oder mit heißen Walzen.

Aufbereitete Milch ist Frischmilch, der Kleinstlebewesen zugesetzt werden, die den Milchzucker vergären. Dabei entstehen weitere Milchprodukte: Joghurt, Sauermilch, Dickmilch, Kefir und Buttermilch.

Rahm entsteht, wenn Milch absteht oder Rahm und Magermilch getrennt werden. Sauerrahm bildet sich mithilfe von Milchsäurebakterien und wird bei der Butterherstellung (s. S. 45) verwendet. Süßrahm wird neben der Butterherstellung zur Herstellung von Schlagsahne und Kaffeesahne verwendet. Ebenso im Handel finden sich Schmand, Creme fraîche und saure Sahne.

Käsesorten

Quark: entsteht durch Säuerung von Frischmilch oder durch Zusatz von Enzymen. Er enthält ca. 80 % Wasser und je nach Fettstufe 10–60 % Fett.

Käse wird mithilfe von Milch, Hefen, Bakterien und Schimmelpilzen hergestellt. Diese Lebewesen vermehren sich und setzen Nährstoffe in Geschmacksstoffe um. Dieser Reifeprozess ist je nach Käsesorte unterschiedlich lang und liegt zwischen sieben Wochen bei Weichkäse (Camembert) und drei Jahren bei Hartkäse (Parmesan). Je mehr Trockenmasse der Käse besitzt, desto härter ist er (Wasseranteil ist geringer).

Beispiele: Frischkäse 18 %, Weichkäse 35 %, Schnittkäse 49 5, Hartkäse 60 %.

Weiterhin ist Käse mit unterschiedlichen Fettgehaltsstufen gekennzeichnet und im Angebot:

Rahmstufe	55 % Fett in Trockenmasse
Vollfettstufe	45 % F. i. Tr.
Dreiviertelfettstufe	35 % F. i. Tr.
Halbfettstufe	25 % F. i. Tr.
Viertelfettstufe	15 % F. i. Tr.
Magerstufe	4 % F. i. Tr.

Bestandteile der Milch

Milch ist eines der wertvollsten Lebensmittel. Sie enthält neben Wasser vor allem Eiweiß (Casein 80 %, Albumin und Globulin 20 %), Fett sowie die Mineralstoffe Calcium, Phosphor, Natrium, Kalium, Magnesium, wenig Eisen und Vitamine A, B und D. Kohlenhydrate sind in Form von Milchzucker (Laktose) enthalten.

3.5.2 Milch und Milchprodukte in der Küche

Milch und Milchprodukte werden in der Küche vielseitig verwendet: in Suppen, Beilagen, Mehlspeisen, Süßspeisen und Gebäck. Milch wird auch zum Abmildern von stark schmeckenden Lebensmitteln benutzt, zum Beispiel bei Salzhering.

Quark eignet sich zur Herstellung roher und gekochter, süßer und salziger Speisen. Er ist verhältnismäßig preiswert, mit ihm können hochwertige, aber teure eiweißhaltige Lebensmittel wie Fleisch zum Teil ersetzt werden.

Käse findet vor allem in der kalten Küche Verwendung. Auch warme Gerichte können mit Käse zubereitet werden. Dabei sollte Käse nicht über 170 °C erhitzt werden um die Bildung von Nitrosaminen (s. S. 122) zu verhindern.

Milch und Milchprodukte bleiben gekühlt mehrere Tage je nach Haltbarmachung unterschiedlich lang haltbar. Wichtig ist, keine stark riechenden Lebensmittel wie Zwiebeln in der Nähe aufzubewahren, da Milch und Milchprodukte den Geruch annehmen. Ist die Verpackung geschlossen, das Gefäß undurchsichtig und die Lagerung kühl, bleibt der Nährstoffverlust gering.

Beim Erhitzen von Milch bildet sich eine Milchhaut, da die Eiweiße Albumin und Globulin gerinnen.

Käse sollte kühl, aber nicht kalt gelagert werden, am besten im Gemüsefach. Manche Kühlschränke haben auch ein Käsefach. In der Originalverpackung ist Käse gut geschützt, auch Frischhaltefolie schützt vor dem Austrocknen. Weichkäse (Camembert), der noch nicht reif ist, bei 16 °C lagern, bis der gewünschte Reifegrad erreicht ist. Käse schmeckt am besten bei Raumtemperatur.

Tipp: Eine Stunde vor Verzehr aus dem Kühlschrank genommen ist Käse am schmackhaftesten.

3.5.3 Verzehrsempfehlungen

Teilentrahmte und entrahmte Milch sind wegen ihres geringen Fettgehaltes sehr wertvoll für eine energiearme Kost. Sie enthalten zwar wenig bzw. keine fettlöslichen Vitamine, allerdings alle anderen Bestandteile der Milch. Das Gleiche gilt für Milcherzeugnisse mit geringem Fettgehalt.

Milch und Milchprodukte sollten nach der Deutschen Gesellschaft für Ernährung (DGE) täglich verzehrt werden: 200–250 g Milch/Joghurt und zwei Scheiben (50–60 g) Käse.

Fettarme Produkte bevorzugen.

Merke

Aufgrund des Energiegehaltes gilt Milch als ein flüssiges Nahrungsmittel. Sie enthält viele Nährstoffe, zählt aber nicht zu den geeigneten Durstlöschern.

3.6 Fleisch, Fisch, Ei und deren Produkte

Diese Lebensmittelgruppe umfasst Fleisch, Wurst, Fisch, Ei und deren Produkte.

3.6.1 Fleisch und Fleischprodukte

Schlachttiere sind Schwein, Rind, Kalb, Hammel und Hauskaninchen. Auch Wildtiere und Geflügel liefern Fleisch.

Wurstwaren bestehen aus zerkleinertem Muskelfleisch, Organen, Speck und weiteren Zutaten wie Salz, Gewürze und Wasser.

Schlachtung: Bevor Fleisch in den Handel und zum Verbraucher kommt, wird es kontrolliert. Es kann von Kleinstlebewesen (Trichinen bei Schwein) oder Krankheitserregern (z. B. Tuberkulose) befallen sein, die beim Menschen schwere gesundheitliche Schäden hervorrufen. Um das zu vermeiden, unterliegt das Fleisch einer amtlichen Fleischbeschau. Tierärzte (Veterinäre) untersuchen die Tiere vor der Schlachtung und die Fleischteile nach der Schlachtung. Durch Stempel werden untersuchte Teile als tauglich und untauglich gekennzeichnet.

Inhaltsstoffe von Fleisch: Fleisch besteht aus hochwertigem Muskeleiweiß, Knochen, Bindegewebe und mit Fettanteil je nach Fleischart. Mineralstoffe wie Kalium, Natrium, Magnesium, Phosphor und Eisen sind enthalten, sowie Vitamine A und B.

Knochen und Bindegewebe enthalten Kollagen und Gelatine, welche für Süßwaren, Milchprodukte und Arzneimittelkapseln verwendet werden.

3.6.2 Fleisch und Fleischprodukte in der Küche

Die Qualität von Fleisch in der Nahrungszubereitung ist abhängig von Alter, Geschlecht, Rasse und Fütterung der Tiere. Von ausgewachsenen jungen Tieren ist Fleisch mit guter Qualität zu erwarten, ältere Tiere haben zäheres und weniger schmackhaftes Fleisch.

Angeboten wird Fleisch:
- ohne Knochen (ausgebeintes Fleisch)
- wie gewachsen (mit Muskulatur, Fett, Bindegewebe und Knochen)

Schrumpft Schweinefleisch bei der Zubereitung stark ein, bräunt nicht und ist zäh und trocken, handelt es sich meist um PSE-Fleisch: pale (hell), soft (weich), exudativ (trocken).

Bei der Auswahl der Fleischstücke muss die Verwendung berücksichtigt werden.

Fleisch kann gekocht, gedünstet, geschmort, gebraten und gegrillt werden. Gebratenes Fleisch ist besonders schmackhaft, da

Rohwurst:
Mettwurst, Salami

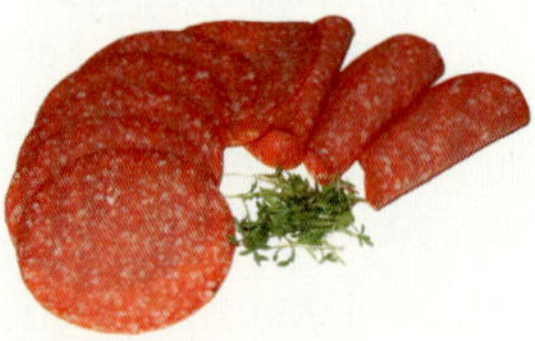

Kochwurst:
Leberwurst

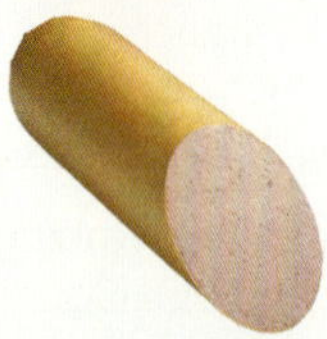

Brühwurst:
Bockwurst, Jagdwurst, Bratwurst, Fleischkäse, Hähnchen in Aspik

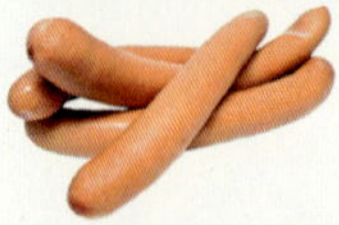

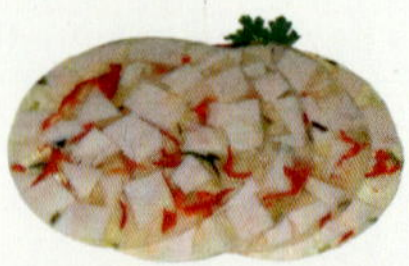

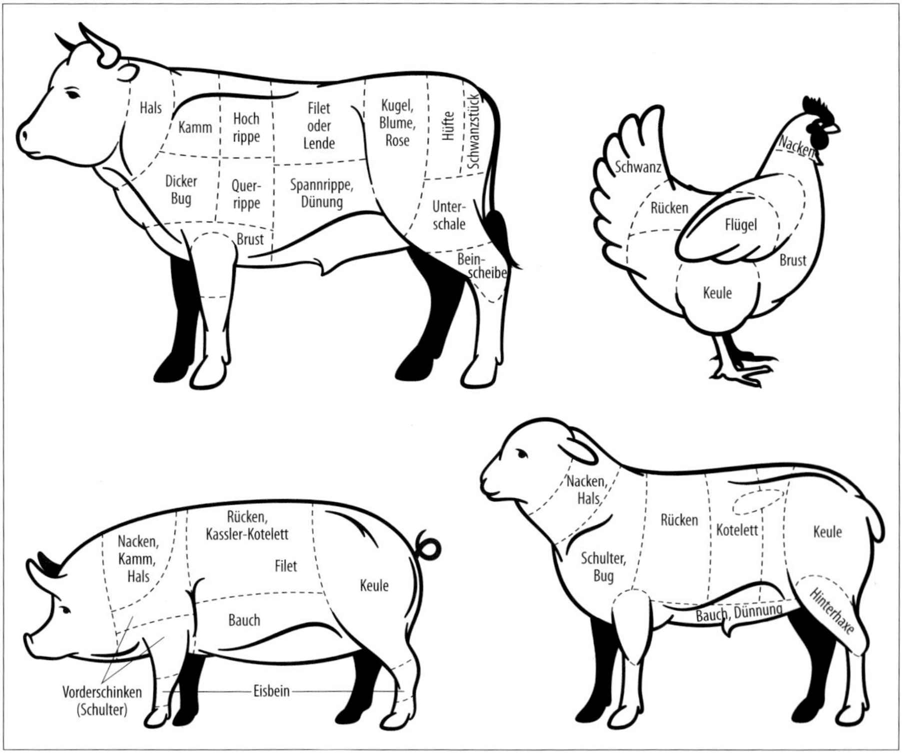

Fleischteile von Rind, Schwein, Geflügel und Lamm

sich beim Braten im heißen Fett mehr Geschmacksstoffe bilden als beim Kochen im Wasser.

- Fleisch kurz waschen. Liegt es lange im Wasser wird es ausgelaugt.
- Kurzgebratenes erst nach dem Garen salzen und Fleisch nicht gesalzen liegen lassen. Salz entzieht dem Fleisch das Wasser.
- Fleisch vor dem Braten oder Grillen mit einem Küchentuch abtupfen. Gelangt Wasser in heißes Fett spritzt es!
- Reste fertiger Fleischgerichte vor dem Verzehr durch kochen. Bakterien werden dabei abgetötet.
- Fleisch niemals am Tag vor dem Verzehr nur anbraten. Durch Erwärmung vermehren sich die Mikroorganismen im Inneren des Fleisches (s. S. 123).
- Tiefgefrorene kleine Fleischstücke unaufgetaut durchgaren.

Lagerung: Frisches Fleisch verdirbt ohne Kühlung durch den hohen Anteil an Eiweiß und Wasser. Daher muss es im Kühlschrank an der kältesten Stelle und abgedeckt aufbewahrt werden. Frisches Fleisch ist bis zu zwei Tagen und zubereitetes Fleisch bis zu drei Tagen im Kühlschrank lagerfähig. Eingelegtes Fleisch, zum Beispiel in Sauermilch, kann bis zu 6 Tagen kühl gelagert werden. Fleisch eignet sich auch zum Einfrieren und ist so länger haltbar.

Hackfleisch muss am Tag des Einkaufs verarbeitet werden. Es hat durch seine vergrößerte Oberfläche eine erweiterte Angriffsfläche für Mikroorganismen und verdirbt sehr rasch. Vergiftungen und Infektionen durch verdorbenes Fleisch sind sehr gefährlich (s. S. 125, 127).

Ungeräucherte Wurstwaren sind wenige Tage haltbar, geräucherte Wurstwaren dagegen wesentlich länger. Verdorbene Wurst erkennt man am säuerlichen Geruch, der schmierigen Oberfläche und blaugrünen Verfärbung.

3.6.3 Fisch und Meeresfrüchte

Fisch wird unterschieden nach Herkunft und Fettgehalt.

Unterscheidung nach der Herkunft

Seefisch: Schellfisch, Kabeljau/Dorsch, Rotbarsch, Seelachs, Scholle, Thunfisch, Hering, Makrele, Sardellen, Heilbutt, Steinbutt, Seezunge
Feinfisch: Heilbutt, Steinbutt und Seezunge sind besonders wohlschmeckend und daher teurer als die übrigen Seefische.
Süßwasserfisch: Karpfen, Schleie, Hecht, Barsch, Zander, Brasse, Forelle, Lachs, Aal
Aale und Lachse sind *Wanderfische*, sie leben sowohl im Meer als auch in Flüssen.

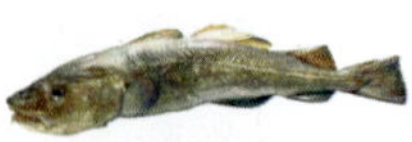

Kabeljau

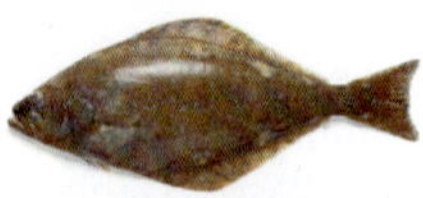

Heilbutt

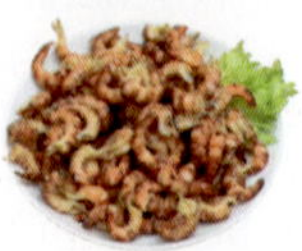

Krabben

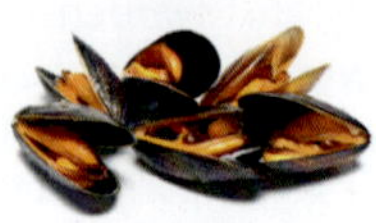

Muscheln

Unterscheidung nach dem Fettgehalt

Magerfische: Seelachs, Kabeljau/Dorsch, Schellfisch, Hecht, Forelle, Rotbarsch

Fettfische: Hering, Makrele, Schwarzer Heilbutt, Lachs, Aal

Rogen sind Fischeier. Der Rogen vom Stör mit Salz konserviert gilt als echter Kaviar. Der billigere Rogen von Seehasen, Dorschen oder Heringen wird als deutscher Kaviar oder Kaviarersatz angeboten.

Zu den **Meeresfrüchten** gehören die *Krustentiere* wie Krabben, Langusten, Hummer und Krebse und die *Schalentiere* wie Austern, Muscheln und Schnecken.

Überfischung liegt vor, wenn in einem Gewässer mehr Fische gefangen werden als nachwachsen. Immer bedeutsamer wird die ökologische Aquakultur (Bio-**Aquakultur**), eine nachhaltigere und verantwortungsvollere Alternative. Produkte mit folgender Kennzeichnung gewährleisten einen nachhaltigen Umgang mit Fisch:

ZERTIFIZIERTE NACHHALTIGE FISCHEREI MSC www.msc.org/de ™

VERANTWORTUNGSVOLLE FISCHZUCHT asc ZERTIFIZIERT ASC-AQUA.ORG ™

Naturland WILDFISCH

Fischerzeugnisse

Durch Trocknen, Salzen, Marinieren, Räuchern (s. S. 135), Braten oder Kochen wird Fisch für eine gewisse Zeit haltbar gemacht.

Teilweise werden solche Erzeugnisse unter Zusatz von Konservierungsmitteln hergestellt. Besonders häufig werden Heringe angeboten (z. B. Salzhering, Matjes, Rollmops, Brathering, Bückling). Sind solche Erzeugnisse in geschlossenen Behältern abgefüllt, bezeichnet man sie als Fischhalbkonserven oder Präserven. Sie sind auch bei Kühllagerung nur begrenzt haltbar. Pasteurisierte Erzeugnisse sind ohne Kühlung bis zu sechs Monaten haltbar (s. S. 35). Fischdauerkonserven sind Fischwaren in Öl, Soßen oder Aufgüssen, die sterilisiert wurden. Sie sind ohne Kühlung mindestens ein Jahr haltbar. Als Dauerkonserven gibt es z. B. Heringe in verschiedenen Soßen, Ölsardinen, Thunfisch in Öl usw.

Inhaltsstoffe von Fisch: Fisch enthält vor allem biologisch hochwertiges Eiweiß (s. S. 65), Wasser und wertvolle Mineralstoffe, vor allem Calcium, Phosphor, Eisen und in Seefischen Jod. An Vitaminen sind A, B, D und E enthalten (s. S. 68). Allerdings kann Fisch mit verschiedenen Schadstoffen, z. B. Quecksilber oder Cadmium belastet sein.

3.6.4 Fisch in der Küche

Fischfleisch hat ein lockeres Gewebe und benötigt so eine kürzere Garzeit als Fleisch. Fisch kann sehr vielfältig zubereitet werden. Er kann gekocht, gedünstet, gebacken, gegrillt und gebraten werden. Die kalte Küche bietet entsprechende Abwechslung.

- Fisch kurz waschen und unmittelbar vor dem Garen salzen. Durch langes Einlegen in Wasser wird das Eiweiß aufgelöst und Fischfleisch dadurch entwertet, da es weich wird und Inhaltsstoffe verloren gehen.
- Mit Zitronensaft/Essig beträufeln. Die Säure bindet Fischgeruch und macht Fischfleisch weiß und fest, da ein Teil vom Eiweiß gerinnt.
- Garziehen lassen. Wird Fisch gekocht, zerfällt er.
- Garflüssigkeit für Suppen und Soßen verwenden. Garflüssigkeit enthält wertvolle Inhaltsstoffe aus dem Fisch.
- Tiefgefrorenen Fisch nicht auftauen zum Garen. Die Form bleibt erhalten und auslaugen wird verhindert.

Lagerung: Fische verderben durch ihre Inhaltsstoffe (Wasser, Eiweiß) und infolge günstiger Lebensbedingungen für Bakterien. Daher Fisch möglichst erst am Tag des Verbrauchs einkaufen. Im Kühlschrank muss er an der kühlsten Stelle gelagert werden, frischen Fisch nur wenige Stunden; zubereiteten Fisch und geräucherten Fisch zwei bis drei Tage. Fischkonserven am besten am Tag des Öffnens essen. Bleiben Reste, dann diese aus der Dose in eine Vorratsdose umfüllen und am folgenden Tag verbrauchen.

Merke

Frischer Fisch hat folgende Merkmale:
- Klare, glänzende Augen – leicht nach außen gewölbt,
- festes und elastisches Fleisch, das beim Eindrücken keine Druckstelle hinterlässt,
- glänzende hell- oder dunkelrote Kiemen.

3.6.5 Eier und Eiprodukte

Grundsätzlich versteht man unter Eiern das Hühnerei. Diese unterscheiden sich in Gewichtsklassen und Haltungsform wie Bodenhaltung, Freilandhaltung und aus ökologischer Erzeugung.

Ökologische Erzeugung: erfolgt nach dem Prinzip der Freilandhaltung. Zusätzlich sind Kriterien für Futter (überwiegender Anteil aus ökologischem Anbau) festgelegt und die Anzahl der Hennen begrenzt

Freilandhaltung: Hennen haben Auslaufflächen im Freien.
Bodenhaltung: Hennen haben ein freies und geschütztes Bewegungsumfeld im geschlossenen Stall, dort sind Sitzstangen und Legenester in mehreren Ebenen übereinander.
Kleingruppenhaltung: Haltung in Käfigen mit Nest- und Sitzstangenbereich in streng vorgegebenen Größen.

Durch die vier Haltungsformen können die Tiere ihre arteigenen Verhaltensweisen, wie zum Beispiel Scharren und Ruhen auf höheren Plätzen, unterschiedlich gut ausleben.

Eierverpackungen müssen mit bestimmten Angaben gekennzeichnet sein.

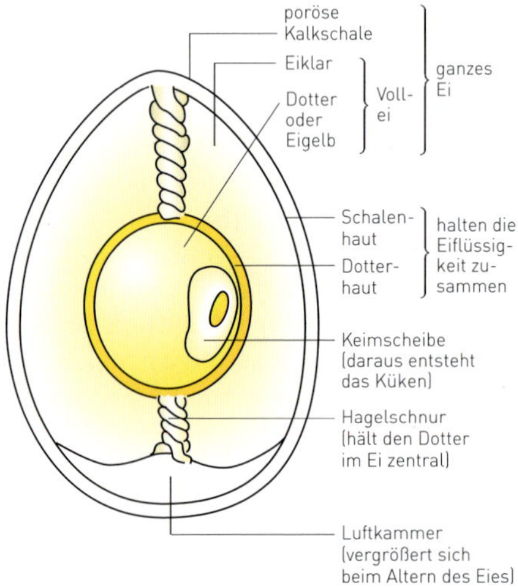

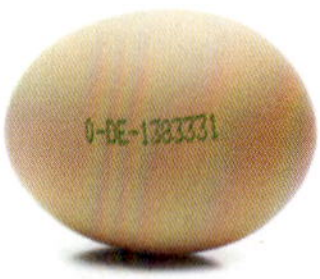

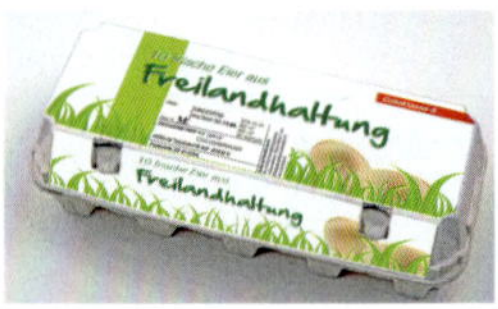

Gewichtsklassen
XL – sehr groß, 73 g und darüber
L – groß, unter 73 g bis 63 g
M – mittel, unter 63 g bis 53 g
S – klein, unter 53 g

Flüssigei und Trockenei sind länger haltbar und können gut dosiert werden, weshalb sie in Großküchen oft eingesetzt werden.

Inhaltsstoffe von Eiern: Eier enthalten vor allem Wasser, biologisch hochwertiges Eiweiß (s. S. 65); im Eigelb sind Fett, Lecithin und Cholesterin enthalten. Mineralstoffe wie Schwefel, Phosphor, Eisen und Calcium sind enthalten (s. S. 69). Insbesondere Eigelb enthält die Vitamine A, B, D, und E (s. S. 68). Damit ist Eigelb deutlich nährstoffreicher als Eiklar.

1 DE 13 83331

Haltungsform — Mitgliedsstaat — Bundesland — Betriebs- und Stallnummer

Legende für die Haltungsformen:
0 = ökologische Haltung
1 = Freilandhaltung
2 = Bodenhaltung
3 = Kleingruppenhaltung

1 = Haltungsform: Freilandhaltung
DE = Mitgliedsstaat: Deutschland
13 = Bundesland Mecklenburg-Vorpommern
83331 = Betriebs- und Stallnummer

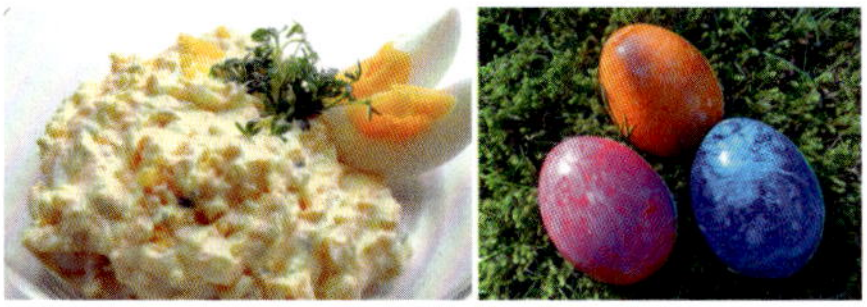

Eiersalat und Ostereier

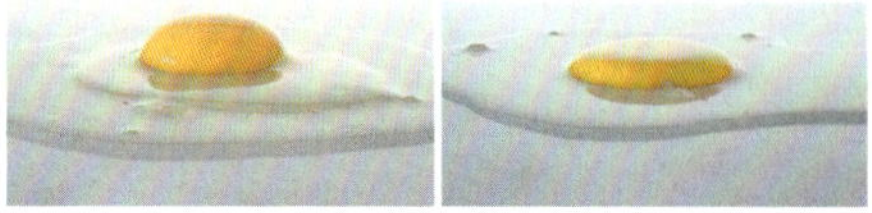

Frisches/älteres Ei

3.6.6 Ei in der Küche

Eier können vielseitig verwendet werden. Sie dienen als Bindemittel für Aufläufe und Teige. Wenn Speisen auf über 70 °C erhitzt werden, gerinnt Eiweiß und bindet Flüssigkeiten. Eigelb hat dabei eine größere Bindefähigkeit als Eiklar. Eigelb verleiht dadurch Suppen beim Legieren und Soßen eine sämige Beschaffenheit und wird auch als natürliches Gelb-Färbemittel verwendet.

Eier nehmen beim Aufschlagen Luft auf (Eischnee, Schaummassen) und dienen als Lockerungsmittel für Kuchenteige und Cremespeisen.

Lecithin aus dem Eigelb wirkt als Emulgator. Es umschließt Fett- bzw. Wasserteilchen, die fein verteilt eine stabile Mischung ergeben, was *Emulsion* genannt wird (s. S. 146). Deshalb sind Eier zur Herstellung von Majonäse geeignet.

In der kalten Küche werden Eier zum Beispiel als gefüllte Eier, Eiersalat oder Dekoration verwendet.

Ostereier zum Osterfest gefärbt und verziert. Zum Färben werden künstliche Farbstoffe verwendet, die zu den Zusatzstoffen gehören und somit auf der Verpackung gekennzeichnet sein müssen (s. S. 139).

- Frischequalität überprüfen. Das Dotter frischer Eier ist kugelig fest und hochgewölbt; das Eigelb ist fest und scharf abgegrenzt zu einer dünnflüssigeren iklarschicht. Dotter älterer Eier sind flacher und das Eiklar dünnflüssiger.
- Eier am stumpfen Ende anstechen, dadurch platzen sie beim Kochen nicht auf.
- Eier einzeln in eine Tasse aufschlagen, Sicht- und Geruchsprobe nehmen. Kleinste Spuren eines verdorbenen Eies verderben das ganze Gericht.
- Eigelb zum Legieren mit warmer Flüssigkeit verrühren und dann in die heiße Speise rühren. In kochender Flüssigkeit gerinnt Eigelb in kleine, sichtbare Flocken.
- Speisen mit einem Anteil an rohem Ei nur mit frischen Eiern herstellen, kühl lagern und schnellstmöglich verzehren.
- Eier können mit Salmonellen (s. S. 127) behaftet sein. In der Gemeinschaftsverpflegung dürfen Speisen mit rohem Ei deshalb nicht zubereitet werden.

Wachteln sind die kleinsten Hühnervögel, deren Eier sehr klein sind und als Delikatesse gelten.

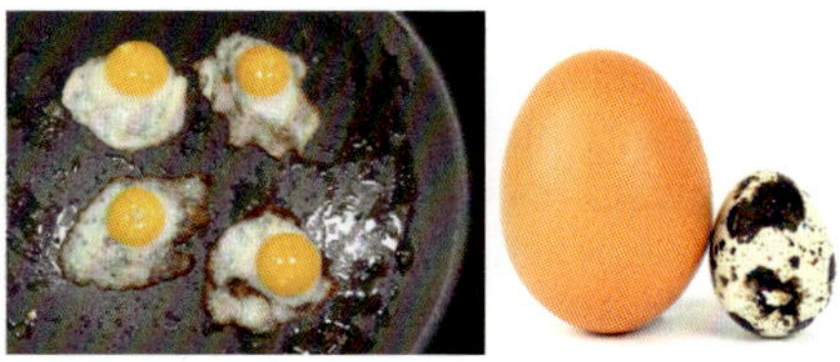

Wachteleier

Lagerung: Eier werden im Regal oder in Kühlzonen gelagert und angeboten. Zu Hause müssen sie kühl gelagert werden, am besten im Eierfach des Kühlschranks.

Eier nicht zusammen mit stark riechenden Lebensmitteln, wie Zwiebeln oder Käse, lagern. Da die Eierschale porös ist, können Eier leicht Fremdgerüche annehmen.

3.6.7 Verzehrsempfehlungen

Fleisch hat aufgrund seines hohen Gehaltes an hochwertigem Eiweiß (s. S. 65) einen hohen Nährwert und sättigt relativ gut. Fett- und Cholesteringehalt sind je nach Fleischart unterschiedlich und können ggf. die Entstehung von Übergewicht und Herz-Kreislauf-Erkrankungen fördern. Fleisch stellt neben Vollkornprodukten den wichtigsten Lieferant an B-Vitaminen dar.

Innereien Herz, Leber, Nieren, Lunge, Milz, Zunge und Bries sind sehr reich an Vitaminen und Mineralstoffen, enthalten jedoch auch Schadstoffe (s. S. 125). Daher ist ein Verzehr nur bedingt zu empfehlen. Vor allem wegen des Cholesterin- und Puringehaltes (s. S. 64, 81, 85) sollten Fleischgerichte max. 2–3 mal pro Woche verzehrt werden.

Die Verdaulichkeit des Fleisches ist abhängig vom Alter der Tiere, Fettgehalt und Zubereitungsart. Am leichtesten verdaulich ist Kalbfleisch gefolgt von Geflügel.

Beim Wurstverzehr sollten fettarme Sorten bevorzugt werden.

Fisch stellt durch den hohen und qualitativ hochwertigen Anteil an Eiweiß einen wichtigen Eiweißlieferanten dar. Fischfleisch ist zart und aufgrund des geringen Anteils an Bindegewebe leichter verdaulich als Rind- und Schweinefleisch. Somit ist Fisch gut als Krankenkost geeignet.

Fettfische mit bis zu 26 % Fettanteil sind wichtige Lieferanten für fettlösliche Vitamine und mehrfach ungesättigten Fettsäuren (s. S. 62).

Für diese Lebensmittelgruppe empfiehlt die Deutsche Gesellschaft für Ernährung (DGE) pro Woche 300–600 g Fleisch/Wurst und 1 Portion 80–150 g fettarmen Seefisch und 1 Portion 70 g fettreichen Seefisch und bis zu drei Eier (inklusiv verarbeitetes Ei).

3.7 Speisefette und -öle

3.7.1 Einteilung und Herkunft

Speisefett und -öle werden nach ihrer Herkunft in pflanzliche und tierische Fette unterschieden.

Pflanzliche Fette: Olivenöl, Keimöl, Sojabohnenöl, Sonnenblumenöl, Raps- und Leinöl, Kokosfett und Margarine und Schmelzmargarine. Pflanzliche Fette werden durch Pressen oder Schlagen ölhaltiger Samen und Früchte gewonnen.

In kalt gepressten Ölen bleiben weitgehend alle Vitamine, Geruchs- und Geschmacksstoffe aus der Ölfrucht erhalten. Rückstände von Pflanzenschutzmitteln können enthalten sein (s. S. 122). Werden Öle heiß gepresst, ist die Ausbeute größer. Dabei wird ein größerer Anteil an Fett aus der Ölfrucht herausgepresst als bei kalt gepressten Ölen. Wertvolle Vitamine (A und E) gehen zum Teil verloren.

Olivenöl: aus Oliven gewonnenes Speiseöl, für Gemüsegerichte und Salate.

Rapsöl: enthält Omega-3-Fettsäuren und einfach ungesättigte Fettsäuren (s. S. 62) ist hoch erhitzbar (backen und braten) mit leichtem Eigengeschmack.

Keimöl: aus Weizen- und Maiskeimen hergestellt, hoher Anteil an ungesättigten, lebensnotwendigen Fettsäuren (s. S. 62). Für kalte Gerichte.

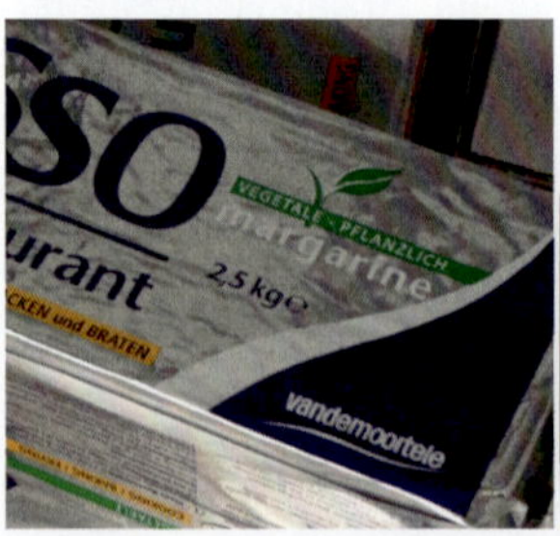

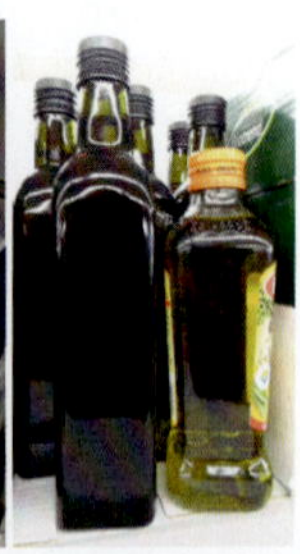

Weitere Pflanzenöle werden aus Sonnenblumenkernen, Soja-, Lein- und Baumwollsaat gewonnen. „Salatöl" oder „Tafelöl" sind Mischungen verschiedener Öle.

Kokosfett: aus Früchten der Ölpalme werden zwei Sorten Öl gewonnen: Palmöl (Fruchtfleisch) und Palmkernöl (Samenkernen). Palmkernöl ist bei Zimmertemperatur fest und wird Palmkernfett genannt, es ist dem Kokosfett sehr ähnlich. Beide Fette finden in der Herstellung von Margarine Verwendung.

Pflanzliche Öle und Fischtran können chemisch gehärtet werden. Damit sind Fette vielseitig einsetzbar. Bei der *Margarine*herstellung finden hauptsächlich pflanzliche Fette Verwendung. Damit Margarine butterähnlich wird, ist Magermilch zugesetzt, ebenso als Farbstoff Carotin und Vitamine. Hochwertige Margarinesorten enthalten mehr essentielle Fettsäuren als Butter.

Gesetzliche Einteilung nach Fettstufen: Margarine 80–90 % Fett, Dreiviertelfettmargarine 60–62 % Fett, Halbfettmargarine 39–41 % Fett.

Einige Diätmargarinen enthalten Phytosterine zur Senkung des Cholesterinspiegels (s. S. 81 f.). Menschen mit normalen Cholesterinwerten sollten sie nicht verzehren.

Tierische Fette

Butter wird aus Milch hergestellt, aus etwa 25 l Milch entsteht 1 kg Butter. Der in der Molkerei durch Zentrifuge gewonnene Rahm wird auf 90 °C bis 110 °C erhitzt (pasteurisiert), um Keime und Enzyme zu zerstören und anschließend gekühlt und in der Buttermaschine gestoßen und geschlagen. Dadurch entstehen Butterkörnern (ca. 2 mm), die sich von der Buttermilch abtrennen. Diese werden ausgewaschen, geknetet und zu handelsüblicher Butter geformt. Butter muss 80–90 % Milchfett mit höchstens 16 % Wasser und 2 % Milchzucker, Eiweiß, Mineralstoffe und Vitamine enthalten. Dreiviertelfettbutter 60–62 % Milchfett, Halbfettbutter 39–41 % Milchfett und Milchstreichfett <39 % Milchfett.

Sauerrahmbutter entsteht bei Zusatz von Milchsäurebakterien. Bei *mild gesäuerter Butter* werden nachträglich Milchsäuren eingeknetet. *Süßrahmbutter* ist ungesäuert.

Deutsche Markenbutter: Das Gütezeichen für „Deutsche landwirtschaftliche Markenware" sichert hohe Anforderungen in der Herstellung. *Deutsche Molkereibutter* hat leichte Fehler.

Butterschmalz: ausgeschmolzene Butter wobei Wasser und Eiweißstoffe entfernt werden. Butterschmalz ist haltbarer als Butter, spritzt und bräunt nicht und eignet sich deshalb zum Braten und Backen.

Speck ist die Fettschicht des Schweins vom Rücken (fetter Speck) oder von den Rippen (durchwachsener Speck). Durch Pökeln und Räuchern wird er haltbar gemacht (s. S. 135, 136).

Schweineschmalz: Wird Schweinespeck ausgelassen, entsteht Schweineschmalz. Es ist ein weiches, weißes, sehr gut haltbares Fett. Allerdings auch schwer verdaulich. Es bräunt und spritzt nicht, da es nahezu aus reinem Fett besteht.

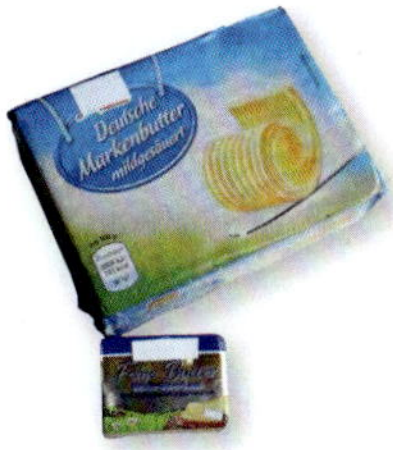

Butter

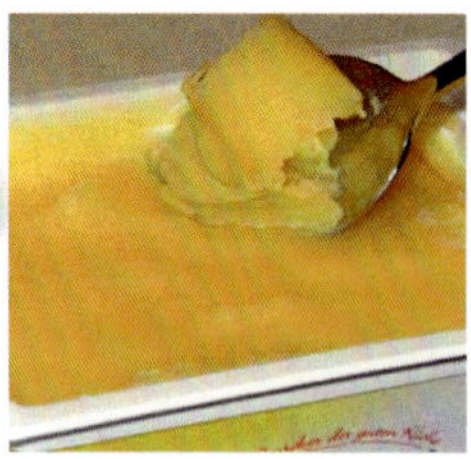

Butterschmalz

3.7.2 Fette in der Küche

Fette sind zur Herstellung nahezu aller Gerichte notwendig, vor allem beim Braten und Backen. Durch Anbraten mit Fett entwickeln sich Geschmacksstoffe, die dem Gericht ihr typisches Aroma geben.

Butter und Margarine eignen sich als Brotaufstrich, zum Kochen, Dünsten und zur Herstellung von Gebäck. Butter mit ihrem typischen Aroma verbessert alle Gerichte.

Sowohl Butter als auch Margarine spritzen bei starkem und langen Erhitzen durch ihren Wassergehalt. Zudem bräunen sie durch ihren Eiweißanteil.

Tipp: Halbfettprodukte sind wegen ihres hohen Wassergehalts ungeeignet zum Kochen, Braten oder Backen.

Bei der Verwendung von Fett beachten:
- sparsamer Fetteinsatz durch geeignete Gargeräte: z. B. beschichtete Pfannen.
- bei starkem Erhitzen wasser- und eiweißfreie Fette benutzen wie Kokosfett, Butterschmalz. Wasserfreie Fette können über 200 °C erhitzt werden.
- Überhitzen der Fette vermeiden, da sich stechend riechende, gesundheitsschädliche Substanzen bilden (s. S. 120).
- Frittierfett höchstens dreimal verwenden, dann vollständig ersetzen. Das Fett zersetzt sich beim Erhitzen und es bildet sich „Altölgeruch".
- Überhitztes Fett ist brennbar! Fettbrand mit Deckel ersticken; kein Wasser zum Löschen benutzen.
- Kaltgepresste Öle nicht erhitzen. Wertvolle Inhaltstoffe und Aromen werden zerstört.

Lagerung: Fette sind kühl, dunkel und verschlossen zu lagern, um ein Ranzigwerden zu vermeiden. Ranziges Fett ist verdorben und kann nicht mehr verwendet werden.

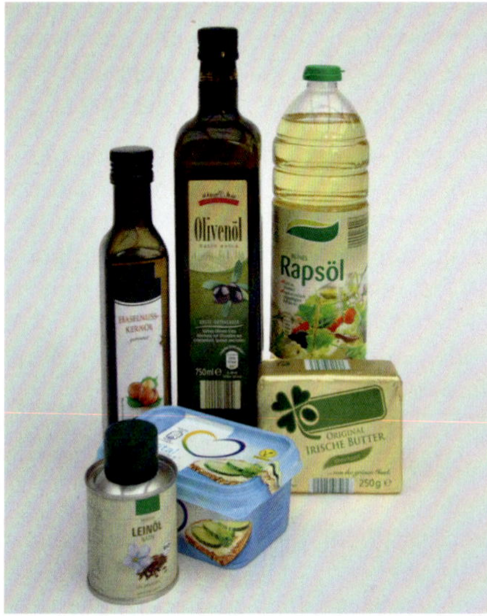

3.7.3 Verzehrsempfehlungen

Nahrungsfette sind unentbehrliche Energielieferanten für den Körper mit hohem Sättigungswert. Die Verdaulichkeit der Fette ist unterschiedlich. Öle, Butter und hochwertige Margarinesorten sind leicht verdaulich, da ihr Schmelzpunkt unter 37 °C liegt. Außerdem ist das Fett bei Butter und Margarine bereits emulgiert, was die Verdauung erleichtert. Butter, Margarine und Pflanzenöle sind auch reich an Vitaminen, insbesondere Vitamin A, E und D (s. S. 68).

Merke

Fette sind leichter verdaulich, wenn der Schmelzpunkt unterhalb der Körpertemperatur liegt.

Von der Deutschen Gesellschaft für Ernährung (DGE) werden empfohlen:
täglich 10–15 g Öl, zum Beispiel Raps-, Soja- oder Walnussöl **und** 15–30 g Butter oder Margarine (1 Esslöffel (EL) = 10 g).

3.8 Würzstoffe

In Ernährungskreis und Ernährungpyramide (s. S. 18, 20) spielen geschmacksunterstützende Zutaten keine Rolle. Sie verfeinern den typischen Geschmack der Lebensmittel.

3.8.1 Salz und Essig

Kochsalz besteht aus Natrium und Chlorid und ist in vielen Lebensmitteln enthalten. Bei Herstellung von Fleisch- und Fischprodukten, Käse, Brot usw. wird Kochsalz zugesetzt. Eine bewusste und sparsame Verwendung ist angebracht, da eine hohe Kochsalzzufuhr mit Bluthochdruck im Zusammenhang steht.

Handelssorten von Salz

Steinsalz: bergmännisch gewonnen.
Siedesalz: aus salzhaltigen Quellen durch Eindampfen gewonnen.
Meersalz: durch Sonnenwärme aus eingedampftem Meerwasser gewonnen.
Jodspeiseesalz: Speisesalz mit Jodzusatz.
Gewürzspeisesalz: Speisesalze mit Kräutern oder Gewürzen vermischt; z. B. Kräutersalz; der Kochsalzanteil beträgt mind. 40 %, Anteil an Gewürzen mindestens 15 %.

Essig wird zur Herstellung von Dressings, Fleischgerichten und Gerichten aus Hülsenfrüchten verwendet.
Essigbakterien wandeln Alkohol in Essigsäure um: durch Gärung entsteht eine alkoholische Flüssigkeit, z. B. Weinessig.

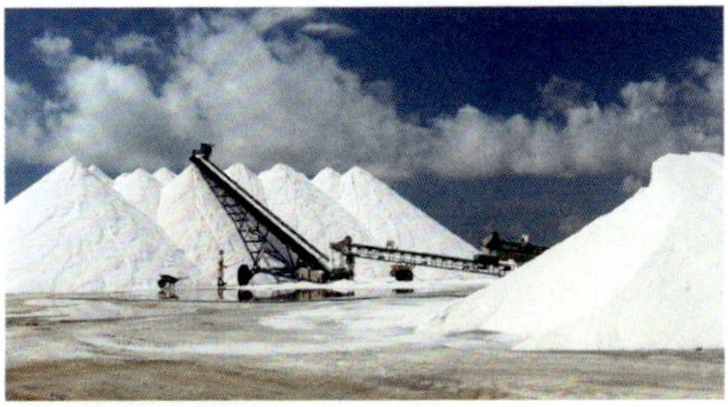

Übliche Handelssorten unterscheiden sich in ihren Anteilen an Essigsäure und Wein: Branntweinessig, Weinessig, Weinbranntweinessig, Kräuter- oder Gewürzessige und Obstessige.

Essigessenz ist eine mit Wasser verdünnte Essigsäure.

3.8.2 Gewürze

Gewürze sind getrocknete Pflanzenteile: Blüten, Früchte, Blätter, Samen, Wurzeln und Rinden. Sie enthalten ätherische Öle, scharf riechende Gerb- und Duftstoffe, die den Speisen ein bestimmtes Aroma verleihen.

Samen: Muskatnuss, Senf
Früchte: Anis, Kardamon, Koriander, Kümmel, Paprika, Pfeffer, Piment, Vanille, Wacholder
Blüten: Gewürznelken, Kapern
Blätter: Lorbeer
Wurzel: Ingwer
Rinde: Zimt

In Gewürzmischungen werden verschiedene Gewürze vermengt.
Curry: verschiedene Mischungen, meist aus 12–20 tropischen Gewürzen: Kardamon, Koriander, Kümmel, Muskat, Nelken, Paprika, Pfeffer, Piment, Zimt
Lebkuchengewürz: aus Anis, Muskat, Koriander, Kardamon, Nelken, Piment, Zimt
Paprikagewürz: aus Oregano, Majoran, Thymian, Rosmarin.

3.8.3 Küchenkräuter, Würzextrake

Küchenkräuter werden frisch, tiefgefroren oder getrocknet verwendet. Frisch geerntet sind sie am aromatischsten und enthalten am meisten Vitamine und Mineralstoffe.

Bekannte Küchenkräuter sind: Dill, Basilikum, Bohnenkraut, Liebstöckel, Petersilie, Pfefferminze, Salbei, Sellerie, Schnittlauch, Thymian, Zitronenmelisse, Estragon u. v. m.

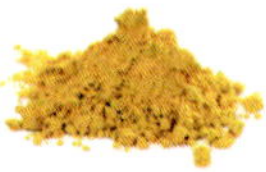
Currypuler

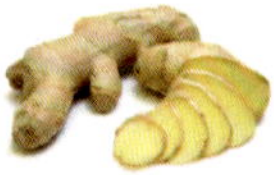
Ingwer

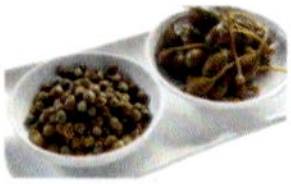
Kapern

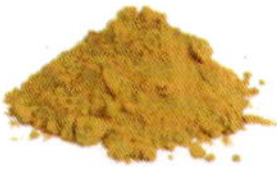
Kurkuma

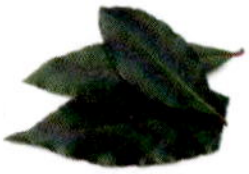
Lorbeer

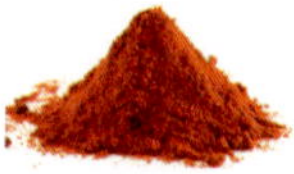
Paprikapulver

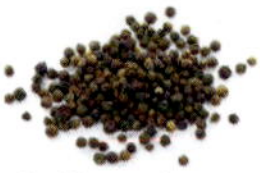
Pfeffer, schwarz

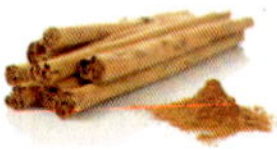
Zimt

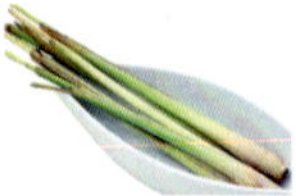
Zitronengras

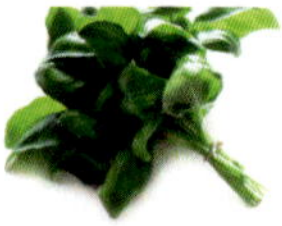
Basilikum

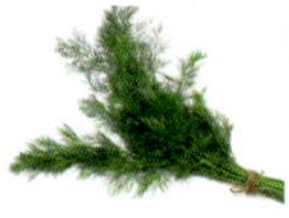
Dill

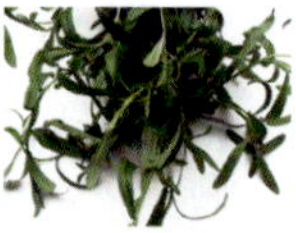
Estragon

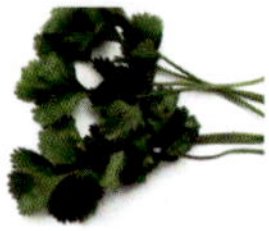
Koriander

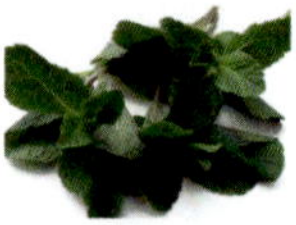
Minze

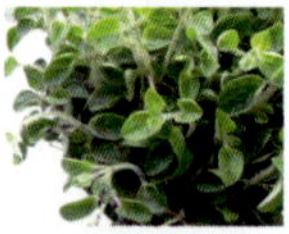
Oregano

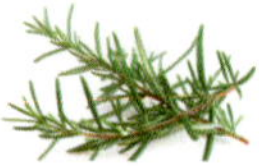
Rosmarin

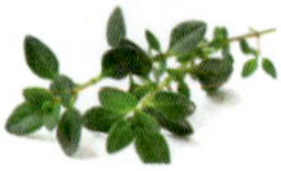
Thymian

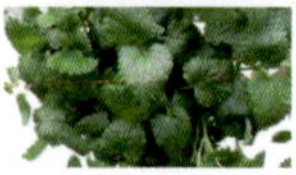
Zitronenmelisse

Sie werden für Salate, Soßen, Suppen, Fleisch und Fischgerichte verwendet.

Würzextrakte werden aus Fleisch, Gemüse, Pilzen, Würzkräutern und Hefe hergestellt, flüssig, gekörnt, Instantpulver (instant = sofort), Würfel oder Paste angeboten.

Sie sind appetitanregend und dienen zum Abschmecken aller salzigen Speisen und zum Verbessern und Strecken von Suppen und Soßen. Da sie Salz enthalten, ist eine sparsame Verwendung notwendig. Alle kochfertigen Suppen („Tütensuppe") und Soßen enthalten Würzextrakte.

Als weitere „Würze" bei der Nahrungszubereitung werden Würzsoßen, Tomatenmark, Tomatenketschup zum Verfeinern von Speisen verwendet. Ein Verzicht auf diese Fertigprodukte ist durch den gezielten Einsatz von Kräutern und Gewürzen möglich.

3.8.4 Würzmittel in der Küche

Küchenkräuter und Würzextrakte runden den Eigengeschmack von Speisen ab. Durch ihr Aroma regen sie die Verdauung an und machen Speisen dadurch bekömmlicher.

- Richtige Menge verwenden, damit Eigengeschmack der Speisen erhalten bleibt.
- Starke Gewürze, wie Muskat, Ingwer sparsam verwenden.
- Frische Küchenkräuter kurz vor Verwendung waschen, schneiden/zupfen, nicht mit garen. Enthaltenes Vitamin C, soll erhalten bleiben.
- Küchenkräuter und Gewürze können einen Salzanteil ersetzen. Besonders frische Küchenkräuter und Gewürze sind dafür aromatisch (z. B. Liebstöckel).
- Salz und Essig machen Lebensmittel haltbar, z. B. Einsalzen von Fisch, Einlegen von Gurken, da sie das Bakterienwachstum hemmen.
- Essig verhärtet Cellulose und erhöht damit die Garzeit, z. B. Rotkrautherstellung
- Durch Essig gerinnt Eiweiß, so dass schwer verdauliche Hülsenfruchtgerichte bekömmlicher werden (s. S. 32, 33).

Lagerung

Kochsalz: trocken und geschlossen, da Salz Feuchtigkeit anzieht, auch die aus der Luft.
Essig: kühl, dunkel und verschlossen
Gewürze: einzeln, verschlossen, damit typischer Geruch voll erhalten bleibt.
Küchenkräuter: getrocknet wie Gewürze, frische Küchenkräuter tiefgefroren, einzeln verpackt.

3.9 Genussmittel

Neben den Lebensmitteln werden auch Produkte zum Genuss konsumiert. Dazu gehören Schokolade, Süßwaren und alkoholhaltige Getränke mit ihrem hohen Energie- und Zuckergehalt – zu finden in der Spitze der Lebensmittelmittelpyramide.

3.9.1 Schokolade

Schokolade wird aus fettreicher Kakaomasse, Zucker und Gewürzen über mehrere Prozessschritte bereitet. Sie ist energiereich, süß und begünstigt bei überhöhtem Verzehr ernährungsbedingte Krankheiten. Verfeinernde und geschmacksgebende Zutaten sind Milch, Sahne, Nüsse, Früchte oder auch Chilli.

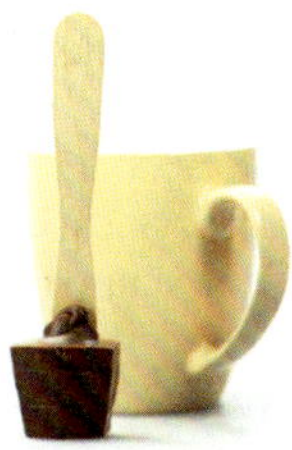

Schokoladige Genüsse

Schokoladenpulver enthält mindestens 32 % Kakaopulver sowie Zucker. Kakaopulver ist Rohstoff für verschiedene Schokoladenprodukte, z. B. Soßen, Eis, Gebäck, Schokoladenpudding. Instantpulver ist in heißer oder kalter Flüssigkeit sofort löslich.

Lagerung: Kühl, trocken und verpackt ist Schokolade gut haltbar. Wird sie zu warm gelagert, kristallisiert der Zucker zu weißen Flecken. Die Schokolade ist dann nicht mehr schön, aber noch genießbar.

3.9.2 Zucker und Süßwaren

Da die Geschmacksrichtung süß beim Menschen als angenehmer empfunden wird als sauer oder bitter, sind Süßwaren sehr beliebt. Der hohe Energiegehalt darf jedoch nicht ungeachtet bleiben genau wie ein Kariesrisiko. Zur Herstellung von Süßwaren wird hauptsächlich Rübenzucker verwendet, aber auch andere Zuckerarten und Honig können Bestandteile von süßen Genussmitteln sein.

Lagerung: Zucker und Süßwaren sind trocken und verpackt bis zu mehreren Jahren haltbar.

Zucker in der Küche

Die gute Löslichkeit von Zucker in Flüssigkeiten zeigt sich bei der Herstellung von Kochcreme (Pudding) oder auch beim Würzen von Soßen.

Wird Zucker trocken erhitzt, ergibt sich eine trockene zähe Masse mit typischem Karamellaroma. Je länger der Zucker erhitzt wird, umso dunkler wird Karamell.

Zucker eignet sich auch zur Haltbarmachung von Lebensmitteln, zum Beispiel Brotaufstriche aus Nüssen oder Konfitüre.

3.9.3 Alkoholhaltige Getränke

Alkoholhaltige Getränke werden durch alkoholische Gärung von kohlenhydratreichen Pflanzen und Säften hergestellt. Bei der Gärung spalten Hefen Zucker in Alkohol und Kohlenstoffdioxid.

Beliebt sind **alkoholische Mischgetränke** aus Bier, Wein, Spirituosen wie Wodka, mit süßer Limonade oder Fruchtsaft. Sie sind fertig zum Trinken (RTD = ready to drink). Vorsicht: Der Alkoholgehalt wird so kaum erkannt.

Wein gewinnt man aus dem Saft der Weintrauben (für Rotwein aus roten Trauben).

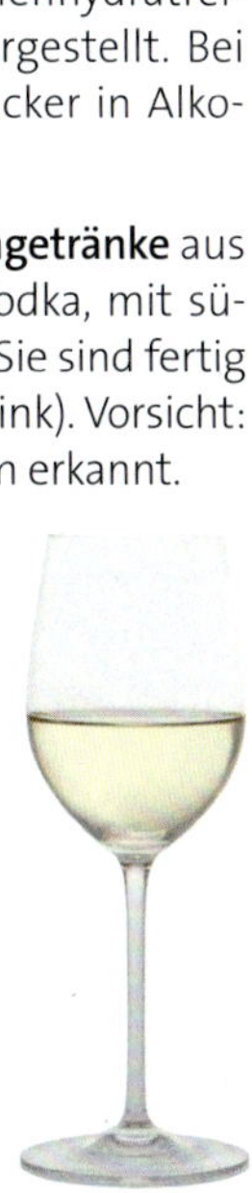

Deutsche Weinerzeugnisse müssen die nach dem Weinrecht vorgeschriebene Kennzeichnung aufweisen, ausländische Weine entsprechen den Vorschriften ihrer Herstellerländer.

Seit 2009 gibt es folgende Güteklassen:
- Deutscher Wein ohne Herkunftsbezeichnung (bisher Tafelwein)
- Wein mit geschützter geografischer Angabe (bisher Landwein)
- Wein mit geschützter Ursprungsbezeichnung (bisher Qualitäts- und Prädikatswein).

Sekt wird aus Wein hergestellt, der noch einmal in der Flasche gärt. Die dabei gebildete Kohlensäure lässt Sekt beim Eingießen schäumen. Champagner ist französischer Sekt aus einem bestimmten Anbaugebiet, der Champagne.

Zusätze wie Rhabarbernektar oder Holundersirup lassen süßer schmeckende Cocktailgetränke entstehen.

Die Herstellung von **Bier** unterliegt in Deutschland dem Reinheitsgebot. Es wird demnach aus Wasser, Getreiderohstoffen, besonders Gerstenmalz, Hopfen und Hefe gebraut. Hopfen gibt dem Bier seinen bitteren Geschmack und macht es haltbar. Biersorten sind z. B. Exportbier, Altbier, Hefeweizenbier, Bockbier, u. v. m. Der Begriff „Alkoholfreie Biere" darf nicht darüber hinwegtäuschen, dass diese oft einen geringen Alkoholgehalt haben.

Spirituosen sind durch Brennen (Destillieren) alkoholischer Flüssigkeit (z. B. Wein, Obstweine) aus zucker- oder stärkehaltigen Rohstoffen hergestellt. Beispiele sind Weinbrand, Kirschwasser, Zwetschgenwasser aus Obstbranntwein, Rum aus Rohrzuckersaft, Wodka aus Getreide oder Kartoffeln, Gin aus Getreide mit Wacholder.

Liköre bestehen aus Branntwein, Zucker und Kräutern, Gewürzen oder Fruchtsäften.

Alkohol in der Küche

In ausgewählten Rezepten wird wenig Alkohol zur Verfeinerung des Geschmacks verwendet, z. B. Kirschwasser in Schwarzwälder Kirschtorte, Burgunder Wein in dunkler Soße.

3.9.4 Verzehrsempfehlungen

Schokolade und Süßwaren sind durch ihre Inhaltsstoffe energiereich. Eine ausgewogene Essensplanung gleicht einen gelegentlichen Genuss aus.

Alkohol in sehr geringen Mengen wirkt appetitanregend, verdauungsfördernd und zunächst wärmend. Die Deutsche Gesellschaft für Ernährung (DGE) empfiehlt ausschließlich Erwachsenen ab und zu ein Glas. Alkohol geht schnell ins Blut über und beeinflusst Gedächtnis, Konzentration, Reflexe und Bewusstsein. Alkoholische Getränke sind aber auch energiereich, schädigen Organe (Gehirn, Leber), beeinträchtigen die körperliche und geistige Leistungsfähigkeit, beeinflussen die Willenskraft, was bei regelmäßigem Genuss zur Abhängigkeit führt (Alkoholismus).

Tipp: Alle alkoholischen Getränke entziehen dem Körper Wasser. Demzufolge sind sie als Durstlöscher ganz und gar ungeeignet.

Für Kinder, Jugendliche und Schwangere ist Alkohol strikt zu vermeiden, es kann zu schwerwiegenden Komplikationen und zu Alkoholismus führen (s. S. 92).

Schon gewusst?
Jedes achte Lebensmittel, das in Deutschland gekauft wird, landet in der Mülltonne. Ziel einer nachhaltigen Ernährung ist es, dies durch sachgerechten Einkauf, Lagerung, Planung und Verarbeitung zu vermeiden. Resterezepte für schmackhafte Gerichte aus Lebensmittelresten finden sich auf www.zugutfuerdietonne.de

4 Nährstoffe und Energie

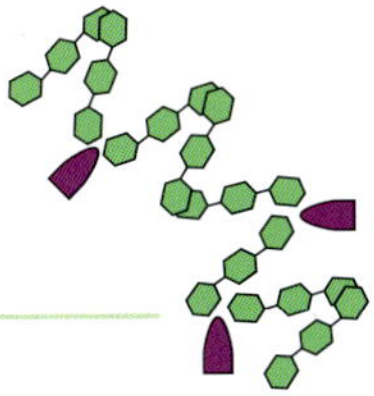

Die Lebensmittelgruppen in Ernährungskreis und -pyramide weisen einen ähnlichen Nährstoffgehalt auf. Diese Nährstoffe selbst sind in Gruppen unterteilt: die Energie liefernden Hauptnährstoffe Kohlenhydrate, Fette und Eiweiß, die lebensnotwendigen Vitamine und Mineralstoffe sowie Begleitstoffe, die weder lebensnotwendig noch Energie liefernd sind, aber oftmals gesundheitsfördernd wirken. Die Einteilung der Nährstoffe in Bau-, Brenn-, Wirk- und Begleitstoffe ist nicht eindeutig: Eiweiß z. B. dient hauptsächlich als Baustoff, liefert aber auch Energie.

Nährstoffe als Baustoffe

Ein Mensch entwickelt sich vom Mutterleib bis zum Erwachsenen durch Wachstum, also durch Zellteilung. Neben Wasser ist Eiweiß der Hauptbestandteil der Zellen, aber auch Fette, Kohlenhydrate und Nukleinsäuren (DNA, RNA) sowie andere organische und anorganische Stoffe sind für die Funktion der Zellen wichtig.

Die Körpersubstanz erneuert sich in regelmäßigen Zeitabständen. Abgestorbene Zellen werden durch neue ersetzt. Alle Bausteine der Zellen gelangen mit der Nahrung in den Körper und mit dem Blut an ihren genauen Bestimmungsort.

Nährstoffe als Brennstoffe

Für die körperliche und geistige Leistungsfähigkeit benötigt der Körper Energie. Diese gewinnt er durch die Verbrennung von Nährstoffen. Die dabei entstehende Wärmeenergie hält die Körpertemperatur aufrecht, die chemische Energie ermöglicht Muskelarbeit, geistige Aktivität, aber auch unwillkürliche Körperfunktionen wie Herz- und Organtätigkeiten. Kohlenhydrate und Fette dienen dem Körper hauptsächlich als Energielieferanten. Nach ihrer Aufspaltung im Verdauungskanal gelangen sie über das Blut zu den Muskeln, zu Gehirn und Organen.

Nährstoffe als Wirkstoffe

Zahlreiche Enzyme, Hormone und andere Botenstoffe regulieren die Körperfunktionen. Viele von ihnen benötigen Co-Faktoren aus der Gruppe der Vitamine und Mineralstoffe. Diese gehören zu den essenziellen Nährstoffen. Das heißt, der Körper kann sie selbst nicht oder nicht in ausreichender Menge herstellen und benötigt daher eine ausreichende Zufuhr mit der Nahrung.

Begleitstoffe

Weitere Stoffe tragen zum Genuss bei, schützen den Menschen als sekundäre Pflanzenstoffe vor Krankheiten oder fördern seine Verdauung als Ballaststoffe.

Aufgaben der Nährstoffe

Baustoffe	**Brennstoffe**	**Wirkstoffe**
Aufbau und Ersatz von Körpersubstanz: Eiweiß, Wasser, Mineralstoffe	Wärmeenergie und Energie für geistige und körperliche Arbeit: Kohlenhydrate, Fette	Regelung von Körperfunktionen und Schutz vor Krankheiten: Vitamine, Mineralstoffe

4.1 Vom Lebensmittel zum Nährstoff: Verdauung

Verdauungs- und Stoffwechselvorgänge zerlegen die verzehrten Lebensmittel in einzelne Nährstoffbausteine und wandeln diese in für den Körper verwertbare Stoffe um. Die Verdauung findet dabei im Gastro-Intestinal- oder Magen-Darm-Trakt statt, der mit dem Mund beginnt und mit dem After endet.

Im Mund wird die Nahrung durch die Zähne mechanisch zerkleinert. Das Kauen vermischt die Speisen mit Speichel, den die Speicheldrüsen produzieren. Er macht den Bissen schluckbar und enthält bereits das erste Verdauungsenzym: Die Amylase baut einen Teil der Stärke in Dextrine und Malzzucker ab. Schluckbewegungen transportieren den Speisebrei durch die Speiseröhre in den Magen.

Die muskulösen Wände des Magens durchmischen den Speisebrei mit dem Magensaft. Er enthält Salzsäure, die Mikroorganismen abtötet und Eiweiß denaturiert (gerinnen lässt). So kann das Eiweiß spaltende Enzym Pepsin des Magens mit der Arbeit beginnen. Feste Nahrungsbestandteile verweilen drei bis vier Stunden im Magen und gelangen dann in kleinen Schlucken durch den Pförtner in den ersten Teil des Dünndarms.

1 Mundhöhle
Cavum oris
2 Zunge
Lingua
3 Speiseröhre
Ösophagus
4 Magen
Gaster
5 Zwölffingerdarm
Duodenum
6 Leber
Hepar

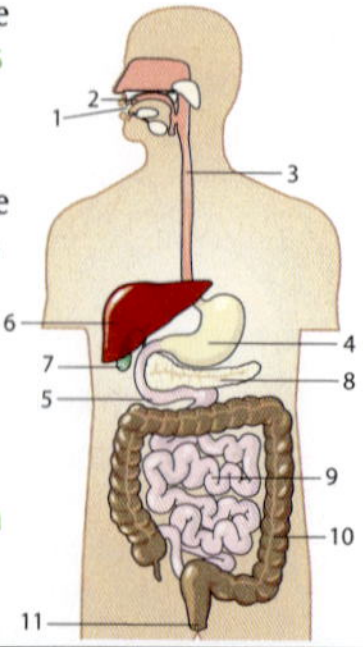

7 Gallenblase
Vesica fellea
8 Bauchspeicheldrüse
Pankreas
9 Dünndarm
Intestinum
10 Dickdarm
Colon
11 Mastdarm
Rektum

Definition

Enzyme sind Werkzeuge des Stoffwechsels, die biochemische Reaktionen im Körper bewirken. Als Verdauungsenzyme spalten sie zum Beispiel die Hauptnährstoffe in ihre Einzelbausteine. Sie bestehen aus Eiweiß, sind also hitze- und säureempfindlich. Ihr Name endet meist auf -ase.

In den Zwölffingerdarm münden die Ausführungsgänge für Gallensaft und Bauchspeichel. Damit ihre Enzyme wirken können, neutralisiert der Bauchspeichel die Magensäure. Die in der Leber gebildete Galle emulgiert die Nahrungsfette in kleine Tröpfchen, so dass die Lipase des Bauchspeichels sie angreifen und spalten kann. Weiterhin enthält der Bauchspeichel Amylase zum Kohlenhydratabbau und weitere Peptidasen, die Eiweiß zerkleinern. Die Dünndarmwand bildet Disaccharidasen und Exopeptidasen, die den Nährstoffabbau bis zu den kleinsten Bausteinen abschließen:
- Kohlenhydrate zu Einfachzuckern
- Fette in Monoglyzeride und Fettsäuren
- Eiweiß in Aminosäuren

Definition

Verdauung bezeichnet die Aufspaltung der Nährstoffe in ihre Einzelbausteine und deren Aufnahme ins Blut.
Dieser Transport der gelösten Nährstoffe durch die Dünndarmwand ins Blut oder in die Lymphe heißt **Resorption**.

Zellen und Gewebe nehmen diese Bausteine auf und wandeln sie im **Zellstoffwechsel** zu körpereigenen Stoffen um oder verbrennen sie zu Energie. Der Dickdarm entzieht dem Speisebrei Wasser und Mineralstoffe. Die Darmflora baut Ballaststoffe zum Teil ab und trägt zur Vitaminversorgung bei.

Verdauung der Hauptnährstoffe

Organ	Fette	Kohlenhydrate	Eiweiße
Mundhöhle Mundspeichel, mechanische Zerkleinerung Speiseröhre: aktiver Transport durch Muskel	Schmelzen	Stärke ↓ Amylasen Dextrine und Maltose (Malzzucker) 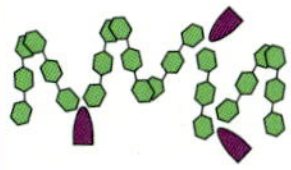	Zerkleinerung
Magen Magensaft	mechanische Emulgierung, geringfügige Aufspaltung durch die Zungengrund- und Magenlipase (v. a. bei Säuglingen)	Magensäure stoppt Amylasen im Speisebrei	Salzsäure denaturiert Eiweiß Eiweiß ↓ Pepsine Polypeptide (Eiweißstoffe) 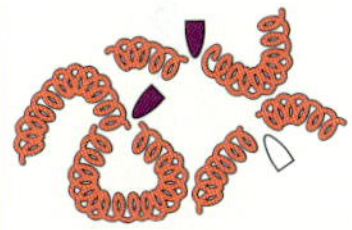
Dünndarm Gallensäuren Bauchspeichel (Neutralisierung der Magensalzsäure)	Gallensäuren emulgieren Fette Triglyceride ↓ Lipasen Monoglyceride + Fettsäuren Micellenbildung[1] 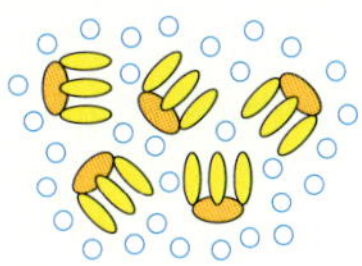	Stärke ↓ Amylasen Dextrine und Maltose 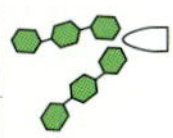	Polypeptide ↓ Endopeptidasen: Trypsin, Chymotrypsin, Elastase Oligopeptide ↓ Exopeptidasen spalten einzelne Aminosäuren ab
Dünndarmschleimhaut Verdauung = Aufspaltung der Nährstoffe in ihre kleinsten Bausteine	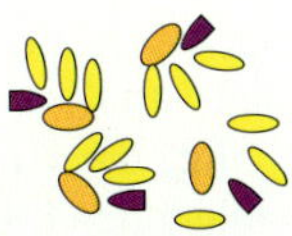	Disaccharide ↓ Disaccharidasen Monosaccharide Maltose ↓ Maltase 2 Glukose Saccharose ↓ Saccharase Glukose + Fruktose Laktose ↓ Laktase Glukose + Galaktose 	Exopeptidasen spalten einzelne Aminosäuren ab Dipeptide ↓ Dipeptidasen Aminosäuren 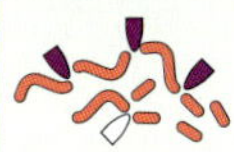
Resorption = Aufnahme der Nährstoffbausteine ins Blut	Monoglyceride, Fettsäuren Transport als Chylomikronen[2] über die Lymphe ins Blut	Monosaccharide: Glukose, Fruktose, Galaktose	20 verschiedene Aminosäuren (zum Teil auch Di-, Tripeptide), davon 9 essenzielle
Dickdarm Resorption von Wasser und Mineralstoffen		Ballaststoffe werden teilweise von der Darmflora gespalten.	

[1] Micellenbildung = die hydrophilen (wasserfreundlichen) Teile der Moleküle richten sich zu den angrenzenden Wassermolekülen aus, dagegen lagern sich die hydrophoben (wasserfeindlichen) Teile zusammen

[2] Chylomikronen = wasserlösliche Transportform für die Nahrungsfette

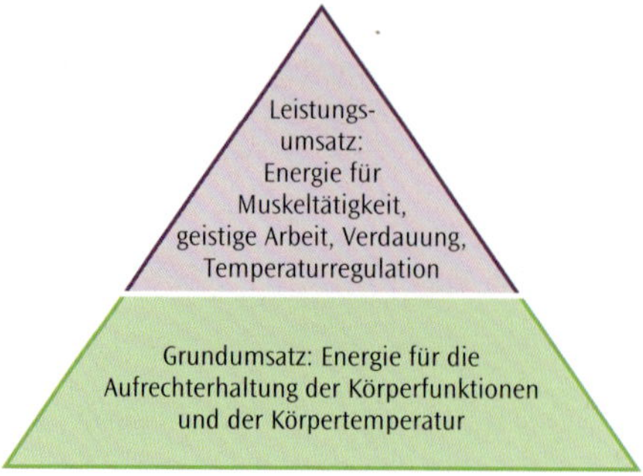

Gesamtenergiebedarf = Grundumsatz + Leistungsumsatz

4.2 Energie

Der Begriff Energie ist ursprünglich eine physikalische Größe, die Wärme oder Arbeit bestimmt. Die internationale Standardeinheit ist das Joule, so viel Energie, wie man zum Anheben einer Masse von 100 g (eine Tafel Schokolade) um einen Meter benötigt. In der Ernährungslehre ist jedoch auch noch die Kalorie üblich, mit der sich ein Gramm Wasser um ein Grad erwärmen lässt.

Definition

1 Kilojoule (kJ) = 1000 Joule (J)
= 0,24 Kilokalorien (kcal)
1 kcal = 1000 cal = 4,18 kJ

Die Energie liefernden Nährstoffe sind Kohlenhydrate, Fette und Eiweiß sowie Alkohol. Wie sich aus der folgenden Tabelle ergibt, gehören vor allem solche Lebensmittel zu den „Kalorienbomben", die viel Fett oder Alkohol enthalten. Energiearm sind wasser-, kohlenhydrat- und eiweißreiche Produkte.

Physiologischer Brennwert

Nährstoff	Energiegehalt
1 g Kohlenhydrate	17 kJ = 4 kcal
1 g Eiweiß	17 kJ = 4 kcal
1 g Fett	37 kJ = 9 kcal
1 g Alkohol	29 kJ = 7 kcal

Die „Verbrennungsmotoren" der Zellen, die Mitochondrien, übertragen unter Sauerstoffverbrauch einen Teil der Energie auf Adenosintriphosphat (ATP). Dieses dient in anderen Stoffwechselprozessen als Energielieferant.

Gesamtenergiebedarf

Wie viel Energie ein Mensch an einem Tag benötigt, kann man über eine Analyse der Atemluft messen. Aus Studienergebnissen ergeben sich jedoch Formeln, um den Gesamtenergiebedarf rechnerisch abzuschätzen. Er setzt sich aus dem Grundumsatz und dem Leistungsumsatz zusammen.

Der **Grundumsatz** ist definiert als die Energiemenge, die der Körper zwölf Stunden nach der letzten Nahrungsaufnahme, liegend (aber wach), leicht bekleidet bei einer Raumtemperatur von 20 Grad verbraucht. Auch im Ruhezustand benötigt der Körper Energie für die Aufrechterhaltung der Körpertemperatur und für die Funktion der Organe. Besonders stoffwechselaktive Organe sind das Gehirn und die Muskulatur. Deshalb hängt der Grundumsatz am stärksten von folgenden Faktoren ab.
- Größe und Gewicht: Je größer und schwerer ein Mensch ist, desto höher ist der Grundumsatz.
- Geschlecht: Männer besitzen im Vergleich zu Frauen eine höhere Muskelmasse und haben daher einen höheren Grundumsatz.
- Alter: Der verlangsamte Stoffwechsel und die geringere Muskelmasse sorgen mit steigendem Alter dafür, dass der Grundumsatz sinkt.
- Daneben beeinflussen das Klima, Stress und Krankheiten den Grundumsatz.

Definition

Berechnung des Grundumsatzes
a) in kJ: GU = 4,2 kJ/h/kg· 24 h · kg Körpergewicht
b) in kcal: GU = 1 kcal/h/kg · 24 h · kg

Der **Leistungsumsatz** gibt an, wie viel Energie ein Mensch über den Grundumsatz hinaus benötigt. Das ist die Energiemenge für Bewegung und Muskeltätigkeit, geistige Arbeit, die Regulierung der Körpertemperatur bei Wärme und Kälte, Energie für Verdauung und Stoffwechsel. In den Industrieländern gibt es nur noch wenige Menschen mit körperlich schwerer Arbeit. So ist der Leistungsumsatz meist kleiner als der Grundumsatz. Der Leistungsumsatz lässt sich mithilfe eines Aktivitätsprotokolls oder über den Grad der körperlichen Aktivität, den Physical Activity Level (PAL) berechnen.

Definition

Der Gesamtenergiebedarf beträgt:
GEB = GU · PAL

Aktivität	PAL	Gruppe
ausschließlich sitzende oder liegende Lebensweise	1,2	Bettlägerige
ausschließlich sitzende Tätigkeit mit wenig anstrengender Freizeitaktivität	1,4–1,5	Büroangestellte, Feinmechaniker
sitzende Tätigkeit, zeitweise gehende und stehende Tätigkeit	1,6–1,7	Laboranten, Kraftfahrer, Studierende
überwiegend gehende und stehende Arbeit	1,8–1,9	Hausfrau, Verkäufer, Mechaniker, Handwerker
körperlich anstrengende berufliche Arbeit	2,0–2,4	Bauarbeiter, Landwirt, Sportlerin

Physical Activity Level für Erwachsene

Körperliche Aktivität	kJ pro Minute
sehr leicht schlafen, liegen, sitzen, fahren, stehen, bügeln	 4,2–4,6 4,6–6,3
leicht laufen (5 km/h), einkaufen Tischtennis, Golf	 10,0–20,9 10,0–12,5
mäßig laufen (6 km/h), tanzen, Rad fahren, Tennis, reinigen	20,9–31,4
schwer bepackt bergauf laufen, graben	31,4–41,8
sehr schwer rennen, klettern	41,8–52,3

Eine 40-jährige Verkäuferin wiegt 60 kg und hat einen Gesamtenergiebedarf von GU = 4,2 · 24 · 60 = 6048 kJ (1440 kcal)

PAL = 1,4 (mittlerer Wert aus 8 Std. Beruf à 1,8, 8 Std. Freizeit à 1,6 und 8 Std. Schlaf à 0,95)

Gesamtenergiebedarf
6 048 kJ · 1,4 = 8 467 kJ (2 016 kcal)

Energiebedarfsdeckung

Obwohl der menschliche Körper aus allen Hauptnährstoffen Energie gewinnen kann, empfiehlt die DGE eine Deckung des Energiebedarfs durch bis zu 55 Prozent Kohlenhydrate, höchstens 15 Prozent Eiweiß und höchstens 30 Prozent Fett. Die Bewohner der westlichen Industrieländer verzehren mehr Kalorien aus Fett.

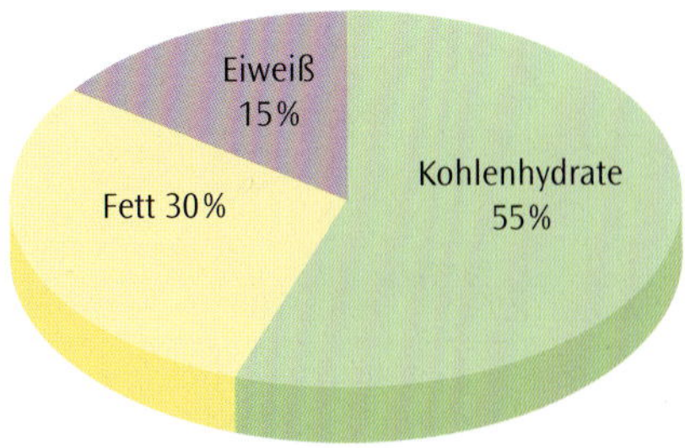

Energiebedarfsdeckung durch die Hauptnährstoffe

Nach größeren Mahlzeiten speichert der Körper Energie zunächst in Form von Kohlenhydraten: dem Glykogenvorrat in der Leber und in der Muskulatur. In Hunger- oder Fastenperioden baut der Körper nach dem Glykogen auch Muskeleiweiß ab. Hauptenergielieferant sind dann die Fettdepots.

Verteilung der Energiezufuhr

Die Leistungsbereitschaft ist im Tagesverlauf nicht immer gleich hoch, sondern zeigt einen typischen Verlauf. Frühaufsteher und Morgenmuffel können eine leicht verschobene Kurve haben, grundsätzlich ähnelt sich jedoch die Tagesleistungskurve der Menschen. Eine gute Leistungsfähigkeit setzt eine regelmäßige Energiezufuhr voraus. Es hat sich gezeigt, dass fünf kleinere Mahlzeiten über den Tag verteilt eine höhere Leistungsfähigkeit erzeugen als drei große. Die Leistungsspitzen am Vor- und Nachmittag halten dann länger an und das „Mittagstief" fällt milder aus.

Noch häufiger zu essen, bringt jedoch keinen weiteren Vorteil. Im Gegenteil: Zeiten ohne Energiezufuhr, das heißt auch ohne gesüßte Getränke, sind für einen ausgeglichenen Energiehaushalt wichtig.

Das Tellermodell hilft, die Lebensmittel aus der Ernährungspyramide sinnvoll auf den Tag zu verteilen. Auf die zwei bzw. drei Teile des Tellers lassen sich die Lebensmittelportionen zu leckeren Mahlzeiten kombinieren. Die sechs Becher symbolisieren die Getränke. Zusammengesetze Lebensmittel wie ein Schulbrot mit Käse decken dabei zum Beispiel eine Portion Getreide und eine Portion Milchprodukte ab. Fette und Öle, wie im Beispiel das Streichfett, erhalten keinen eigenen Platz auf dem Teller.

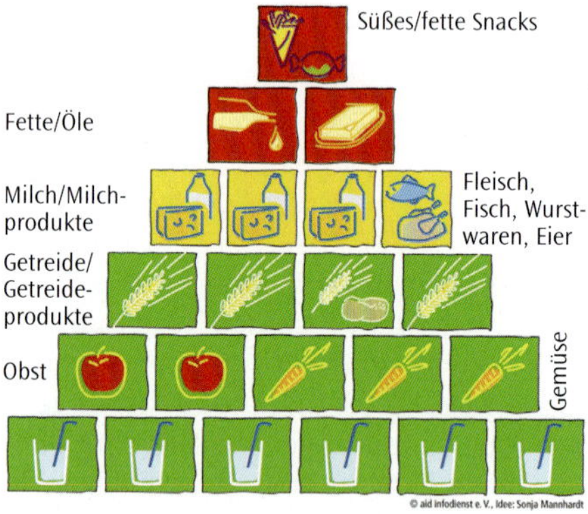

Die Ernährungspyramide

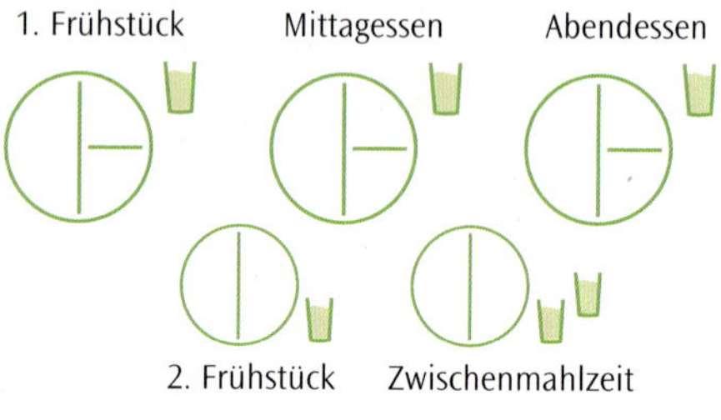

Tellermodell

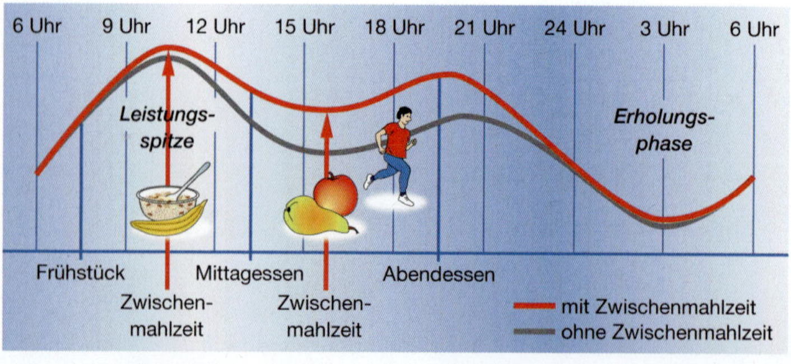

Bei der Mahlzeitenplanung kann man folgende Energieverteilung zu Grunde legen:

1. Frühstück	25 %
2. Frühstück	10 %
Mittagessen	30 %
Zwischenmahlzeit	10 %
Abendbrot	25 %

Tagesleistungskurve

Energiebilanz und Body-Mass-Index

Der Begriff Energiebilanz beschreibt das Verhältnis zwischen Energieaufnahme und Energieverbrauch. Die Energiebilanz ist positiv, wenn der Körper mehr Energie aufnimmt, als er verbraucht. Dann speichert er diese Energie und nimmt auf Dauer an Gewicht zu. Eine negative Energiebilanz führt entsprechend zu Gewichtsabnahme. Ein stabiles Körpergewicht lässt auf eine ausgeglichene Bilanz schließen.

Ob jemand im Verhältnis zu seiner Körpergröße normal-, unter- oder übergewichtig ist, beurteilen Wissenschaftler heute meist mit dem Body-Mass-Index (BMI, Körpermassenindex):

$$\text{BMI} = \frac{\text{Körpergewicht in kg}}{(\text{Körpergröße in m})^2}$$

BMI	Beurteilung bei Erwachsenen
< 18	Untergewicht
18 – 25	Normalgewicht
26 – 30	Übergewicht
> 30	Adipositas (Fettsucht)

4.3 Wasser

Der Wassergehalt des menschlichen Körpers variiert zwischen annähernd 90 Prozent beim Säugling und sinkt auf 50 – 60 Prozent beim Erwachsenen. Er nimmt mit dem Alter und mit zunehmender Fettmasse ab.

Wasser hat hervorragende Lösungseigenschaften für Salze und polare organische Stoffe und dient daher auch als Transportmittel zwischen Blut, Gewebsflüssigkeit und Zellen. Nährstoffe gelangen in jede Zelle des Körpers, Stoffwechselendprodukte werden ausgeschieden.

Da Wasser beim Verdampfen Wärme aufnimmt, kann die Schweißproduktion bei Hitze oder körperlicher Anstrengung die Körpertemperatur konstant halten. Die Haut kühlt ab, die Körpertemperatur bleibt bei 37 °C.

Vorkommen

Trinkwasser gehört zu den am besten kontrollierten Lebensmitteln in der Europäischen Union. Bis auf wenige Ausnahmen – etwa bei bleihaltigen Wasserleitungen – kann man es bedenkenlos trinken. Heißes Wasser löst auch die Aromastoffe in Tee oder Kaffee, die in Deutschland zu den beliebtesten Flüssigkeitslieferanten zählen.

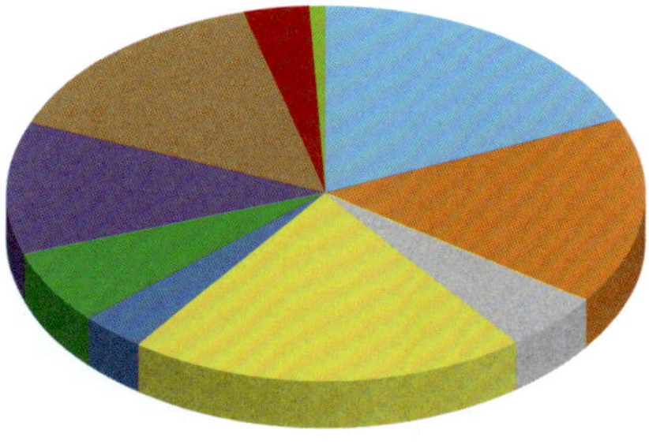

	Prozent	Liter
Wässer	23%	140,6
Erfrischungsgetränke	20%	120,1
Fruchtsäfte, -nektare	6%	35,0
Kaffee	25%	151,6
Schwarzer Tee	4%	25,0
Kräuter-, Früchtetee	8%	48,6
Milch	14%	83,0
Bier	18%	107,2
Wein, Schaumwein	4%	24,3
Spirituosen	1%	5,4
gesamt	100%	603,9

Getränkeverbrauch in Deutschland pro Kopf und Jahr

Dass energiereichere Getränke wie Softdrinks und alkoholische Getränke Wasser enthalten, ist selbstverständlich, ebenso wie bei Fruchtsäften und Milch. Diese gelten jedoch aufgrund ihres hohen Zucker- bzw. Energiegehaltes nicht als empfehlenswerte Durstlöscher.

Außerdem enthalten fast alle Lebensmittel Wasser: Obst und Gemüse etwa 80–90 Prozent, Fleisch und Fisch um die 70 Prozent und sogar Brot etwa 40 Prozent. Im Stoffwechsel der Nährstoffe entsteht das so genannte Oxidationswasser, das der Körper ebenfalls nutzen kann.

Die Wasserzufuhr durch flüssige und feste Lebensmittel sollte bei Erwachsenen 35 bis 40 Milliliter pro Kilogramm Körpergewicht betragen, bei Jugendlichen und Kindern zwischen 40 und 120 und bei Schwangeren 45 Milliliter pro Kilogramm liegen. Auf der „Ausgaben"-Seite der Wasserbilanz steht der durchschnittliche Verlust von Wasser durch Harn, Stuhl, Haut und Atemluft. Selbstverständlich kann der Verlust etwa bei heißem Klima oder sportlicher Betätigung wesentlich höher sein und wird durch vermehrtes Trinken ausgeglichen.

Geschieht dies nicht, fordert uns das Durstgefühl zur Wasseraufnahme auf. Das gilt allerdings schon als Alarmsignal:

Merke

Besser trinken, bevor der Durst kommt!

Abgesehen von der Tatsache, dass die Deutschen in gesundheitlicher Hinsicht oft ungeeignete Getränke zu sich nehmen (Abb. S. 57) – sie trinken häufig auch zu wenig.

Anzeichen für eine zu geringe Flüssigkeitszufuhr:
- Austrocknen von Haut und Schleimhäuten
- Konzentrierter Harn (färbt sich dunkler)
- trockener Mund
- Gewichtsabnahme
- Verstopfung

Folgen können sein:
Kopfschmerzen, körperliche Schwäche, Müdigkeit, niedriger Blutdruck, Unruhe und Verwirrtheit, Kalte Hände und Füße.

Kinder vergessen das Trinken beim Spielen, Erwachsene bei der Arbeit und bei Senioren lässt häufig das Durstgefühl nach.

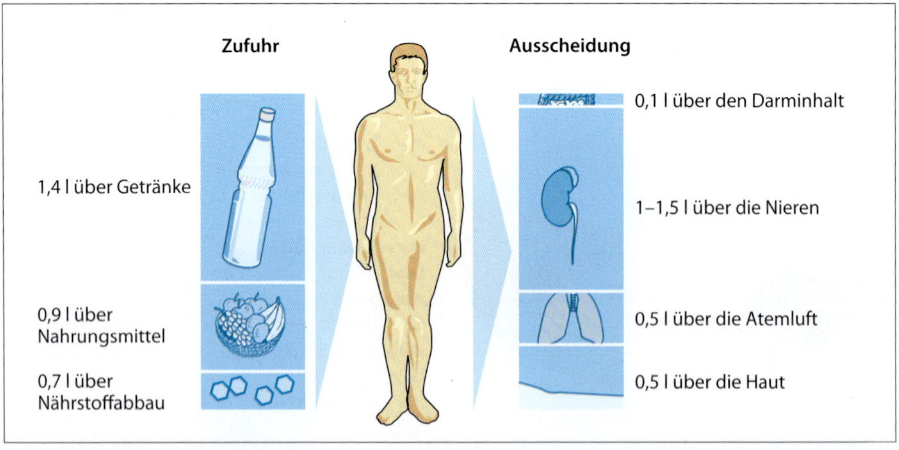

Wasserbilanz Erwachsene (Liter / Tag)

4.4 Kohlenhydrate

Kohlenhydrate oder Saccharide bestehen aus den Elementen Kohlenstoff, Wasserstoff und Sauerstoff und sind die wichtigste Energiequelle für den menschlichen Körper. Jede Zelle kann aus Traubenzucker (Glukose) Energie gewinnen, die roten Blutkörperchen sogar ausschließlich daraus. Kohlenhydrate sind aus verschiedenen Einfachzuckern aufgebaut, und entstehen ursprünglich im pflanzlichen Stoffwechsel durch Fotosynthese. Die Körperzellen können aus Einfachzuckern die meisten Aminosäuren und Fettsäuren aufbauen.

Vorkommen

Alle Kohlenhydrate sind aus Zuckerbausteinen aufgebaut: Die wichtigsten Einfachzucker heißen
- Glukose (Traubenzucker),
- Fruktose (Fruchtzucker) und
- Galaktose (früher Schleimzucker).

Traubenzucker ist als schneller Energiespender bekannt und kommt wie Fruchtzucker in Obst, Haushaltszucker und Honig vor. Die Galaktose in Lebensmitteln kommt als Teil des Doppelzuckers Laktose (Milchzucker) in Milch vor, der außerdem Glukose enthält.

Zuckerart	Süßkraft
Saccharose	100
Fruktose	120
Glukose	50
Milchzucker	35

Der Doppelzucker Maltose (Malzzucker) tritt bei der Spaltung von Stärke auf und hat Bedeutung beim Keimen von Getreide, etwa in der Bierherstellung. In der Lebensmittelverarbeitung im Haushalt ist jedoch die Saccharose (Rohr- und Rüben- oder Haushaltszucker) üblich. Sie besteht aus Fruktose und Glukose und wird aus Zuckerrüben oder Zuckerrohr gewonnen.

Die bedeutendsten Polysaccharide (Vielfachzucker) bestehen ausschließlich aus Glukosebausteinen. Dabei ist die Stärke (Amylose und Amylopektin) ein pflanzlicher Speicherstoff, der in Getreide, Kartoffeln und Hülsenfrüchten vorkommt. Dextrine als Abbauprodukt von Stärke entstehen bei der Herstellung von Gebäck oder bei der enzymatischen Spaltung von Stärke im Mund. Glykogen ist das Reservekohlenhydrat der tierischen Lebewesen in Leber und Muskulatur.

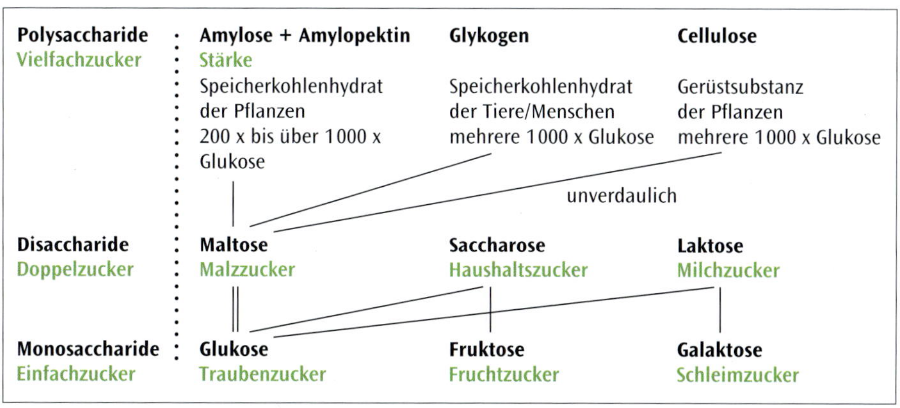

Bedarf und Mangel

Eine erwachsene Person, die ihren Energiebedarf zu 55 Prozent aus Kohlenhydraten deckt (s. S. 55), verzehrt etwa 300 Gramm Kohlenhydrate. Maximal zehn Prozent der Gesamtenergiezufuhr sollten aus zugesetzten Zuckerarten (Haushaltszucker, Glukosesirup etc.) stammen. Empfehlenswerte Energielieferanten sind demgegenüber komplexe Kohlenhydrate wie Stärke in Getreideprodukten und Kartoffeln.

Im Hungerstoffwechsel spaltet der Körper zunächst seine Glykogenvorräte in der Leber und der Muskulatur (s. S. 59). Danach gewinnt er aus Eiweiß und Fettdepots Energie. Da nicht alle Zellen Fett verbrennen können, wird im Hunger oder beim Fasten immer auch Muskeleiweiß abgebaut.

Ballaststoffe

Ballaststoffe sind als Faser- und Gerüststoffe besondere Kohlenhydrate. Am bekanntesten ist Cellulose, sie besteht zu 100 Prozent aus Glukosebausteinen. Diese sind jedoch so miteinander verknüpft, dass die menschlichen Verdauungsenzyme sie nicht spalten können. Sie sind unverdaulich und kommen als Faserstoff der Pflanzen in Vollkornprodukten, Hülsenfrüchten, Kartoffeln, Gemüse und Obst vor. Daneben gibt es lösliche Ballaststoffe, die teilweise von der Darmflora verstoffwechselt werden und sogar geringe Mengen Energie liefern. Ballaststoffe haben überaus positive Auswirkungen auf den Menschen:

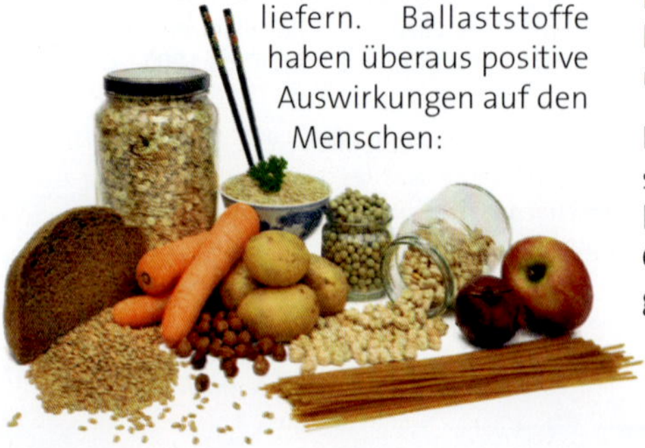

- Die feste Struktur faserreicher Lebensmittel regt zum Kauen an, so dass mehr Speichel produziert wird.
- Ballaststoffe quellen durch Wasseraufnahme schon im Magen und verbessern dadurch das Sättigungsgefühl, auch weil die Magenentleerung verzögert ist. Man isst so insgesamt weniger.
- Ballaststoffe binden Cholesterin und andere Schadstoffe im Darm, so dass deren Aufnahme ins Blut verringert ist. Die geringere Cholesterinzufuhr verbessert die Blutfettwerte und schützt vor Herz-Kreislauf-Erkrankungen.
- Im Darm halten Ballaststoffe Wasser zurück und fördern damit das Stuhlvolumen und die Darmbewegung. Dies beugt Verstopfung vor.
- Kohlenhydrate aus ballaststoffreichen Lebensmitteln werden langsamer resorbiert. So steigt der Blutglukosespiegel nach der Mahlzeit langsamer und nicht so hoch an. Stark schwankende Glukose- und Insulinspiegel im Blut sind mit Heißhunger und der Gefahr für Übergewicht verbunden (s. S. 75 f).

Die Deutsche Gesellschaft für Ernährung empfiehlt für Erwachsene, täglich mindestens 30 Gramm Ballaststoffe zu verzehren.

Personen, die zu wenig Ballaststoffe aufnehmen, neigen zu Verstopfung. Die Gefahr für bestimmte Krebsarten, insbesondere Dickdarmkrebs ist bei ihnen wesentlich höher. Ungewohnt hohe Ballaststoffmengen können jedoch zu Völlegefühl, Blähungen und Durchfall führen (s. S. 103).

Da ballaststoffreiche Lebensmittel (ausschließlich pflanzliche Produkte) wie Vollkornprodukte, Kartoffeln, Gemüse und Obst sowie Hülsenfrüchte und Nüsse gleichzeitig wertvolle Vitamine und Mineralstoffe liefern, ist deren etwas geringere Ausnutzung in der Regel kein Problem.

Obstipation und Divertikulose

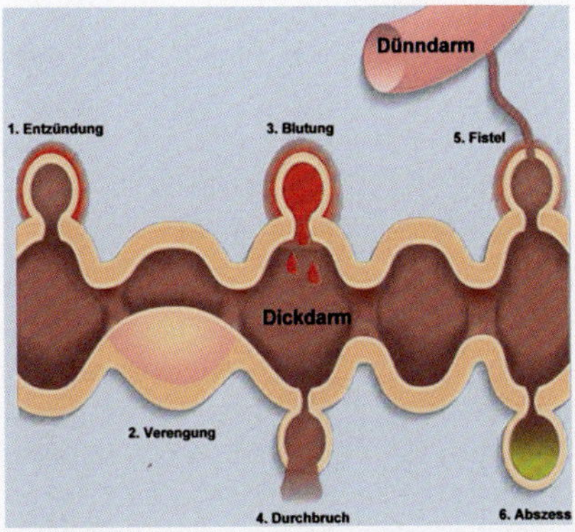

Divertikel

Verstopfung oder Obstipation heißt es, wenn der Darm nicht mindestens alle drei Tage entleert wird. Der Stuhl wird dann fest und dunkel, der Bauch schwillt an und beim Stuhlgang tut das „Drücken" weh. Divertikel, (vergrößerte) Hämorrhoiden und Analfissuren können entstehen und besonders bei älteren Menschen zu Komplikationen führen.

Neben einer ballaststoffarmen Ernährung verursachen auch Flüssigkeits- und Bewegungsmangel Verstopfung. Aber auch Krankheiten, Medikamente und Ungleichgewichte im Mineralstoffhaushalt können der Grund für eine Obstipation sein. Manche Lebensmittel „stopfen", sie sind bei Verstopfung eine Zeit lang zu vermeiden: Bananen, Kakao und Schokolade, schwarzer Tee und Rotwein.

Abführmittel (Laxantien) führen bei regelmäßiger Einnahme zu Darmträgheit und damit zur Verschlimmerung der Symptome. Besser ist es, neben der Ernährungsumstellung und mehr Bewegung die Beschwerden mit Hausmitteln wie Trockenobst oder bestimmten Einreibungen zu lindern. Ein geregelter Tagesablauf mit regelmäßigen Mahlzeiten und wenig Stress kann zusätzlich helfen.

Divertikulitis entsteht, wenn sich die Darmwand durch die Muskelschicht ausstülpt und entzündet. Kotreste in einem solchen Divertikel reizen die Darmwand und lassen Darmbakterien eindringen. Divertikel bilden sich bei hohem Druck im Darminneren und bei schwachem Bindegewebe.

4.5 Fette

Ein Neutralfett oder **Triglycerid** entsteht aus einem Molekül Glycerin und drei Fettsäuren, die verschieden sein können. Die Fettsäuren bestimmen die Eigenschaften des Fettes: seine Löslichkeit in Wasser, seine Konsistenz, seine Hitzebeständigkeit sowie seinen Gesundheitswert.

Die **Kettenlänge** der Fettsäuren hat Einfluss auf die Wasserlöslichkeit, die Schmelztemperatur und damit die Verdaulichkeit. Je länger die Fettsäuremoleküle sind, umso schlechter ist die Löslichkeit in Wasser. Kurzkettige Fettsäuren (4–6 Kohlenstoffatome) werden bei Körpertemperatur flüssig und können auch ohne Beteiligung der Gallensäuren verdaut werden. Bei bestimmten Krankheiten des Verdauungstraktes haben kurz- und mittelkettige Fette deshalb eine besondere Bedeutung.

Je nachdem, wie viele **Doppelbindungen** eine Fettsäure besitzt, spricht man von gesättigten, einfach oder mehrfach ungesättigten Fettsäuren. Auch Doppelbindungen sorgen für eine flüssige Beschaffenheit des Fettes. Mehrfach ungesättigte Fettsäuren sind essenziell, da der Körper sie nicht

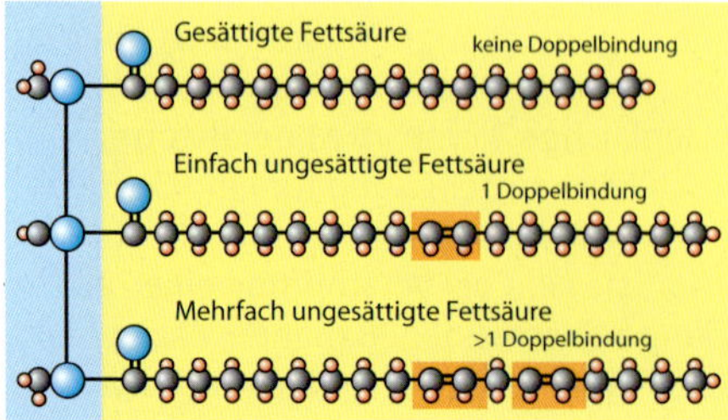

selbst aufbauen kann. Sie müssen mit der Nahrung, also mit hochwertigen Pflanzenölen oder aus fettreichen Seefischen, zugeführt werden.

Mit 37 Kilojoule (9 kcal) pro Gramm ist Fett der energiereichste **Brennstoff** unter den Nährstoffen. Als langfristiger Energiespeicher in den Fettdepots des Unterhautfettgewebes und zwischen den Organen ist es ideal. In Fastenzeiten, aber auch zwischen den Mahlzeiten können Muskel- und andere Zellen das Depotfett zur Energiegewinnung nutzen.

Das Fettgewebe umgibt zudem die inneren Organe und schützt sie vor Druck und Stoß. Im Unterhautfettgewebe halten Fettzellen den Körper bei Kälte länger warm.

Alle Körperzellen enthalten Fettsäuren als **Baustoff** ihrer Membranen. Diese Lipiddoppelschicht grenzt wasserreiche Räume voneinander ab. Auch als **Wirkstoff** haben fettähnliche Stoffe eine Bedeutung. Bestimmte Fettsäuren sind die Basis für Gewebshormone, die etwa bei Entzündungsprozessen das Immunsystem unterstützen.

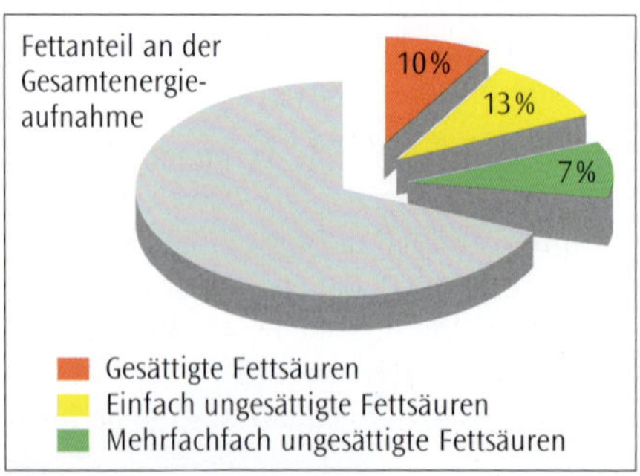

Die fettlöslichen **Vitamine A, D, E und K** kommen vor allem in fetthaltigen Lebensmitteln vor und können auch nur in der Gegenwart von Fett aus dem Darm über die Lymphe ins Blut gelangen.

Bezogen auf die Gesamtenergiezufuhr sollte die Fettaufnahme 30 Prozent möglichst nicht übersteigen. Für eine erwachsene Person sind das umgerechnet 60 bis 80 Gramm täglich. Dabei sollten maximal ein Drittel, also 10 Prozent des Gesamtenergiebedarfs aus gesättigten Fettsäuren bestehen, 7 Prozent aus mehrfach ungesättigten und die restlichen 13 Prozent aus einfach ungesättigten Fettsäuren (s. u.).

Für Nicht-Fachleute ist es jedoch einfacher, Empfehlungen umzusetzen, die sich an Lebensmitteln orientieren. Die zwei Fettportionen in der Ernährungspyramide (s. S. 56) beziehen sich dabei auf die so genannten **sichtbaren Fette**. Das sind Fette und Öle, die als Streich-, Gar- und Zubereitungsfett auf den Tisch kommen, beispielsweise Margarine oder Butter aufs Brot oder das Salatöl im Dressing, aber auch das für die Zubereitung von gebratenen und gebackenen Speisen verwendete Fett. Etwa die Hälfte der täglichen Fettzufuhr, also 30 bis 40 Gramm bei Erwachsenen dürfen sichtbare Fette und Öle sein. Auf hochwertige Pflanzenöle sollte vor allem in der kalten Küche nicht verzichtet werden, da sie

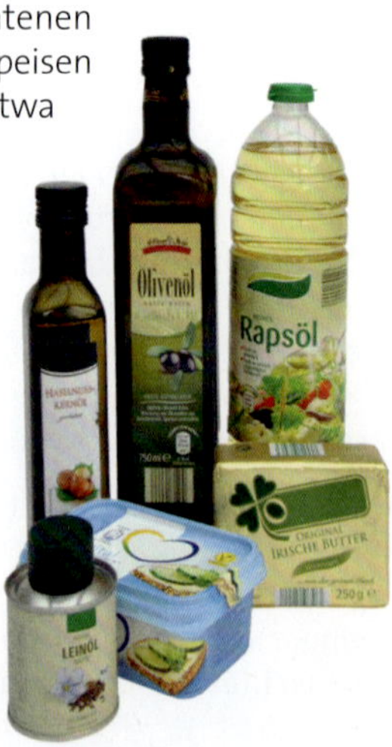

die essenziellen mehrfach ungesättigten Fettsäuren enthalten.

Eine Ursache des häufig zu hohen Fettverzehrs in Deutschland sind vor allem die **versteckten Fette**. Für sie sind ebenfalls 30 bis 40 Gramm pro Tag vorgesehen. Nüsse, Avocados und Oliven enthalten von Natur aus viel verstecktes Fett. Problematisch sind in der Regel jedoch verarbeitete Lebensmittel wie Wurstwaren, Milchprodukte, Süßigkeiten und Knabbereien. Um nicht zu viel Fett zu verzehren, ist es ratsam, Süßes und Snacks selten zu verzehren (täglich eine Portion ist laut Ernährungspyramide erlaubt), bei Milch und Joghurt die fettarmen Produkte zu bevorzugen (1,5 %) sowie bei Käse und Wurst auf den Fettgehalt zu achten.

Omega-3-Fettsäuren sind eine besondere Form der mehrfach ungesättigten Fettsäuren mit positiver Wirkung auf Entzündungsprozesse, Gehirn und Nerven sowie Herz-Kreislauf-Erkrankungen. Sie kommen vor allem in fettreichen Seefischen vor, aber auch in grünem Blattgemüse, Lein-, Raps- und Sojaöl.

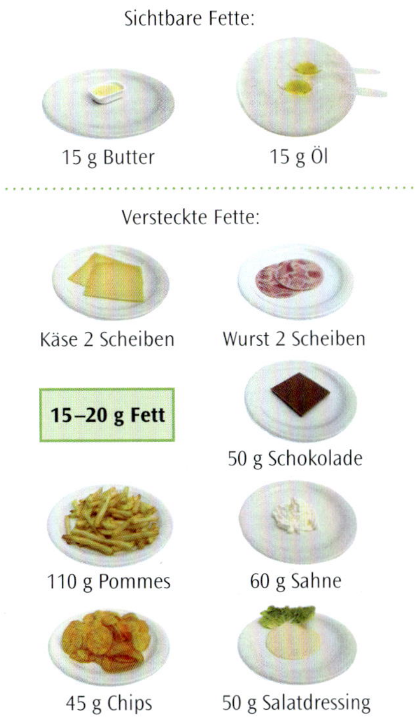
Sichtbare Fette:
15 g Butter
15 g Öl
Versteckte Fette:
Käse 2 Scheiben
Wurst 2 Scheiben
15–20 g Fett
50 g Schokolade
110 g Pommes
60 g Sahne
45 g Chips
50 g Salatdressing

Bei Erwachsenen entspricht das insgesamt 30 bis 40 Gramm Fett oder zwei Portionen zu jeweils 1,5 bis 2 Esslöffeln Fett.

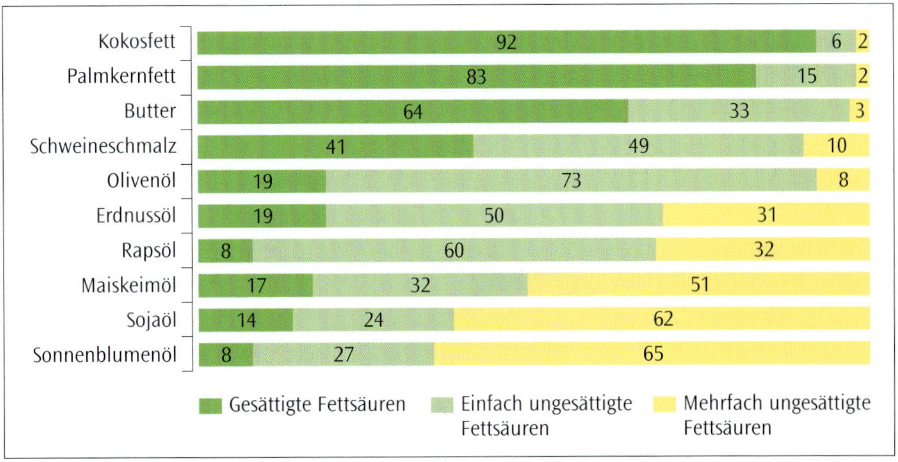

Cholesterin gehört zu den wasserunlöslichen Lipiden und stellt einen wichtigen Baustein für Zellmembranen und Gallensäuren, für Steroidhormone und Vitamin D dar. Da die Leber es in ausreichender Menge selbst herstellen kann, ist Cholesterin nicht essenziell. Wird viel Cholesterin verzehrt, sinkt die körpereigene Produktion. Dennoch ist es sinnvoll, bei Fettstoffwechselstörungen die Cholesterinaufnahme einzuschränken.

Die DGE empfiehlt eine maximale Cholesterinzufuhr von 300 Milligramm pro Tag. Einen sehr hohen Cholesteringehalt haben Innereien wie Leber, Herz und Niere sowie Meeresfrüchte und fettreicher Fisch. Ein Hühnerei enthält bereits etwas mehr als die Tageshöchstmenge. In Fleisch- und Milchprodukten kommt ebenfalls Cholesterin vor, nicht jedoch in pflanzlichen Produkten.

Cholesteringehalt in Lebensmitteln (mg/ 100 g)	
Innereien	430
Hühnerei	396
Butter	221
Garnelen	169
Emmentaler (45 % i.Tr.)	83
Schweinekotelett	81

Die Cholesterinaufnahme ist in Deutschland meist höher als empfohlen. Zusammen mit einer hohen Zufuhr von gesättigten Fettsäuren können so Herz-Kreislauf-Erkrankungen entstehen. Herzinfarkt und Schlaganfall gehören in den Industrieländern zu den häufigsten Todesursachen.

Empfohlene Eiweißzufuhr

Alter	g/kg KG/Tag	g/Tag
Säuglinge	1,1–2,7	10–12
1–4 Jahre	1,0	13–14
Heranwachsende	bis zu 1,2	60
Erwachsene	0,8	50–60

4.6 Eiweiß

Eiweiß (Protein) besteht aus Kohlenstoff, Wasserstoff und Sauerstoff. Seine Besonderheit ist die **stickstoffhaltige Aminogruppe** (-NH_2). Für die menschliche Ernährung sind 20 verschiedene Aminosäuren von Bedeutung. Neun davon sind **essenziell**, das heißt, der Körper synthetisiert sie nicht selbst und benötigt daher eine ausreichende Zufuhr mit der Nahrung. Die anderen elf Aminosäuren können entweder aus Einzelbausteinen oder sogar aus anderen organischen Grundbausteinen entstehen. Der Körper nimmt Aminosäuren – die Bausteine der Eiweiße – mit der Nahrung auf und setzt sie neu zusammen. Durch **Peptidbindung**, das heißt die Verbindung von Aminosäuren unter Wasserabspaltung, entstehen Di- und Tripeptide bis hin zu Polypeptiden und Proteinen.

Eiweiß bildet nach Wasser und Fett die Hauptmasse des menschlichen Körpers. Zur Neubildung oder Erhaltung der Körpersubstanz ist eine ausreichende Eiweißzufuhr als **Baustoff** für Gewebe, Haare, Blut und vieles mehr unerlässlich. Säuglinge, Kinder und Jugendliche benötigen für das Wachstum des Körpers relativ viel Eiweiß, während Erwachsene nur noch wenig Körpersubstanz neu bilden, etwa Haare, Nägel oder bei der Wundheilung. Alle Organe und Zellen erneuern sich jedoch in regelmäßigen Abständen, die roten Blutkörperchen zum Beispiel alle 120 Tage. Für den Erhalt der Körpersubstanz braucht der Körper deshalb ebenfalls Eiweiß. Beim Abbau von Zellen gehen Aminosäuren verloren, sie dienen mit 17 Kilojoule pro Gramm als Brennstoff. Körpereigene Wirk- und Reglerstoffe wie Hormone und Enzyme bestehen auch oft aus Eiweiß.

Die empfohlene Eiweißzufuhr beträgt für Erwachsene 0,8 Gramm pro Kilogramm

Körpergewicht und Tag. Kinder und Heranwachsende benötigen bis zu 1,2 Gramm. Pro Tag sind das bei Erwachsenen ungefähr 50 bis 60 Gramm insgesamt.

Vorkommen in Lebensmitteln

Wieviel körpereigenes Eiweiß aus dem Nahrungseiweiß aufgebaut werden kann, hängt von der Qualität des Nahrungseiweißes ab, das heißt von der Aminosäurenzusammensetzung. Vor allem die essenziellen Aminosäuren werden in einer bestimmten Menge benötigt.

> **Definition**
>
> Die **Biologische Wertigkeit** ist ein Maß für die Ausnutzung von Nahrungseiweiß durch den Körper. Sie gibt an, wie viel Gramm Körpereiweiß aus 100 Gramm Nahrungseiweiß entstehen kann.

Je ähnlicher das Nahrungseiweiß dem Körpereiweiß ist, desto höher ist die biologische Wertigkeit.

Bei einseitiger Ernährung kann die sogenannte begrenzende Aminosäure den Eiweißaufbau stoppen. Das Fass „Körpereiweiß" kann nur so weit gefüllt werden, wie das kürzeste Holz reicht (s. Abb. Liebig'sches Fass). Diese im Lebensmittel enthaltene essenzielle Aminosäure, die im Vergleich zum Körpereiweiß in der kleinsten Menge vorhanden ist, bestimmt damit die biologische Wertigkeit.

Tierische Eiweiße wie Fleisch, aber auch Ei oder Milch (gelbe Gruppe der Ernährungspyramide) besitzen eine höhere biologische Wertigkeit als pflanzliche Lebensmittel. Alle Getreideprodukte, Kartoffeln und vor allem Hülsenfrüchte wie Erbsen, Bohnen und Linsen gehören zu den pflanzlichen Eiweißquellen.

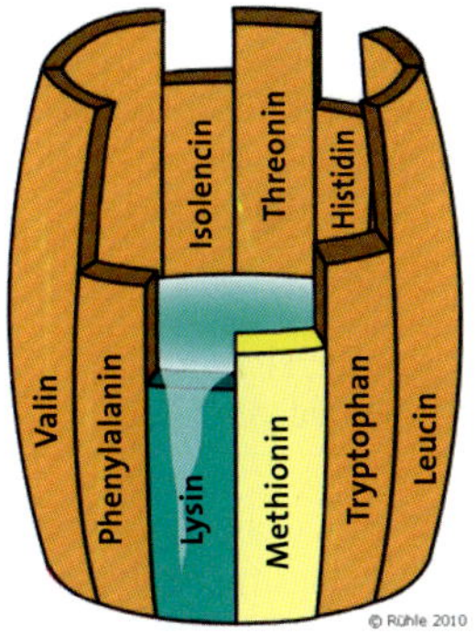

Liebig'sches Fassmodell: Beim Weizen ist Lysin die begrenzende Aminosäure für den Aufbau von Körpereiweiß.

> Die biologische Wertigkeit 0,86 von Kuhmilcheiweiß bedeutet, dass aus 1 g Milcheiweiß 0,86 g Körpereiweiß aufgebaut werden können. Ein Glas (200 ml) Milch liefert 8 g Eiweiß, aus dem bis zu 8 g · 0,86 = 6,88 g Körpereiweiß entstehen.

Die beste Wertigkeit ergibt sich jedoch bei der Kombination von tierischen und pflanzlichen Eiweißträgern, wie sie beispielsweise in den westlichen Ernährung üblich ist. Ein guter **Ergänzungswert** von verschiedenen Eiweißlieferanten ist aber für vegetarische und vegane Lebensweisen umso wichtiger (s. S. 95). Einen guten Ergänzungswert haben Kartoffeln und Ei kombiniert z. B. im Bauernfrühstück.

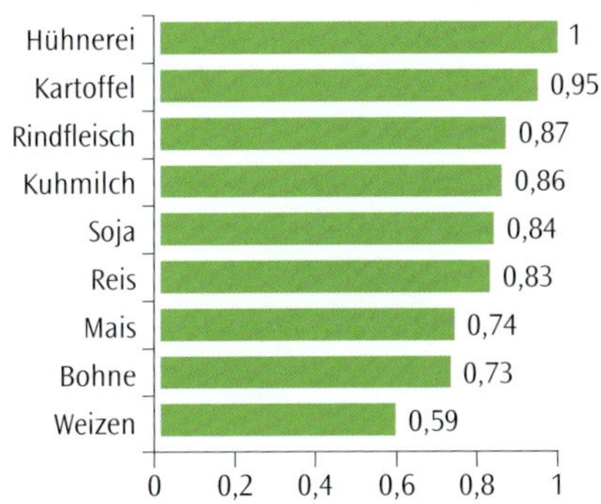

Biologische Wertigkeit von Nahrungseiweiß

Lebensmittelkombinationen mit gutem Ergänzungswert	
Getreideprodukte +	Milch, Ei, Fleisch, Fisch, Hefe, Hülsenfrüchte
Kartoffeln +	Milch, Ei, Fleisch, Fisch
Hülsenfrüchte +	Milch, Ei, Fleisch, Getreideprodukte

Bei den in Deutschland üblichen Essgewohnheiten kommt es kaum vor, dass in einer Mahlzeit nur ein Eiweißlieferant vorkommt. Pflanzliches Eiweiß mischt sich im Käsebrot mit dem Milcheiweiß aus dem Käse. Durch diese Kombinationen verschiedener Eiweißträger gleichen sich die begrenzenden Aminosäuren aus: die biologische Wertigkeit verbessert sich.

In den Industrieländern nehmen die meisten Menschen mehr Eiweiß auf, als sie benötigen. Ein übermäßiger Verzehr vor allem tierischer Produkte bringt gesundheitliche Risiken mit sich. Purine, Cholesterin und gesättigte Fettsäuren können zur Entstehung von Herz-Kreislauf-Erkrankungen und Gicht beitragen. Der Eiweißbedarf sollte deshalb nur zu einem Drittel durch tierische und zu zwei Dritteln durch pflanzliche Lebensmittel gedeckt werden.

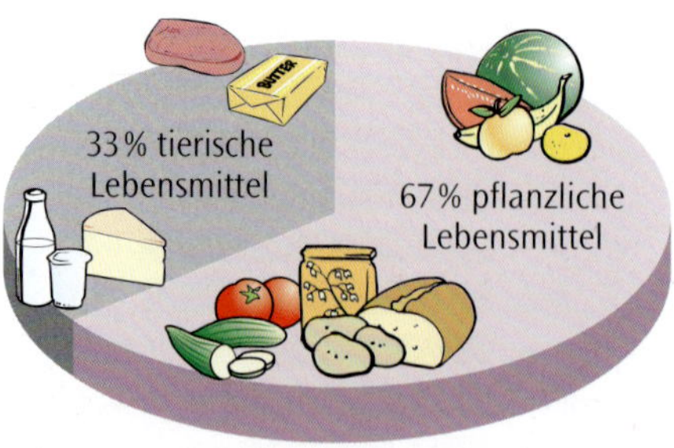

Eiweißbedarfsdeckung

4.7 Vitamine

Vitamine sind Kohlenwasserstoffe genau wie die Hauptnährstoffe. Sie enthalten jedoch komplexere chemische Strukturen und teilweise Stickstoff- oder Schwefelatome. Diese Strukturen baut der Körper nicht selbst auf, sondern ist auf eine Zufuhr über die Nahrung angewiesen. Das heißt, Vitamine sind lebensnotwendig, essenziell. Häufig bilden sie wichtige Co-Faktoren von Enzymen oder sie schützen die körpereigenen Strukturen vor schädlichen Einflüssen. Die benötigte Vitaminmenge ist meist gering, sie reicht von wenigen Mikrogramm bis zu hundert Milligramm bei Vitamin C (Ascorbinsäure). Aber wer nicht ausreichend Vitamine aufnimmt, erleidet Mangelerscheinungen (Hypovitaminosen). Die Bezeichnung mit Buchstaben und Zahlen, etwa Vitamin B_1 für Thiamin ist eigentlich veraltet, wird aber oft noch verwendet.

Eine vollwertige Ernährung liefert ausreichende Mengen an Vitaminen. Ausnahme sind die Folsäureversorgung von Schwangeren (s. S. 109) und die Cobalamin (Vitamin B_{12})-Versorgung von Senioren (s. S. 113), denen der Intrinsic-Faktor für die Resorption fehlt. Hier ist eine ergänzende Aufnahme (Supplementierung notwendig). Auch Säuglinge erhalten Vitamin K beim Kinderarzt sowie Vitamin D (und Fluorid) als Tablette (s. S. 106).

Generell können folgende Ursachen einen Vitaminmangel hervorrufen:
- ungenügende Zufuhr durch einseitige Ernährung oder Unterernährung
- ungenügende Resorption aus dem Darm etwa bei Durchfall oder Entzündungen der Darmschleimhaut
- erhöhter Bedarf z. B. durch Schwangerschaft, Rauchen oder Alkoholmissbrauch

Vitamine kommen in Obst und Gemüse vor, das weiß jedes Kind. Es gibt jedoch kaum Lebensmittel, die keine Vitamine enthalten: Getreideprodukte, vor allem aus Vollkorn, sind reich an Thiamin, Milchprodukte an Riboflavin, Fleisch an Cobalamin und Sonnenblumenöl an Tocopherolen.

Fachleute unterscheiden fett- und wasserlösliche Vitamine. Das lässt auf ihr Vorkommen in Lebensmitteln schließen, gibt aber auch Hinweise für die richtige Lagerung und Zubereitung. Im Gegensatz zu wasserlöslichen Vitaminen werden fettlösliche im Körper gespeichert. Da die Nieren sie nicht mit dem Harn ausscheiden können, kann es hier zu einer Überversorgung kommen.

Lebensmittel enthalten grundsätzlich weniger Vitamine, je stärker sie verarbeitet sind (außer sie werden künstlich angereichert). Das liegt unter anderem daran, dass Vitamine empfindlich gegenüber Umwelteinflüssen sind. Wasser laugt zum Beispiel beim Kochen Nährstoffe aus, die wasserlöslich sind. Neben Vitaminen trifft das auch auf die Mineralstoffe zu. Alle Inhaltsstoffe außer den Mineralien verändern sich mehr oder weniger durch den Einfluss von Wärme, Licht und Luftsauerstoff. Bei den Vitaminen führt das häufig dazu, dass sie ihre Wirksamkeit verlieren.

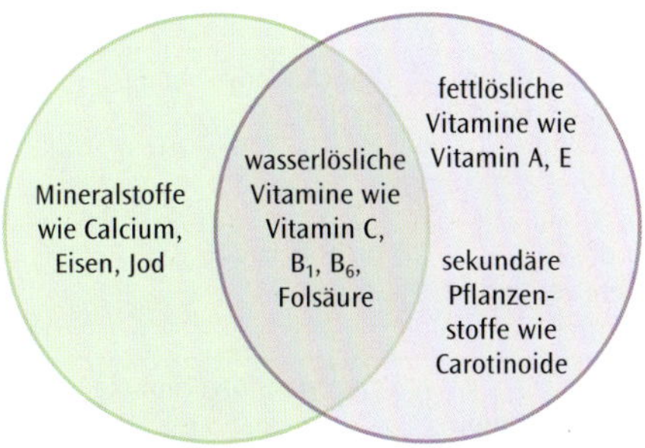

Nährstoffverluste bei der Lebensmittelzubereitung

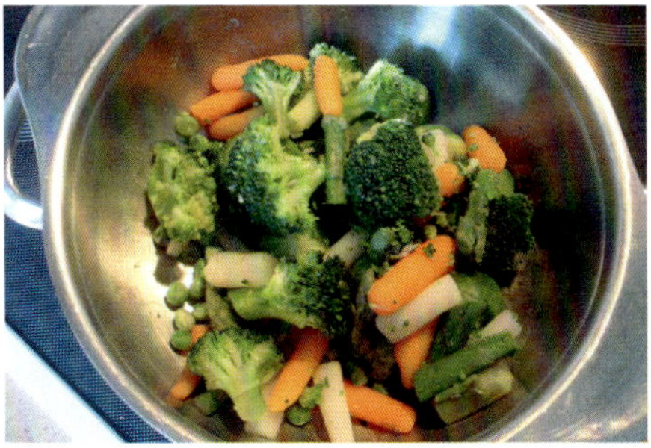

Möglichkeiten zur Nährstofferhaltung:

- beim Einkauf auf Frische und Qualität achten
- Lebensmittel kurz, unzerkleinert unter fließendem Wasser waschen (empfindliche Lebensmittel in stehendem Wasser)
- Einweichwasser z. B. von Hülsenfrüchten beim Garen mitverwenden
- beim Putzen und Schälen von Obst und Gemüse die ungenießbaren Teile sparsam entfernen (ggf. Sparschäler einsetzen)
- Lebensmittel erst kurz vor der Weiterverarbeitung zerkleinern
- Rohkostsalate direkt in das Dressing raspeln
- möglichst wenig Garflüssigkeit verwenden (dünsten)
- Kochtopf mit Dämpfeinsatz verwenden
- Kochstelle richtig einstellen: mit höchster Leistung ankochen, zum Fortgaren zurückschalten
- Gemüse möglichst kurz (bissfest) garen, Fleisch und Geflügel aus hygienischen Gründen „durch“ garen
- in Dampfdrucktopf und Mikrowellengerät Garzeiten exakt einhalten
- mit fest schließendem Deckel garen
- gegarte Speisen sofort servieren
- Speisen nicht warmhalten, sondern besser abkühlen und wieder erwärmen
- Reste schnell abkühlen und im Kühlschrank lagern
- Kräuter und Frisches als Garnitur verbessern (geringfügig) den Nährstoffgehalt

Vitamine	Empfohlene Zufuhr[1]	Vorkommen in Lebensmitteln	Wirkungsweise	Vitaminmangel
B_1 (Thiamin)	1,0–1,4 mg	Hefe, Vollkornprodukte, Schweinefleisch	Zellstoffwechsel: Kohlenhydratabbau	verminderte Leistungsfähigkeit, Muskelschwäche, Nervenstörungen: Beri-Beri
B_2 (Riboflavin)	1,0–1,6 mg	Eier, Milch, Milchprodukte, Fleisch	Zellstoffwechsel: Wasserstofftransport, Energiegewinnung	Veränderung von Haut und Schleimhäuten
B_6 (Pyridoxin)	1,2–1,6 mg	in allen Lebensmitteln	Zellstoffwechsel: Aminosäurestoffwechsel	bei Kindern Krämpfe möglich, Hautveränderungen usw.
B_{12} (Cobalamine)	3,0 µg	in tierischen Lebensmitteln	Zellstoffwechsel: Zellkernaufbau	Mangel bei Veganern, verminderte Zellteilung, Anämie, Nervenstörungen
Biotin	30–60 µg	Vollkornprodukte, Eigelb, Sojabohnen	Zellstoffwechsel: Kohlenstoffdioxid-Übertragung	Hautveränderungen
Folsäure	0,3 mg	Vollkornprodukte, Gemüse, Fleisch	Zellstoffwechsel: Aminosäurestoffwechsel	Hautveränderungen, Anämie, Mangel bei Eiweißunterernährung
Pantothensäure	6 mg	in allen Lebensmitteln	Zellstoffwechsel: Kohlenhydrat-, Fettstoffwechsel	Mangel nur bei längerer Behandlung mit Sulfonamiden, bei Infektionskrankheiten
Niacin	13–15 mg	Fisch, Fleisch, Gemüse, Vollkornprodukte	Zellstoffwechsel: Wasserstofftransport, Energiegewinnung	Hautveränderungen, Nervenstörungen, Mangel bei überwiegender Maisernährung, Pellagra
C (Ascorbinsäure)	95–105 mg	rohes Obst, Gemüse, Kartoffeln	Aufbau von Bindegewebe, Eisenstoffwechsel, verhindert Radikalbildung	verzögerte Wundheilung, Skorbut, Störungen im Bindegewebsstoffwechsel
A (Retinole) **Provitamin Carotin**	0,9–1,1 mg	Fett, Fettfisch, Eigelb, Karotten, Grüngemüse	Bestandteil des Sehpurpurs, fördert Zellwachstum	Verhornung von Haut und Schleimhäuten, Nachtblindheit
D (Calciferole) Provitamin vorhanden	20 µg	Fettfisch, Margarine, Eigelb, Pilze	Aufnahme von Calcium und Verkalkung der Knochen	Knochenerweichung, Rachitis, Osteoporose
E (Tocopherole)	12–15 mg	Keimöl, Vollkornprodukte, Grüngemüse	Schutz für die Zellmembranen, verhindert Radikalbildung	nicht bekannt
K (Phyllochinone)	60–70 µg	Grüngemüse, Fleisch, Fisch	normaler Ablauf der Blutgerinnung	gestörte Blutgerinnung

1 für Jugendliche (DGE)

4.8 Mineralstoffe

Etwa sieben Prozent der menschlichen Körpermasse sind Mineralstoffe. Hauptsächlich dienen Calcium- und Phosphatverbindungen als Baustoffe der Knochen und Zähne. Mineralstoffe sind anorganisch und lösen sich gut in Wasser. Der Körper kann sie weder produzieren noch abbauen, es gehen aber mit dem Urin immer eine bestimmte Menge an Mineralien verloren. Denn Wasser ist immer an die Anwesenheit von Mineralstoffen gebunden. Elektrolyte wie Natrium und Kalium regulieren den Flüssigkeitsgehalt in Zellen und damit die Gewebespannung. Eisen ist für den Sauerstofftransport mit Hilfe von Hämoglobin in den roten Blutkörperchen unerlässlich. Andere Mineralstoffe sind wichtig für die Funktion von Enzymen und Hormonen und damit für die Regulation des Stoffwechsels. Nach der benötigten Menge lassen sich Mengen- und Spurenelemente unterscheiden. Manche Elemente wie Blei oder Quecksilber wirken auch toxisch.

Der Bedarf an Mineralstoffen lässt sich durch eine vollwertige Ernährung normalerweise decken. Eine Ausnahme bilden Jod und Fluor, deren Gehalt im Trinkwasser und in Lebensmitteln je nach Region oft zu gering ist. Um den Jodbedarf zu decken, empfiehlt es sich, ein bis zwei Portionen Seefisch pro Woche zu verzehren und bei der Zubereitung von Lebensmitteln auf jodiertes Salz zurückzugreifen (s. S. 94). Bei verarbeiteten Lebensmitteln oder in der Gastronomie und Gemeinschaftsverpflegung sollte auf die Verwendung von jodiertem Salz geachtet werden. Bei Fluor hängt es vom Trinkwasser ab, ob fluoridiertes Salz oder sogar Fluoridtabletten zu empfehlen sind. Salz eignet sich als Träger zur kontrollierten Mineralstoffergänzung gut, weil die zugeführte Menge relativ konstant ist.

Mineralstoffe	Tagesbedarf[1]	Vorkommen in Lebensmitteln	Aufgaben im menschlichen Körper
Natrium	550 mg	Kochsalz, Käse, Wurst	in Blut und Gewebsflüssigkeiten die Gewebespannung regulieren, Wasserhaushalt
Kalium	550 mg	Kartoffeln, Getreide, Obst, Gemüse	in den Körperzellen die Gewebespannung regulieren
Calcium	1,2 g	Milch, Milchprodukte, Eigelb, grünes Gemüse, Brot	Knochen und Zähne aufbauen, Durchlässigkeit der Zellwände, Blutgerinnung, normale Erregbarkeit von Muskeln und Nerven
Magnesium	0,35–0,40 g	alle grünen Gemüsesorten (Blattgrün), Fleisch	Bestandteil von Enzymen, normale Erregbarkeit von Muskeln und Nerven
Eisen	12–15 mg	Fleisch, Eidotter, Gemüse, Brot, Backwaren, Leber	Sauerstofftransport im Blut, Bildung von Hämoglobin
Jod	0,15–0,2 mg	Fisch, Weizen, Milch, Salat	Bestandteil der Schilddrüsenhormone, Regulierung des Grundumsatzes
Fluorid	2,9–3,2 mg	Seefisch, Schwarzer Tee	Härtung des Zahnschmelzes, Karies mindern
Zink	7–10 mg	Rindfleisch, Erbsen, Hafer, Weizen	Insulin aufbauen, Bestandteil von Enzymen

[1] für Jugendliche (DGE)

4.9 Sekundäre Pflanzenstoffe

5 am Tag
OBST & GEMÜSE

Nährstoffe liefern Energie oder sind essenziell: Kohlenhydrate, Fette, Eiweiße sowie Vitamine und Mineralstoffe zählen deshalb zu den Nährstoffen. Lebensmittel enthalten jedoch darüber hinaus auch Begleitstoffe, die gesundheitsförderliche (oder im Übermaß schädliche) Wirkungen oder einfach genussfördernde Eigenschaften besitzen. Ballaststoffe und Cholesterin (s. S. 64) gehören zu den Begleitstoffen, aber auch Aromen und Farbstoffe und nicht zuletzt die sekundären Pflanzenstoffe.

Die Gruppe der sekundären Pflanzenstoffe enthält ganz unterschiedliche Stoffgruppen. Diese Farb-, Geruchs- und Geschmacksstoffe dienen der Pflanze oftmals zum Schutz. Den Menschen schützen sie in geringen Mengen vor ernährungsabhängigen Krankheiten.

Die Wirkung einzelner Stoffe auf bestimmte Stoffwechselprozesse ist nach wie vor Gegenstand der Forschung. Die positiven Effekte einer Kost, die reich ist an pflanzlichen Lebensmitteln wie Gemüse und Obst, aber auch Hülsenfrüchten, Nüssen und Vollkornprodukten, ist jedoch unbestritten.

Die Gesundheitskampagne 5 am Tag, motiviert Menschen mit einfach umzusetzenden Regeln, ihren Obst- und Gemüseverzehr zu erhöhen. Fünf Portionen pro Tag, das sind ungefähr 600 Gramm insgesamt, enthalten nicht nur Vitamine und Mineralien, sondern tragen mit ihren sekundären Pflanzenstoffen dazu bei, das Risiko für Herz-Kreislauf-Erkrankungen, Diabetes mellitus und verschiedene Krebsarten zu verringern.

Eine Portion entspricht dabei ungefähr einer Handvoll. Bei kleinstückigen Lebensmitteln wie Beeren oder Erbsen passt die Menge in zwei Hände. Pro Tag darf eine Portion auch in Form von 100-prozentigen Säften verzehrt werden. Bei Trockenfrüchten ist die Portionsgröße aufgrund des verringerten Wassergehaltes geringer.

Neben rohem (und möglichst frischem) Obst und Gemüse liefern diese auch in gegarter und haltbar gemachter Form sekundäre Pflanzenstoffe. Diese sind nicht alle hitzeempfindlich und teilweise nach der Zubereitung sogar besser verfügbar. Gegarte Speisen, auch unter Verwendung von Tiefkühlwaren und gelegentlich Konserven gehören also dazu.

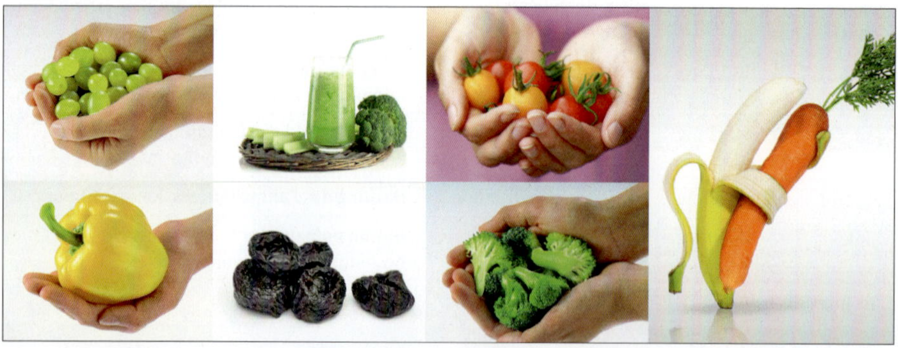

Sekundäre Pflanzenstoffe	Vorkommen	antioxidativ	antithrombotisch	blutdrucksenkend	entzündungshemmend	immunmodulierend	antibiotisch	neurologische Wirkungen	cholesterinsenkend	antikanzerogen
Flavonoide	roter, gelber, blauer und violetter Farbstoff in verschiedenen Obstsorten, Zwiebeln, Grünkohl, Auberginen, Soja, schwarzem/grünem Tee	×	×	×	×	×	×	×		×
Phenolsäuren	Kaffee, Tee, Vollkornprodukte, Weißwein, Nüsse	×								×
Carotinoide	gelb bis roter Farbstoff in Möhren, Tomaten, Paprika, grünen Gemüsen, Kürbis	×			×	×				×
Phytoöstrogene	Pflanzenhormone in Getreide, Hülsenfrüchten, Leinsaat	×		×		×				×
Glucosinolate	Pflanzenabwehrstoffe in allen Kohlarten, Rettich, Radieschen, Kresse, Senf	×				×	×			×
Sulfide	Aromen in Zwiebeln, Lauch etc.	×	×	×			×		×	×
Monoterpene	Aromen in Minze, Zitronen, Kümmel								×	×
Saponine	Bitterstoffe in Hülsenfrüchten, Spargel, Hafer, Lakritz						×	×		
Phytosterine	cholesterinähnliche Pflanzenhormone in Nüssen, Samen, Hülsenfrüchten								×	

4.10 Nährwertberechnung

Eine Nährwertberechnung dient dazu, bei individuellen Mahlzeiten, Rezepten oder Gerichten festzustellen, wie viele Nährstoffe sie enthalten. So lässt sich der Gesundheitswert beurteilen und optimieren. Oder eine Person lässt den Nährstoffgehalt ihrer pro Tag verzehrten Lebensmittel und Speisen berechnen. Damit kann die Ernährungsberaterin abschätzen, ob die Nährstoffzufuhr zu verbessern wäre. Das so genannte Kalorienzählen kommt auch im Zusammenhang mit Abnehmprogrammen vor, teilweise in Form von Punkten.

In Nährwerttabellen ist meist der Nährstoff- und Energiegehalt von Lebensmitteln pro 100 g angegeben. Die Umrechnung auf die tatsächlich zugefügte bzw. verzehrte Menge ist einfach:

Definition

Nährstoffgehalt pro Portion

$$= \frac{\text{Nährstoffgehalt pro 100 g} \cdot \text{Portionsgröße in g}}{\text{100 g}}$$

Eiweißgehalt von einem Hühnerei (55 g):

$$\frac{\text{15 g Eiweiß (pro 100 g)} \cdot \text{55 g}}{\text{100 g}} = \text{8,25 g}$$

Wer Nährwertberechnungen professionell durchführt, benutzt in der Regel Computerprogramme. Diese enthalten je nach Anbieter verschieden umfangreiche Datenbanken an Lebensmitteln und Nährstoffen, die sie nach Wunsch automatisch mit den Zufuhrempfehlungen der entsprechenden Alters- und Geschlechtsgruppe vergleichen.

Ein weiterer Anhaltspunkt für die gesundheitliche Qualität eines Lebensmittels oder einer Ernährungsweise ist die Berechnung der **Nährstoffdichte**. Die Nährstoffdichte ist der Quotient zwischen dem essenziellen Nährstoff- und dem Energiegehalt:

> **Definition**
>
> **Nährstoffdichte**
>
> $$= \frac{\text{Nährstoffgehalt in mg oder g pro 100 g}}{\text{Energiegehalt in kJ oder MJ pro 100 g}}$$

Bei der Berechnung ist auf die sorgfältige Übernahme der Einheiten zu achten, damit vergleichbare Werte zustande kommen.

Mithilfe der Nährstoffdichte können verschiedene Lebensmittel miteinander verglichen werden. Ballaststoffreich sind zum Beispiel Haselnüsse und Weizenvollkornbrot. Die Nährstoffdichte zeigt jedoch, dass der Ballaststoffgehalt im Verhältnis zum Energiegehalt beim Brot erheblich höher ist.

Ballaststoffe in Haselnüssen

$$\text{Nährstoffdichte} = \frac{\text{7 g Ballaststoff /100g}}{\text{2,86 MJ Energie/100g}} = \text{2,4 g/MJ}$$

Ballaststoffe in Weizenvollkornbrot

$$\text{Nährstoffdichte} = \frac{\text{8 g Ballaststoff /100g}}{\text{0,86 MJ Energie/100g}} = \text{9,3 g/MJ}$$

Die Zufuhrempfehlungen der Deutschen Gesellschaft für Ernährung sind zum großen Teil zusätzlich als Nährstoffdichte angegeben. Kinder und Jugendliche benötigen zwar insgesamt weniger Vitamine und Mineralstoffe als Erwachsene, im Verhältnis zu ihrer Energieaufnahme jedoch wesentlich mehr. Das heißt, bei der Ernährung von Kindern und Jugendlichen gilt es, noch mehr auf einen hohen Nährstoff- und einen nicht zu hohen Energiegehalt zu achten.

Auch bei der Ernährung von alten Menschen oder bei einer Reduktionsdiät muss die Nährstoffdichte im Auge behalten werden. Sinkt der Gesamtenergiebedarf bei Senioren (s. S. 108) z. B. von 3000 kcal/Tag auf 2000 kcal/Tag oder wird die Zufuhr drastisch reduziert, so muss trotzdem eine ausreichende Zufuhr an Vitaminen und Mineralstoffen sowie Ballaststoffen gewährleistet sein.

> **Bestimmung des Ernährungsstatus**
> Um abzuschätzen, wie gut ein Mensch mit Nährstoffen und Energie versorgt ist, kann die Auswertung eines mehrtägigen Ernährungsprotokolls (s. S. 77) wichtige Hinweise geben. Das Körpergewicht im Verhältnis zur Größe (BMI s. S. 57) liefert Hinweise auf Unter- oder Übergewicht. Die Körperzusammensetzung in Muskel- und Fettmasse lässt sich über eine Bioelektrische Impedanzanalyse oder die Hautfaltendicke abschätzen. Weitere Anhaltspunkte sind Muskelfunktions- und Belastungstests sowie Blut- und Urinuntersuchungen.

Wer sich vor allem fürs Körpergewicht interessiert, kann sich auch an der Energiedichte von Lebensmitteln orientieren.

> **Definition**
>
> Die **Energiedichte** ist der Energiegehalt eines Lebensmittels (in kcal oder kJ) pro 100 g.

Ab Ende 2016 ist diese Angabe verpflichtend auf verpackten Lebensmitteln anzugeben.

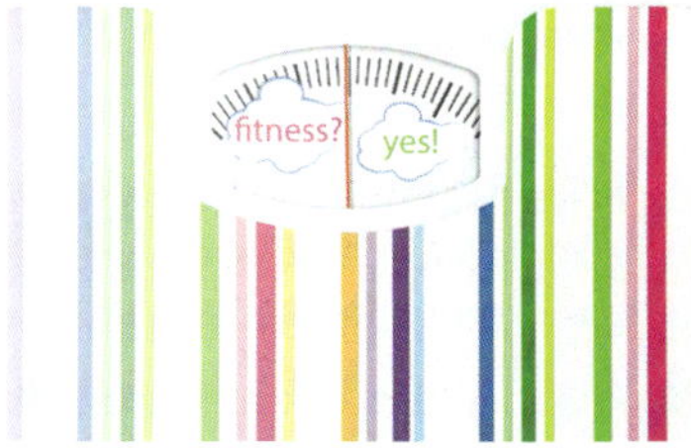

5 Ernährungsbezogene Krankheiten

Eine ungünstige Ernährungsweise stellt den größten Risikofaktor für einen Verlust an gesund verbrachten Lebensjahren dar. 26 Prozent aller Todesfälle und 13,8 Prozent der durch Krankheit verlorenen gesunden Lebensjahre gehen auf eine Ernährung zurück, die arm an Ballaststoffen, Obst und Gemüse sowie reich an gesüßten Getränken, Natrium (Kochsalz) sowie verarbeitetem und rotem Fleisch ist. Denn sie begünstigen mit Herz-Kreislauf-Erkrankungen und bösartigen Tumoren die Krankheiten, die in Deutschland zwei Drittel aller Todesfälle verursachen.

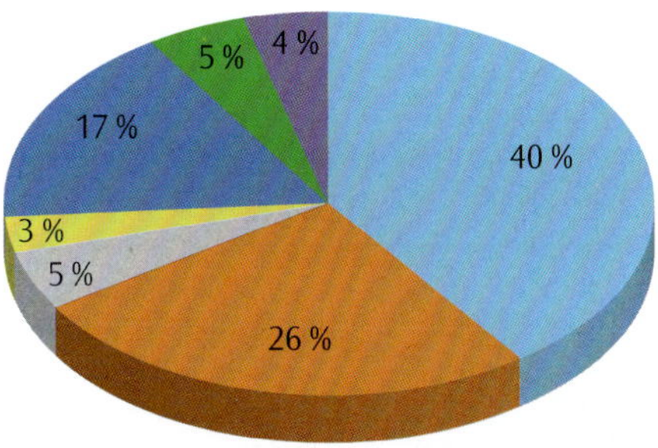

Herz-Kreislauf-Erkrankungen	40 %
Krebs	26 %
Chronische Atemwegs-erkrankungen	5 %
Diabetes	3 %
andere nicht übertragbare Krankheiten	17 %
übertragbare und sonstige Erkrankungen	5 %
Unfälle	4 %

Unter den nicht übertragbaren Krankheiten gewinnen jedoch auch Lebensmittelunverträglichkeiten und psychische Störungen an Bedeutung.

5.1 Essstörungen

Etwa fünf Prozent aller Mädchen und jungen Frauen leiden an einer Essstörung, nur etwa ein Zehntel der Essgestörten ist männlich. Essstörungen sind ernst zu nehmende und lebensbedrohliche psychosomatische Erkrankungen. Seele (Psyche) und Körper (Soma) sind daran beteiligt.

Die häufigsten sind Magersucht (Anorexie), Ess-Brech-Sucht (Bulimie) und Binge-Eating-Störung. Diese Erscheinungen haben gemeinsam, dass die Betroffenen ihren Körper zu kritisch beurteilen, ihre Körpersignale und Gefühle nicht gut wahrnehmen können und sich minderwertig fühlen.

Anorexie und Bulimie ähneln sich sehr stark und können ineinander übergehen. Bei der Bulimie kommt es zusätzlich zu Heißhungerattacken. Unangemessene Gegenmaßnahmen wie selbst herbeigeführtes Erbrechen oder der Missbrauch von Abführmitteln kommen bei beiden Erkrankungen vor und können Mangelernährung

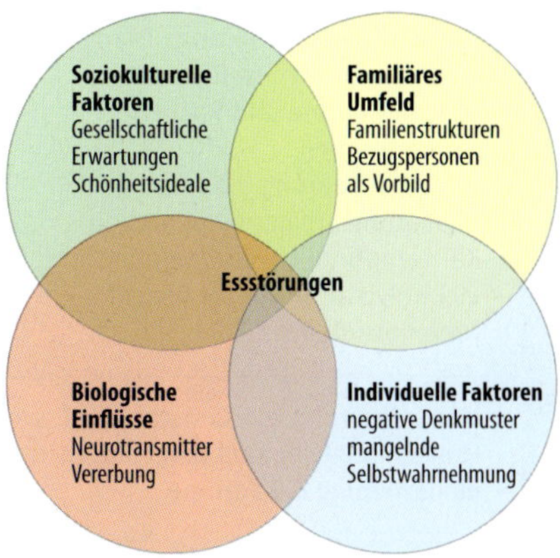

zur Folge haben (s. u.). Eine rechtzeitige und länger andauernde Therapie versucht eine Chronifizierung des Leidens zu verhindern.

Mindestens fünf Prozent der Anorektikerinnen (Magersuchtpatienten) versterben.

Über das gestörte Essverhalten werden Botschaften gesendet, die Nöte, Befürchtungen oder Wünsche aufzeigen sollen.

Selbsttest: Habe ich eine Essstörung?
Wer eine oder mehrere der folgenden Verhaltensweisen über längere Zeit an sich beobachtet, braucht professionelle Hilfe:
Essen ist mit Ängsten verbunden.
Essen bestimmt das Körpergefühl.
Essen hilft gegen Stress und Frust.
Essen beherrscht das Denken.
Essen wird streng kontrolliert.

	Magersucht – Anorexia nervosa	Ess-Brech-Sucht – Bulimie	Fresssucht – Binge Eating Disorder
Merkmale	– Untergewicht (BMI ≤17,5 kg/m² oder ≥15 % unter dem erwarteten Gewicht) – selbst herbei geführter Gewichtsverlust durch Vermeidung hochkalorischer Speisen und selbst induziertes Erbrechen/Abführen, übertriebene körperliche Aktivität, Appetitzügler oder Diuretika – Körperschemastörung: tief verwurzelte Angst, dick zu werden – hormonelle Störung – verzögerte pubertäre Entwicklung	– Normalgewicht – andauernde Beschäftigung mit Essen – Heißhungeranfälle mit Kontrollverlust (Energieaufnahmen bis 40 000 kJ) – Kompensation durch meist selbst ausgelöstes Erbrechen und andere Maßnahmen – Körperschemastörung und Gewichtsphobie	– massives Übergewicht – Heißhungeranfälle mit Kontrollverlust (Energieaufnahmen bis 40 000 kJ) – keine kompensatorischen Maßnahmen – Schuldgefühle, Ekel vor sich selbst
Folgen	– Ausbleiben der Menstruation – Schwindel, Herzrhythmusstörungen (ggf. tödlich) – Infektanfälligkeit – Muskel-, Knochenschmerzen, Osteoporose – Obstipation (Verstopfung), Diarrhöe – Sodbrennen, Reflux, Reizung von Speiseröhre und Rachen, Zahnerosionen – Lanugobehaarung (flaumartige Behaarung), Hyperpigmentation – Kälteempfindlichkeit, Hypothermie – Elektrolytstörungen bis hin zur Niereninsuffizienz	– Obstipation, Diarrhöe – Sodbrennen, Reflux, Reizung von Speiseröhre und Rachen, Zahnerosionen, Speicheldrüsenschwellung – Elektrolytstörungen	– seelische Störungen – Belastung von Knochen und Gelenken – Herz-Kreislauf-Erkrankungen und Bluthochdruck – Stoffwechselerkrankungen wie Zuckerkrankheit, Fettstoffwechselstörungen, Gicht – erhöhte Unfallgefahr
Therapie	– Normalisierung von Gewicht und Essverhalten (Krankheitsfolgen behandeln) – Längere ärztliche und psychologische Behandlung mit Ursachenbewältigung – Einbeziehung der Familie		

5.2 Übergewicht und Adipositas

In Deutschland sind etwa ein Viertel der Erwachsenen adipös. Das heißt, sie haben einen einen **BMI** von 30 und darüber (s. S. 57). Ab einem BMI von über 25 spricht man von Übergewicht. Für die gesunde altersgemäße Entwicklung von Größe und Gewicht bei Kindern gibt es Somatogramme. Als übergewichtig gilt ein Kind ab der 90-sten BMI-Perzentile, ab der 97-sten als adipös.

Diese Werte lassen sich ablesen, wenn man im Diagramm einen Punkt zwischen Alter und berechnetem BMI bestimmt und die Kurven nach rechts oben verfolgt.

Übergewicht ist nicht nur ein kosmetisches Problem. Zahlreiche Krankheiten und Risikofaktoren sind mit Übergewicht und insbesondere mit dem Zuviel an viszeralem Fettgewebe (welches die inneren Organe umgibt) verbunden. Dieses am Bauch angesammelte Fett ist stoffwechselaktiver. Ab einem **Bauchumfang** von 88 Zentimetern bei Frauen und 102 bei Männern ist das Risiko für Herz-Kreislauf-Erkrankungen und Diabetes mellitus Typ 2 stark erhöht.

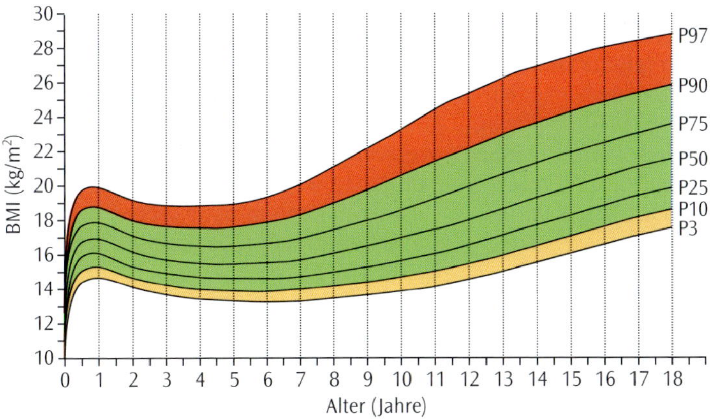

Perzentilen für den Body-Mass-Index von Jungen im Alter von 0 bis 18 Jahren

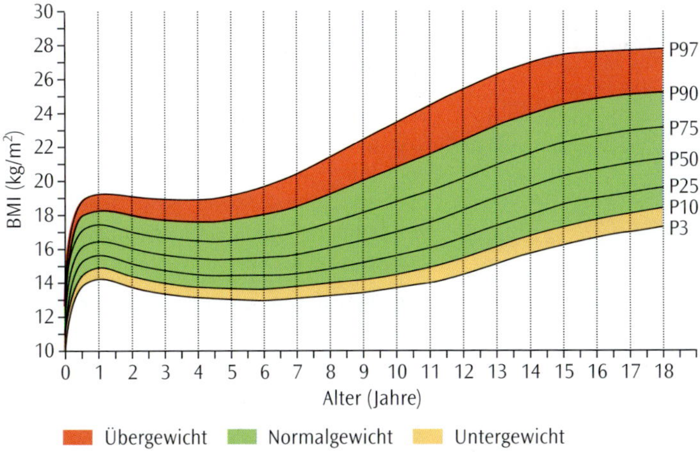

Perzentilen für den Body-Mass-Index von Mädchen im Alter von 0 bis 18 Jahren

Die Entstehung von Übergewicht ist ein komplexer Vorgang, der zwar von Genen und damit Hunger- und Sättigungsregulatoren abhängig ist. Individuelle und gesellschaftliche Einflüsse sind aber die Hauptverantwortlichen für die rasante Zunahme an übergewichtigen Menschen in den jüngsten Jahrzehnten. Der **westliche Lebensstil** mit dem reichlichen Verzehr energiedichter Mahlzeiten und Snacks sowie hohem Medienkonsum ohne Bewegung ist ein wesentlicher Risikofaktor. Die seelische Verfassung beeinflusst das Essverhalten ebenfalls erheblich.

Gefühle und psychische Bedürfnisse, aber auch Stress verändern die Nahrungsaufnahme. Zudem erschweren gesellschaftliche Einflüsse und **Umfeldfaktoren** das Schlankbleiben: die ständige Verfügbarkeit von verzehrfertigen Lebensmitteln, bequem im Auto oder mit öffentlichen Verkehrsmitteln zurück gelegte Wege, (unerfüllbare) Erwartungen an Aussehen und Fitness ...

Einige Gesundheitsinitiativen bemühen sich, einen gesundheitsförderlichen Lebensstil mit bedarfsgerechter Ernährung bei eingeschränktem Verzehr von Fastfood, Alkohol und zuckerhaltigen Getränken sowie regelmäßiger körperlicher Bewegung auch gesellschaftlich attraktiver zu gestalten.

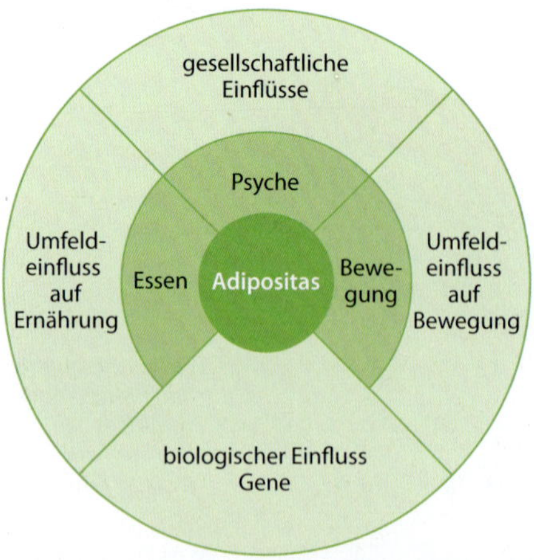

Das Stillen von Säuglingen vermindert das Risiko für das spätere Übergewicht nachweislich um ein Drittel.

In der Medizin gilt ein BMI ab 30 als behandlungsbedürftig. Übergewichtige mit einem BMI ab 25 sollten nur beim gleichzeitigen Vorliegen weiterer Risikofaktoren abnehmen.

Menschen nehmen zu, wenn die **Energiebilanz** positiv ist, das heißt, wenn sie mehr Kalorien verzehren, als sie zum Beispiel durch Bewegung verbrauchen (s. S. 54 ff.). Wer abnehmen will, muss also weniger essen und sich mehr bewegen. FdH, also „Friss die Hälfte", ist jedoch keine gesunde und Erfolg versprechende Diät. Selbst wenn die Willenskraft stärker ist als der Appetit, so leidet doch die Vitamin- und Mineralstoffversorgung des Körpers. Denn der Bedarf an diesen Mikronährstoffen bleibt gleich (s. S. 72).

Besser ist es also, energiereiche Lebensmittel durch energiearme zu ersetzen. In jeder Lebensmittelgruppe der Ernährungspyramide gibt es fett- oder zuckerärmere Alternativen.

Als besonders vorteilhaft erweisen sich pflanzliche Lebensmittel mit einem hohen Ballaststoffgehalt, da die unverdaulichen Fasern im Magen-Darm-Trakt aufquellen und daher gut sättigen. Vollkornprodukte, Obst und Gemüse sowie Hülsenfrüchte (Erbsen, Bohnen, Linsen) schmecken auch ohne viel Fett und Zucker und halten lange satt.

Übergewichtige wissen häufig nicht, wie es zu ihrer Gewichtszunahme gekommen ist. Sie müssen sich deshalb bewusst machen, was sie über den Tag hinweg essen. Ernährungsprotokolle und eine einfühlsame Beratung können zu einem besseren Ernährungsverhalten führen, das zu den Vorlieben des einzelnen passt und das er auf Dauer beibehalten kann. Denn kurzfristige Gewaltdiäten sind keine Lösung. Nach den ersten Abnehmerfolgen, fällt der Patient meist zurück in alte Gewohnheiten und nimmt wieder zu, oft über das Ausgangsgewicht hinaus. Dieser so genannte Jo-Jo-Effekt erklärt sich dadurch, dass der Grundumsatz und damit der Energiebedarf während der Diät sinken (s. S. 54).

Die **energiereduzierte Mischkost** geht deshalb (bei Erwachsenen) von einer um 500–800 Kilokalorien verminderten Energieaufnahme aus, so dass noch etwa 1200 Kilokalorien verzehrt werden.

Eine medikamentöse oder chirurgische Behandlung von massivem Übergewicht kommt nur beim Versagen von Ernährungs-, Bewegungs- und Verhaltenstherapie infrage. Bei Kindern und Jugendlichen ist die Einbeziehung der Bezugspersonen von Anfang an unerlässlich.

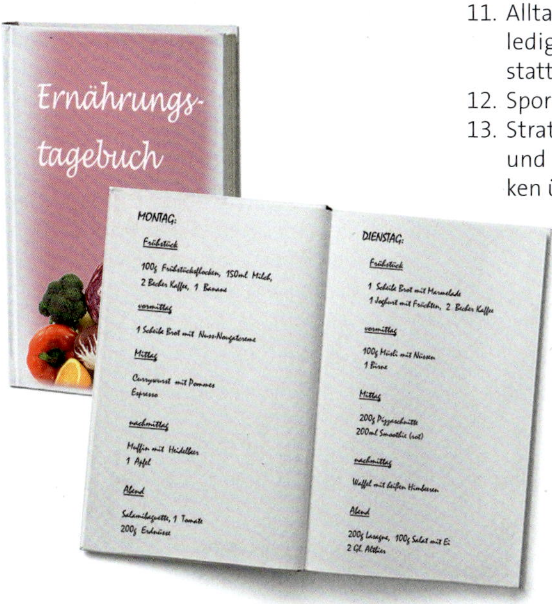
Ernährungs-
tagebuch
MONTAG:
Frühstück
100g Frühstücksflocken, 150ml Milch,
2 Becher Kaffee, 1 Banane
vormittag
1 Scheibe Brot mit Nuss-Nougatcreme
Mittag
Currywurst mit Pommes
Espresso
nachmittag
Muffin mit Heidelbeer
1 Apfel
Abend
Salamibaguette, 1 Tomate
200g Erdnüsse
DIENSTAG:
Frühstück
1 Scheibe Brot mit Marmelade
1 Joghurt mit Früchten, 2 Becher Kaffee
vormittag
100g Müsli mit Nüssen
1 Birne
Mittag
200g Pizzaschnitte
200ml Smoothie (rot)
nachmittag
Waffel mit heißen Himbeeren
Abend
200g Lasagne, 100g Salat mit Ei
2 Gl. Altbier

Tipps zum Abnehmen und Gewichthalten

1. Selbstbeobachtung von Verhalten und Fortschritt (Ernährungstagebuch)
2. mehr frisches Obst und Gemüse verzehren, möglichst roh (viel auf dem Teller, wenig Kalorien)
3. reichlich energiefreie und -arme Getränke (s. S. 21 ff., 57)
4. Vollkornprodukte bevorzugen (Ballaststoffe sättigen lange, s. S. 60)
5. „versteckte" Fette vermeiden (Süßigkeiten, Chips, bestimmte Wurst-, Käsesorten, Nüsse, Milchprodukte ...)
6. fettarme Garmethoden auswählen: Dämpfen, Dünsten, Grillen, Mikrowelle
7. langsam essen, gründlich kauen, Speisen ohne Ablenkung (z. B. durch Fernsehen) genießen
8. regelmäßig essen (5 kleine Mahlzeiten am Tag mit Energiezufuhr-Pausen dazwischen)
9. die Energiedichte von Lebensmitteln (s. S. 72) im Auge behalten – sie sollte nicht höher als 225 kcal pro 100 g liegen
10. auf alkoholische Getränke verzichten
11. Alltagstätigkeiten mit Muskelkraft erledigen: Fahrrad statt Auto, Treppe statt Aufzug, ...
12. Sport, der individuell Spaß macht
13. Strategien zum Umgang mit Stress und Konflikten, Entspannungstechniken üben
14. bewegungsarme Zeiten reduzieren (Medien, Arbeit im Sitzen ...)
15. sich Verbündete suchen, Gruppen unterstützen und motivieren
16. Verbote vermeiden, sie führen zu Misserfolgen

5.3 Diabetes mellitus

Die Zuckerkrankheit Diabetes mellitus ist tödlich. Immer mehr Menschen erkranken daran. Die Spätfolgen bei schlecht behandelten Diabetikern sind Erblindung, Nierenschädigung bis hin zur Dialyse, Durchblutungsstörungen bis hin zur Amputation von Gliedmaßen oder Herzinfarkt und Schlaganfall.

Diabetes mellitus ist griechisch und bedeutet „honigsüßes Hindurchfließen". Bevor es Teststreifen für den Blut- oder Harnzucker gab, probierten die Ärzte den Urin eines Patienten: Ein süßer Geschmack deutete auf Zucker im Urin hin.

Ursache der Erkrankung ist eine fehlende oder unwirksame Insulinproduktion in der Bauchspeicheldrüse. Neben ihrer exokrinen Funktion (nach außen abgebend) zur Bildung von Verdauungsenzymen stellt das Pankreas auch die Hormone zur Regulation des Blutzuckerspiegels her.

Nach der Verdauung der Kohlenhydrate gelangen diese vorwiegend in Form von Glukose ins Blut. Der **Blutzuckerspiegel** steigt.

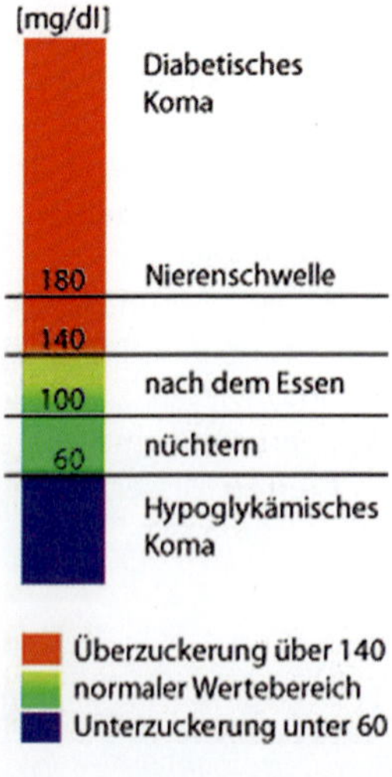

Er gibt an, wie viel Milligramm Glukose in 100 Milliliter Blut enthalten sind. Sobald dieser Wert ansteigt, schüttet die Bauchspeicheldrüse Insulin aus.

Insulin sorgt wie ein Schlüssel dafür, dass die Glukose aus dem Blut in die Zellen gelangt. Fehlt der Schlüssel, haben die Energie verbrauchenden Zellen zum Beispiel in Muskulatur und Gehirn zu wenig Brennstoff und der Blutzuckerspiegel steigt immer weiter an. Insulin bewirkt im Einzelnen
- eine verstärkte Verbrennung der Glukose für Muskel- und geistige Arbeit, Körperfunktionen und Wärme
- eine Speicherung von Glukose als Glykogen in Leber und Muskulatur
- den Aufbau von Fett aus Glukose
- eine Verringerung des Fettabbaus
- den Aufbau von Körpereiweiß aus Glukose

Insulin hat also eine anabole, das heißt körperaufbauende Wirkung. Dadurch nehmen verschiedenste Zellen Glukose auf, der Blutzuckerspiegel sinkt. Der Blutzuckerspiegel schwankt normalerweise zwischen 80 und 120 mg/100 ml. Wenn jemand sportlich aktiv ist, sinkt der Blutzuckerspiegel wesentlich schneller, weil die Muskelzellen Glukose verbrennen.

Der Gegenspieler des Insulins ist das Glukagon. Im Hungerzustand bewirkt es den Abbau des Speicherkohlenhydrats Glykogen in der Leber. Glukose steht so wieder zur Verfügung (s. S. 59).

Fehlt Insulin aufgrund von Diabetes mellitus, kann der Blutzuckerspiegel nicht ausreichend reguliert werden. Es kommt zu Über- oder Unterzuckerung. Steigt der Blutzucker über 180 mg/100 ml, die sogenannte Nierenschwelle, wird Glukose im Harn ausgeschieden.

Nach der Ursache unterscheidet man zwei Hauptformen des Diabetes mellitus: Der

	Unterzuckerung Hypoglykämie	Überzuckerung Hyperglykämie
Ursachen	– zu geringer Kohlenhydratverzehr – zu hohe Insulindosis – Alkohol – Sport	– Verzehr zuckerreicher Lebensmittel – zu geringe Insulindosis – Infektionen, Stress
Symptome	Schwitzen, Unruhe, Aggressivität, Heißhunger, Zittern, Herzrasen, Ohnmacht	Durst, trockene Haut, Juckreiz, vermehrter Harndrang, Azetonatem, Apathie, Übelkeit, Bewusstlosigkeit (diabetisches Koma)
Erste Hilfe	Traubenzucker oder Fruchtsaft geben, Arzt rufen	Insulingabe, Flüssigkeitszufuhr, Arzt rufen

Typ-1-Diabetes entsteht, wenn die Insulin bildenden Zellen der Bauchspeicheldrüse (sogenannte Langerhans'sche Inseln) zerstört sind und kein Insulin mehr produzieren: Es besteht absoluter Insulinmangel. Das kann die Folge von Autoimmunreaktionen sein, dabei wenden sich die körpereigenen Abwehrzellen etwa nach einer Virusinfektion gegen die eigenen Inselzellen.

Der Typ-1-Diabetes beginnt meist plötzlich und vor dem 30. Lebensjahr. Früher wurde er deshalb als Jugenddiabetes bezeichnet. Die Symptome beim unbehandelten Typ-1-Diabetes sind starker Durst, vermehrtes Wasserlassen, Übelkeit, Gewichtsverlust und Schwäche bis hin zum diabetischen Koma.

Typ-1-Diabetiker müssen das fehlende Insulin mehrmals täglich unter die Haut spritzen, manche haben auch eine Insulinpumpe mit einem Dauerkatheter in der Haut. Dazu ist es wichtig, dass sie den Blutzuckerspiegel regelmäßig messen. Die Kohlenhydratzufuhr muss genau zur Insulingabe passen. Dazu berechnen Diabetiker die Broteinheiten (BE) oder Kohlenhydrateinheiten (KE) ihrer Mahlzeiten. Eine BE/KE entspricht dabei zehn bis zwölf Gramm Kohlenhydraten und erhöht den Blutzuckerspiegel je nach Mahlzeitenzusammensetzung, Bewegung und Tageszeit um 25–40 mg/dl. Schnell verfügbare Kohlenhydrate wie Traubenzucker, Haushaltszucker oder Honig gilt es eher zu vermeiden. Stärke fließt nach dem Verdauungsprozess wesentlich langsamer ins Blut, was Ballaststoffe noch weiter verzögern (s. Abb.). Vollkornprodukte sind für Diabetiker also besonders zu empfehlen. Wichtig ist auch die möglichst gleichmäßige Nahrungszufuhr über sechs bis sieben kleinere Mahlzeiten am Tag.

Der **glykämische Index** (GI) ist derzeit auch im Zusammenhang mit Reduktionsdiäten ein viel diskutierter Wert. Er beschreibt, um wie viel der Blutglukosespiegel nach dem Verzehr von 50 g Kohlenhydraten aus verschiedenen Quellen im Vergleich zu 50 g Glukose ansteigt (s. Abb.). Kohlenhydratreiche Lebensmittel mit niedrigem GI sind

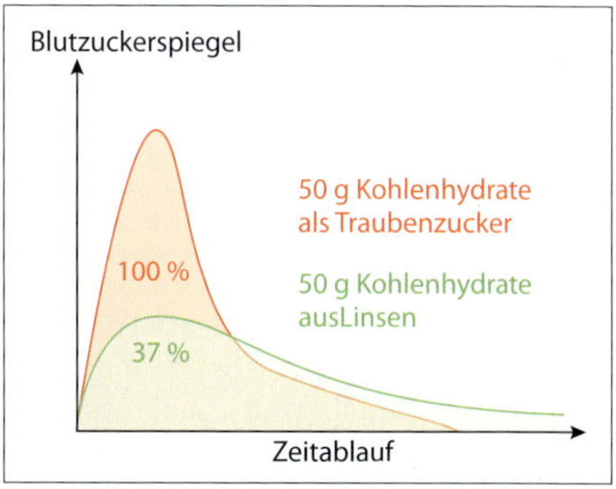

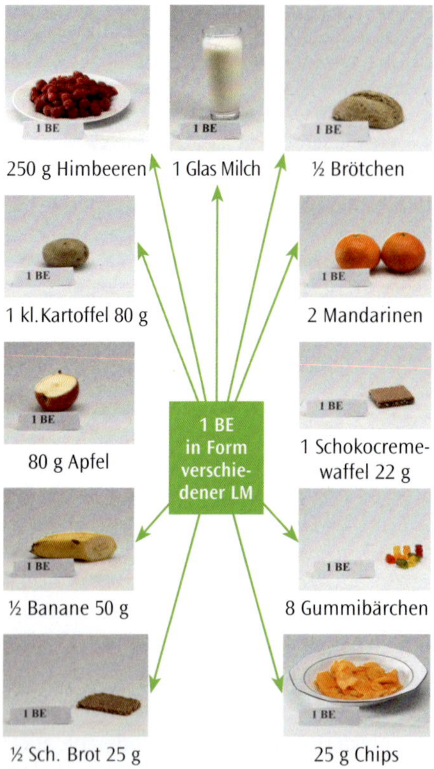

generell sowie nach den Empfehlungen zur Behandlung von Diabetes sowie Übergewicht eine gute Wahl.

Diese gleichmäßige Kohlenhydratzufuhr ist auch bei **Typ-2-Diabetes** ratsam. Die Entstehung und Behandlung dieser Form der Zuckerkrankheit ist jedoch ganz anders. Der Diabetes Typ 2 hieß früher Altersdiabetes. Er kann die Folge von Übergewicht sein und tritt wesentlich häufiger auf als Typ 1. Aufgrund des Übergewichts werden die Körperzellen unempfindlich gegenüber Insulin (Insulinresistenz). Das Schloss passt nicht mehr zum Schlüssel. Diese Form des Diabetes beginnt schleichend und zeigt sich in Infektanfälligkeit, Sehstörungen und allgemeiner Schwäche.

Wenn der Typ-2-Diabetiker sein Übergewicht abbaut, verschwinden häufig auch die Symptome, das heißt, die Zellen reagieren wieder auf das körpereigene Insulin. Klappt dies nicht, muss er Medikamente einnehmen, die seine Insulinproduktion oder -wirksamkeit fördern. Beim fortgeschrittenen Diabetes Typ 2 lässt die Insulinproduktion meist nach. Es muss dann wie beim Typ 1 gespritzt werden.

Alle Diabetiker lernen in Schulungen, wie sie ihren Blutzuckerspiegel messen und möglichst konstant halten können, damit sie von Spätschäden an Blutgefäßen, Augen, Nieren und Nerven möglichst verschont bleiben und wie sie ihre Ernährungsweise der Krankheit anpassen können.

Das **Metabolische Syndrom** ist eine Kombination verschiedener Risikofaktoren: zu viel Bauchfett, Bluthochdruck, erhöhte Blutzuckerwerte und Blutfettwerte zählen dazu.

Metabolisches Syndrom
Metabolismus = Stoffwechsel
Syndrom = gleichzeitiges Vorliegen verschiedener Symptome (Krankheitszeichen):

\+ massives Übergewicht (Adipositas) mit bauchbetonter Fettverteilung (s. S. 75)
\+ Diabetes mellitus Typ 2
\+ Bluthochdruck
\+ erhöhte Blutfett-/Cholesterinwerte (s. S. 81)
= Entstehung von Arteriosklerose (s. S. 83) mit Gefahr eines Herzinfarktes/Schlaganfalls

Die auch als „tödliches Quartett“ bezeichneten Anteile des metabolischen Syndroms verstärken ihre Wirkung auf die Blutgefäße wie ein Teufelskreis. Vor allem das Übergewicht verschlimmert die anderen drei Faktoren.

5.4 Fettstoffwechselstörungen

Wenn Menschen, vor allem im höheren Lebensalter über erhöhte Cholesterinwerte klagen, geht es nicht um den Stoff Cholesterin (s. S. 64), sondern um cholesterinreiche Teilchen im Blut, spezielle **Lipoproteine**. Lipoproteine sind notwendig, um Lipide wie Triglyzeride (Fette) und Cholesterin im Blut zu transportieren. Bei der Blutuntersuchung ergeben sich nach ihrer Dichte folgende Gruppen:

Chylomikronen bringen Fette und Cholesterin vom Darm über Lymphe und Blut zum Fettgewebe.

VLDL (very low density lipoproteins) bringen Fette und Cholesterin von der Leber zum Fettgewebe.

LDL (low density lipoproteins) sind Abbauprodukte der VLDL, die jetzt überwiegend Cholesterin enthalten, mit dem sie alle Zellen versorgen. Ein hoher LDL-Spiegel deutet auf eine Fettstoffwechselstörung hin und begünstigt Arteriosklerose.

HDL (high density lipoproteins) transportieren überschüssiges Cholesterin aus den Körperzellen zurück zur Leber. Ein ausreichender HDL-Spiegel kann vor Arteriosklerose schützen.

Bei Menschen mit maximal einem Risikofaktor für Herz-Kreislauf-Erkrankungen sollten
- das LDL-Cholesterin im Blut unter 160 mg/dl,
- das HDL-Cholesterin bei Männern über 40 mg/dl und bei Frauen über 50 mg/dl und
- die Triglyzeride (VLDL und Chylomikronen) unter 200 mg/dl bleiben.

Leben mit Fettstoffwechselstörungen
- bedarfsgerechte Energiezufuhr, Übergewicht abbauen
- weniger sichtbares und verstecktes Fett verzehren
- fettarme Zubereitungsarten wie Grillen oder Dünsten bevorzugen
- weniger tierische Lebensmittel essen (Aufnahme von Fett, gesättigten Fettsäuren und Cholesterin senken)
- fettarme tierische Lebensmittel bevorzugen: fettarme Fleisch- und Wurstsorten, Milchprodukte
- Aufnahme gesättigter Fettsäuren einschränken durch Bevorzugen von magerem Fisch, Geflügel, Kalb und Wild
- cholesterinreiche Lebensmittel meiden (Eigelb und damit hergestellte Lebensmittel, tierische Fette und Innereien), Cholesterinaufnahme unter 300 mg pro Tag senken
- Pflanzenöle und Diätmargarine verwenden (einfach und mehrfach ungesättigte Fettsäuren)
- industriell gehärtete Fette aus Fertigprodukten wie Keksen und Backwaren vermeiden (sie enthalten Transfettsäuren)
- mehrmals am Tag frisches Obst und Gemüse, möglichst als Rohkost oder Salat verzehren, Vollkornprodukte bevorzugen (Ballaststoffe binden Cholesterin im Darm)
- körperlich aktiv sein im Alltag und beim Sport

Bei erhöhten Triglyzeridwerten (Chylomikronen und VLDL) im Blut ist zusätzlich wichtig:
- alkoholische Getränke meiden
- auf Zucker, insbesondere zuckerreiche Getränke wie Limonaden und Colagetränke verzichten
- Süßigkeiten und Gebäck sparsam genießen

Mit Risikofaktoren wie höherem Lebensalter, Bluthochdruck, Rauchen oder Diabetes mellitus gelten strengere Grenzwerte. Bei abweichenden Blutfett- und Cholesterinwerten besteht ein erhöhtes Risiko für Herz-Kreislauf-Erkrankungen (Arteriosklerose, Herzinfarkt, Schlaganfall). Unabhängig davon, ob die Fettstoffwechselstörung angeboren oder durch Fehlernährung und Bewegungsmangel entstanden ist, eine Umstellung des Lebensstils kann helfen.

Merke:
Körperliche Bewegung und eine konsequente Ernährungsumstellung, insbesondere eine Gewichtsabnahme, können oft die Blutfett- und Cholesterinwerte, den Blutdruck und die Blutzuckerschwankungen positiv beeinflussen und Medikamente überflüssig machen.

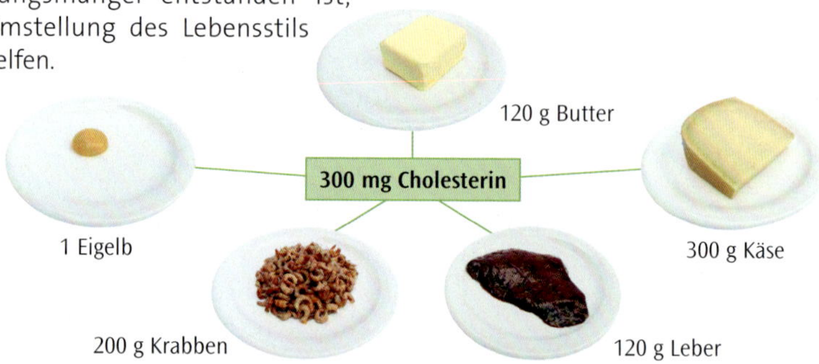

Einfluss verschiedener Nahrungsbestandteile auf die Lipoproteine

Nahrungsbestandteil	Quellen	LDL	HDL	Triglyceride
Gesättigte Fettsäuren	fettes Fleisch, Wurst, fetter Käse, Butter, Schmalz, Speck, Kokosfett, Palmkernfett	↑↑↑		↑
Einfach ungesättigte Fettsäuren	Olivenöl, Rapsöl, Erdnussöl	↓↓		
Trans-Fettsäuren	Härtung pflanzlicher Öle: Margarine, Back-, Frittierfette	↑↑	↓	↑
Mehrfach ungesättigte a) Omega-6-Fettsäuren	Sonnenblumen-, Maiskeim-, Soja-, Distelöl, Pflanzenmargarine	↓↓↓		↓
b) Omega-3-Fettsäuren	Lein-, Raps-, Soja-, Walnussöl	↓		
c) Omega-3-Fettsäuren	Lachs, Hering, Makrele, Thunfisch			↓↓↓
Cholesterin	Eidotter, fettes Schweinefleisch, Innereien, Schalen-, Krustentiere	↑↑		
Kohlenhydrate	Zucker, Kuchen, Eis, Marmelade		↓	↑↑
komplexe Kohlenhydrate	Vollkornprodukte, Nudeln, Kartoffeln, Obst, Gemüse			↑
Ballaststoffe	Vollkorn (bes. Hafer, Gerste), Hülsenfrüchte, Obst, Gemüse	↓		
Alkohol	alkoholische Getränke		↑	↑↑↑
hohe Energiezufuhr		↑	↓↓	↑↑

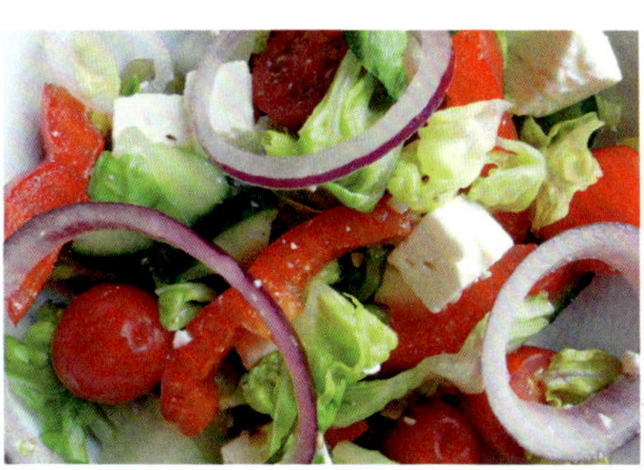

Arteriosklerose (= Atherosklerose, umgangssprachlich auch Arterienverkalkung)

Verengung und Verhärtung von Arterien durch Ablagerung von Cholesterin und Kalk; beim Gefäßverschluss kommt es zum Infarkt:
- Herzinfarkt durch Verschluss eines der Herzkranzgefäße
- Schlaganfall durch Verschluss einer Hirnarterie

Die Folgen der Arteriosklerose stellen die häufigsten Todesursachen in den westlichen Industrieländern dar.

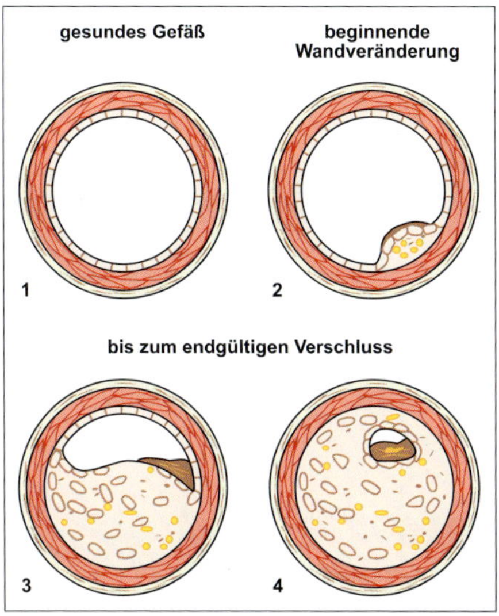

Arterienquerschnitte im Vergleich

Mediterrane Ernährung

Große Bevölkerungsstudien haben gezeigt, dass die Menschen in den Mittelmeerländern deutlich weniger an Herz-Kreislauf-Erkrankungen leiden als Nordeuropäer oder Nordamerikaner mit ihrer so genannten westlichen Lebensweise. Das war zumindest solange der Fall, wie Griechen, Italiener und Spanier ihre typische Ernährungs- und Lebensweise beibehielten. Neben landestypischen Speisen und Getränken gehören nämlich auch körperlich schwere Arbeit und eine stressarme Lebenseinstellung zu den vorbeugenden Einflussfaktoren. Pizza, Pasta und Co. sind jedoch auch in anderen Regionen sehr beliebt und können zu einer herzgesunden Ernährung motivieren:

- reichlich Getreideprodukte, Gemüse, Hülsenfrüchte, Salate und Obst enthalten neben vielen Vitaminen und Mineralstoffen auch sekundäre Pflanzenstoffe (schützen die Gefäße) und Ballaststoffe (binden Cholesterin)
- Bevorzugung von Olivenöl mit einfach ungesättigten Fettsäuren
- seltener Verzehr von rotem Fleisch wie Lamm, Hammel und Schwein (verringerte Zufuhr an gesättigten Fettsäuren, Cholesterin)
- Fisch (Omega-3-Fettsäuren), Geflügel und Käse (Mozzarella, Feta) als tierische Lebensmittel
- mäßiger Genuss von Wein (enthält sekundäre Pflanzenstoffe)
- Zeit nehmen zum Essen und in entspannter Atmosphäre genießen
- frische Zubereitung von Produkten der Saison (geringer Verarbeitungsgrad, Vermeidung von Transfettsäuren)

5.5 Hyperurikämie und Gicht

Schon beim Adel des 17. Jahrhunderts, mit seinen Nahrungs- und Alkoholexzessen, war die Gicht bekannt und gefürchtet. In den letzten Jahren ist die Prävalenz in den westlichen Ländern noch gestiegen, vermutlich durch Fehlernährung mit der Zunahme von Übergewicht und metabolischem Syndrom (s. S. 75, 80) sowie eine erhöhte Lebenserwartung, die auch mit anderen Krankheiten und Medikamenten einhergeht.

Ursache der Gicht ist eine erhöhte Harnsäurekonzentration im Blut, die Hyperurikämie. Die primäre Gicht ist eine angeborene Stoffwechselkrankheit, die durch männliches Geschlecht begünstigt und meist im Alter durch Ernährungs- und andere Einflüsse ausgelöst wird. Die sekundäre Gicht entsteht als Folge anderer Erkrankungen etwa der Niere.

Harnsäure ist das Abbauprodukt der Nukleinsäure-Basen Adenin und Guanin und wird normalerweise über Niere und Darm ausgeschieden. Erst ab einer Blutharnsäurekonzentration von 6,5 mg/dl lagert sich Harnsäure langsam im Bindegewebe ab und zeigt sich als weißliche Verdickungen, so genannte Tophi an Ohrmuscheln, Fingern, Zehen oder in der Nähe von Fußgelenk oder Ellenbogen. Die Ablagerungen sind bei niedrigem Harnsäurespiegel im Blut noch reversibel.

Dieses Stadium I der Gicht geht mit erhöhten Harnsäurewerten einher, bleibt aber noch ohne Symptome. Im Stadium II zeigen sich Gelenkentzündungen (Arthritis urica) nach reichlichem Essen, Alkoholgenuss, Nulldiät oder ungewohnter körperlicher Anstrengung. Diese Gichtanfälle sind mit den Entzündungszeichen Schwellung, Schmerz, Rötung und Wärme des Gelenks verbunden, oft des Großzehengrundgelenks. Sie dauern unbehandelt ein bis zwei Wochen. Nachdem in Stadium III die Häufigkeit der Gichtanfälle steigt, wird die Erkrankung in Stadium IV chronisch. Das

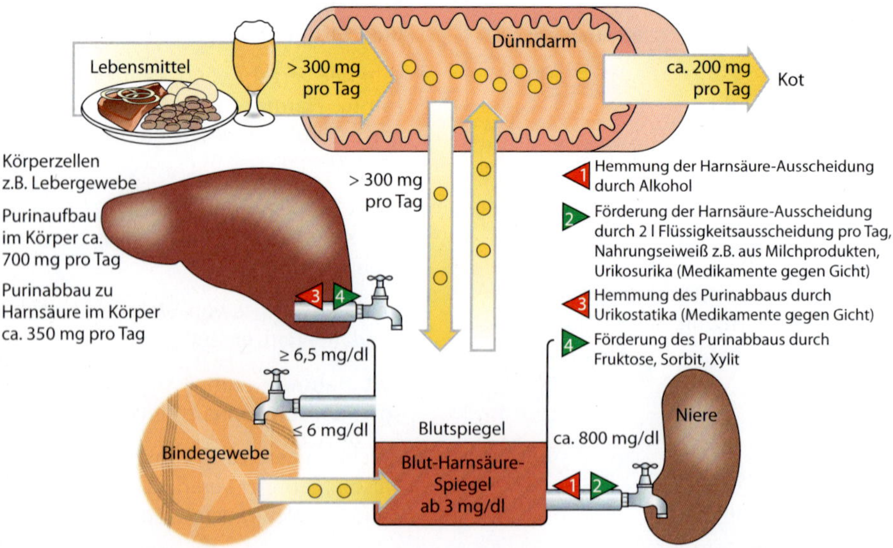

Purinstoffwechsel

Puringehalt von Lebensmitteln (als mg gebildete Harnsäure in 100 g Produkt)					
Bier	15	Melonen	20–25	Fleisch	100–170
Gurke	6	Banane	25	Geflügel mit Haut	160
Karotte	10	Erdbeeren	25	Würstchen	100–110
Tomaten	10	Kartoffeln	15	Schinken	130–180
Feldsalat	24	Naturreis, gegart	35	Leber	260–300
grüne Bohnen	42	Brot	40–60	Zunge	140–160
Wirsing, Rotkohl	40	Hirse	85	Fisch m Haut	110–320
Spinat	50	Knäckebrot	100	Fischfilet	130–140
Champignon	60	Haferflocken	100	Räucherfisch	145–180
Erbsen, grün	150	Milch	0	Thunfisch	180
Rhabarber	5	Käse	10–30	Sprotten	500
Apfel, Birne	15	Ei	5	Butter, Margarine	0
Weintrauben	20	Wurstwaren	60–80	Bäckerhefe	450

heißt, es treten dauerhafte Gelenkschädigungen an mehreren Gelenken oder auch Tophi unter der Haut und in den Nieren auf.

Hyperurikämie beschreibt eine Harnsäurekonzentration von mehr als 6,4 mg/dl im Blutplasma oder -serum. Steigt die Serumharnsäure weiter an, liegt eine übersättigte Lösung vor, so dass Harnsäurekristalle ausfallen. Therapieziel ist daher eine Senkung des Serumharnsäurespiegels auf 5,0–5,5 mg/dl. Dazu erfolgt zunächst eine Ernährungstherapie:

- verminderte Purinzufuhr mit der Nahrung auf maximal 500 mg Harnsäure pro Tag (purinarme Diät, streng purinarm = unter 300 mg/d): Vermeidung von Innereien sowie Hering, Sardinen und Sprotten, Verzicht auf Bier und Spirituosen
- fettreiche Lebensmittel, Fleisch, Fisch und Wurst, Hülsenfrüchte und bestimmte Kohlsorten weniger verzehren
- Bevorzugung von Milch(-produkten) als Eiweißquelle
- Gewichtsreduktion bei Übergewicht, aber nicht fasten
- Einschränkung des Alkoholkonsums
- Flüssigkeitszufuhr von 1,5–2 l pro Tag, jedoch keine Softdrinks, insbesondere Zuckeraustauschstoffe Fruktose, Sorbit, Xylit vermeiden

Daneben stehen Urikostatika und Urikosurika (Medikamente, die die Bildung von Harnsäure im Organismus hemmen bzw. die Harnsäureausscheidung steigern) zur Verfügung.

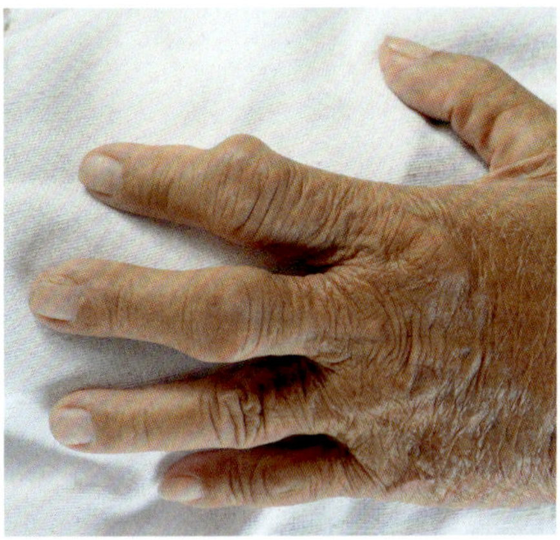

5.6 Lebensmittelunverträglichkeiten

Ein Fünftel der Menschen in den Industrieländern klagt über eine Unverträglichkeit gegenüber bestimmten Lebensmitteln.

Allergien

Nur vier bis acht Prozent der Kinder und ein bis zwei Prozent der Erwachsenen haben eine echte Lebensmittelallergie. Warum jemand eine Allergie bekommt, liegt oft an der Vererbung: Kinder, deren Eltern unter einer Allergie leiden, haben ein viel höheres Risiko. Lebensstil- und Umwelteinflüsse erklären das vermehrte Auftreten von Allergien in den letzten Jahrzehnten.

> **Definition**
> Eine Allergie ist eine überschießende Abwehrreaktion auf normalerweise harmlose Umweltstoffe (Allergene).

Typische **Allergene** (Allergie auslösende Stoffe) sind Pollen, Tierhaare, Hausstaubmilben oder Lebensmittel wie Obst, Nüsse, Gewürze, Fisch, bei Kindern häufiger Kuhmilch oder Hühnerei.

Eine Lebensmittelallergie kann sich durch ganz unterschiedliche Symptome äußern:
- Verdauungstrakt: Erbrechen, Krämpfe, Blähungen und Durchfall
- Haut: Ausschlag, Nesselfieber, Neurodermitis
- Asthma, Schnupfen, rote Augen
- Kreislaufversagen (Anaphylaktischer Schock)

Eine allergische Reaktion entsteht, wenn das Immunsystem Antikörper gegen Nahrungsmitteleiweiße gebildet hat. Sobald dieses Allergen spezifisch an den Antikörper gebunden ist, setzen Mastzellen des Abwehrsystems Histamin frei.

Histamin ist ein Gewebshormon, das kleinere Blutgefäße weitet und zu Rötungen und Quaddelbildung führt. An sensiblen Nerven erzeugt es Juckreiz und Schmerzen.

Feststellbar ist eine Allergie durch einen Hauttest, einen Nachweis im Blut oder eine Ausschluss- oder Provokationsdiät.

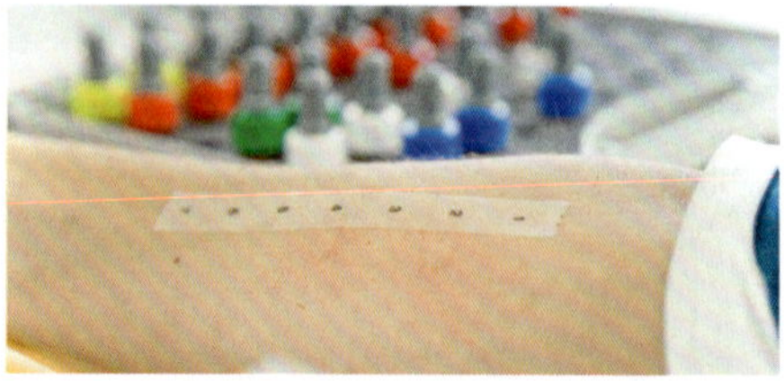

Pricktest auf dem Unterarm

Mithilfe der Verordnung zur Allergenkennzeichnung (s. S. 136) ist schnell klar, welches Lebensmittel im Regal oder auf der Speisekarte die 13 wichtigsten Allergene erhält.

Ist das Allergen bekannt, ist es zu meiden. Der Arzt kann außerdem Medikamente verschreiben, um die Symptome zu lindern. Manchmal hilft auch eine Hyposensibilisierung beim Allergologen: eine, langsam ansteigende Mengen des Allergens sollen den Körper (wieder) unempfindlich machen.

Damit bei Kindern gar nicht erst eine Allergie entsteht, sollten Eltern und Betreuungspersonen folgendes beachten:
- nicht rauchen
- mindestens vier bis sechs Monate ausschließlich stillen oder beim Allergierisiko-Kind HA-Säuglingsnahrung verwenden (s. S. 99)
- Schadstoffe und Schimmel aus der Wohnung entfernen
- mit der Beikost (Babybrei) Lebensmittel Schritt für Schritt einführen

In der Naturheilkunde existieren Antikörpertests und Ernährungsempfehlungen, die in umfangreichen Auslassdiäten resul-

Lebensmittelunverträglichkeiten

Allergie	Pseudoallergie	Histamin-Unverträglichkeit	Enzymmangel
= eine überschießende, durch das Immumsystem vermittelte Reaktion (Bildung von Antikörpern) frühestens beim zweiten Kontakt	= Symptome wie bei einer Allergie ohne Beteiligung von Antikörpern Reaktion schon beim ersten Kontakt	= Empfindlichkeit gegenüber Histamin in Lebensmitteln allergieähnliche Symptome	= Fehlen bestimmter Verdauungsenzyme z. B. Laktoseintoleranz durch zu geringe Aktivität der Laktose im Dünndarm
typische Allergene: Milch, Hühnerei, Soja, Erdnuss	typisch: Zusatzstoffe, natürliche LM-Inhaltsstoffe z. B. von Tomaten, Beeren, Kräutern	histaminreiche LM: Fischkonserven, Rohwurst, Käse, Sauerkraut, Rotwein	typisch: Milch, Milchprodukte je nach Laktosegehalt

tieren. Patienten mit unspezifischen Symptomen geben viel Geld aus und sind nachhaltig verunsichert. Es ist fraglich, ob eine mögliche Veränderung des Befindens durch den Verzicht auf bestimmte Inhaltsstoffe oder durch ein generell bewussteres Essverhalten entsteht.

Kinder, die in ländlichen Gebieten aufwachsen oder Geschwister haben, erkranken deutlich seltener an Allergien. Diese Kinder haben in den ersten Lebensjahren mehr Kontakt mit Bakterien und anderen Krankheitserregern. Das Immunsystem wird durch dieses „Training" davon abgehalten, auf harmlose Umweltstoffe zu reagieren.

Pseudoallergien

Von Allergien abzugrenzen sind andere Unverträglichkeiten, da sie nicht über das Immunsystem vermittelt sind: Nahrungsmittelzusatzstoffe wie Sulfide, Tartrazin und Glutamat lösen bei Betroffenen Hitzewallungen, Kopfschmerzen und Oberbauchbeschwerden aus. Da Glutamat in der chinesischen Küche meist reichlich Gebrauch findet, wurde die Empfindlichkeit auf diesen Geschmacksverstärker als Chinahouse-Syndrom bekannt. Auch pseudoallergische Patienten müssen den entsprechenden Auslöser strikt meiden.

Laktoseintoleranz

Im Gegensatz zu Kuhmilchallergikern können Personen mit Milchzuckerunverträglichkeit meist Milchprodukte mit nur geringem Milchzuckergehalt vertragen. Die Ursache der Symptome wie Blähungen, Bauchschmerzen und Durchfall entstehen dadurch, dass die Laktase im Dünndarm zu wenig aktiv ist. Laktase ist das Enzym der Dünndarmschleimhaut, das im Säuglingsalter für die Spaltung des Milchzuckers in Glukose und Galaktose verantwortlich ist. Geschieht dies nicht (mehr), gelangt der Doppelzucker in tiefere Darmabschnitte. Die Darmbakterien bauen die Laktose dann zu organischen Säuren und Kohlendioxid ab, was die Volumenvergrößerung durch Wasseransammlung und die Gasbildung erklärt. Die Laktoseintoleranz ist sehr selten angeboren, meist lässt die Laktaseak-

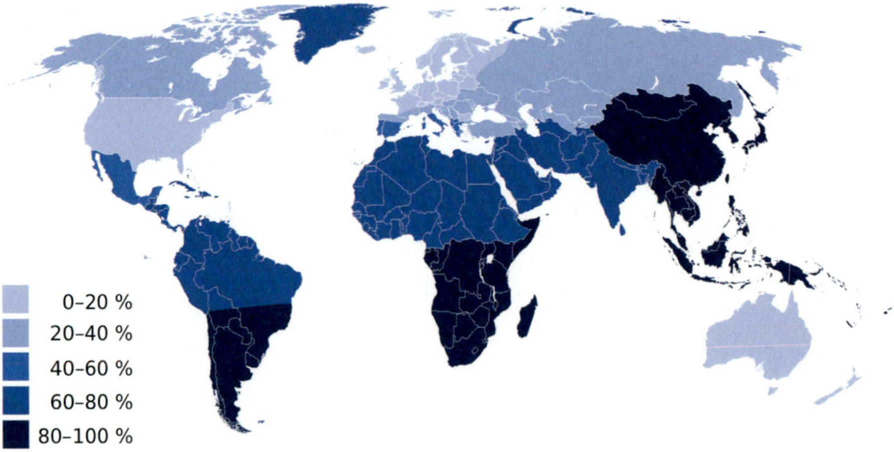

Bevölkerungsanteil mit Milchzuckerunverträglichkeiten

tivität im höheren Lebensalter nach. Lediglich nordeuropäische Völker haben mit der Rinderzucht und Milchverarbeitung über die Jahrhunderte eine Laktosetoleranz im erwachsenen Alter entwickelt.

Eine Laktoseintoleranz lässt sich mit einem Belastungstest feststellen. In der Ausatemluft befindet sich bei Betroffenen nach dem Verzehr von Milchzucker eine erhöhte Menge Wasserstoffgas, das aus bakteriellem Stoffwechsel stammt.

Laktose kommt in Milchprodukten vor, in vergorenen Produkten wie Joghurt oder Käse in geringerem Maße. Betroffene, die nicht auf Milch verzichten wollen, können Laktasepräparate einnehmen oder spezielle laktosefreie Milch und Milchprodukte verwenden. Laktose als relativ wenig süß schmeckender Zucker wird jedoch auch Medikamenten und anderen Lebensmitteln wie Wurstwaren zugesetzt.

Histamin-Unverträglichkeit

Histamin löst als Gewebshormon allergische Symptome aus, kann aber auch als Lebensmittelinhaltsstoff Unverträglichkeiten verursachen, ebenso wie andere biogene Amine wie Serotonin und Tyramin. Oftmals sammeln sich die Amine an, weil das abbauende Enzym nicht ausreichend Aktivität besitzt. Histamin kommt häufig in vergorenen Lebensmitteln wie Käse, Rohwurst, Sauerkraut oder Rotwein vor und löst Magen-Darm- sowie neurologische Symptome aus. Tyramin ist auch in Schokolade, Serotonin in Bananen, Walnüssen und Ananas enthalten.

Zöliakie und Glutenunverträglichkeit

Das Klebereiweiß Gluten kommt in den Getreidearten Weizen, Hafer, Gerste, Roggen sowie Dinkel, Emmer und Einkorn vor. An einer Glutenunverträglichkeit oder Zöliakie leiden in Deutschland etwa 0,3 – 0,5 Prozent der Menschen. Bei ihnen löst das Klebereiweiß im Darm eine Entzündung aus, so dass die Oberfläche der Darmzotten sich verkleinert und die Nährstoffaufnahme gestört ist. Das führt ohne Behandlung und Diät zu Fettstühlen und Gewichtsverlust.

Diagnostisch lässt sich ein positiver Antikörpertest durch eine Gewebeprobe bestätigen. Die Erkrankten müssen lebenslang auf selbst kleinste Mengen der Getreidearten verzichten. Dann regeneriert sich die Darmschleimhaut. Ersatzprodukte enthalten beispielsweise Hirse, Reis, Mais, Buchweizen und Esskastanien. Für manche Betroffenen ist Hafer in geringen Mengen verträglich. Leider haben diese nicht die guten Backeigenschaften der klassischen Brotgetreidearten. Gluten kann in verarbeiteten Lebensmitteln als Bindemittel und Trägersubstanz dienen. Vorsicht ist deshalb auch bei Wurstwaren, Fischprodukten, Gewürzmischungen und -soßen sowie Mixgetränken und Medikamenten geboten.

Eine Nicht-Zöliakie-nicht-Allergie-Weizensensitivität hat ebenfalls ihren Weg in die ärztlichen Leitlinien gefunden. Als Ursache diskutieren Experten pflanzliche Abwehrstoffe namens ATI (Amylase-Trypsin-Inhibitoren), die in Hochleistungsgetreidesorten vermehrt vorkommen, sowie so genannte FODMAPs (bestimmte unverdauliche Kohlenhydrate und Polyole).

An Zöliakie Erkrankte müssen alle Lebensmittel vermeiden, in denen Gluten enthalten ist, und das ein Leben lang. Sie sind auf die Angaben in der Zutatenliste angewiesen oder müssen auf das nationale Siegel der Deutschen Zölikie Gesellschaft e. V. (DZG) für glutenfreie Lebensmittel achten.

Alle Lebensmittelunverträglichkeiten gehören in die Hand von erfahrenen Ärzten und Ernährungsberaterinnen. Eine sorgfältige Diagnose und individuelle symptombezogene Diät sorgen dafür, dass die Lebensmittelauswahl und damit die Nährstoffversorgung nicht unnötig eingeschränkt werden.

5.7 Schilddrüse und Jod

Die Schilddrüse hat die Form eines Schmetterlings, der sich unterhalb des Kehlkopfes seitlich der Luftröhre befindet. In Deutschland leiden 30 Millionen Menschen unter einer Schilddrüsenfehlfunktion, teilweise ohne es zu wissen. Die Hormone der Schilddrüse heißen Thyroxin (T4) und Trijodthyronin (T3) und enthalten Jod als wesentlichen Baustein. Ohne Jod produziert die Schilddrüse nicht genug T3 und T4, aber zu viel ist ebenfalls schädlich. Hypophyse und Hypothalamus steuern in einem Regelkreis die Ausschüttung und Produktion.

Diese Hormone steuern den Energieverbrauch und den Grundumsatz (s. S. 54), regeln die Körpertemperatur, sind wichtig für das Wachstum sowie die geistige und organische Entwicklung von Ungeborenen, Kindern und Jugendlichen, sie regulieren Abwehr, Fruchtbarkeit, Herz-Kreislauf-Funktionen, Darmtätigkeit und Stoffwechsel.

Jod oder Jodid kommt vor allem in Meeresprodukten vor. Weitere Quellen sind Milchprodukte und Eier, da das Tierfutter mit Jod angereichert wird. Die deutschen Böden sind überwiegend arm an Jod, so dass pflanzliche Lebensmittel von Natur aus wenig Jod enthalten.

Um eine ausreichende Jodversorgung sicherzustellen empfiehlt die Deutsche Ge-

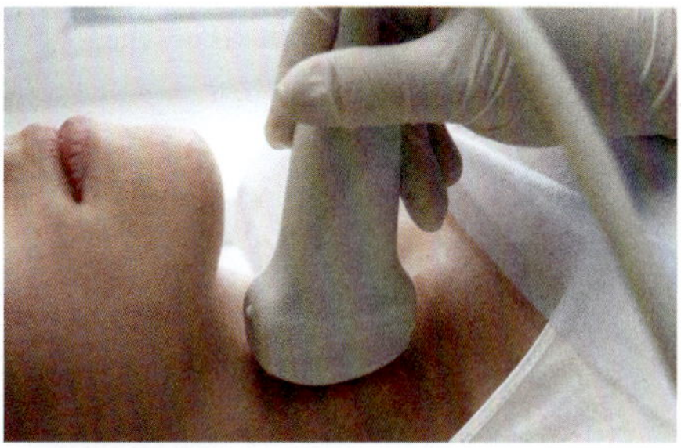

Schilddrüsenuntersuchung

sellschaft für Ernährung Jugendlichen und Erwachsenen eine Zufuhr von 200 µg pro Tag. Diese Menge ist mit einer vollwertigen Ernährung allein nicht zu erreichen, so dass jodiertes Kochsalz und in bestimmten Situationen auch Jodtabletten angezeigt sind.

Chronischer Jodmangel führt in der Schilddrüse zu einer verstärkten Aufnahme von Jod aus dem Blut. Der Spiegel des Hypophysenhormons Thyreotropin (TSH) steigt und die T3-Menge ist gegenüber der T4-Menge erhöht. Letztlich vergrößert sich die Schilddrüse (so genannte Struma oder Kropf) und kann knotige Veränderungen bilden. Diese Anpassungen können bewirken, dass die Regulierbarkeit von Schilddrüsengewebe oder einzelner Knoten abnimmt, es kommt zur so genannten Autonomie und ggf. zur Schilddrüsenüberfunktion.

Die Folgen von Jodmangel sind beim Un- und Neugeborenen irreversible Schädigungen des Gehirns, des Skeletts, anderer Organe mit Missbildungen, Fehl- und Totgeburten. Bei Jugendlichen kann es neben der Struma zu Lernschwierigkeiten kommen, bei Erwachsenen zu Fruchtbarkeitsstörungen. Ein Kropf kann die Luft- und Speiseröhre einengen und wird mit einer Operation entfernt oder verkleinert. Manche Knoten entarten zu bösartigen Tumoren.

Bei Erkrankungen wie dem Morbus Basedow oder Schilddrüsenautonomien kann eine hohe Jodzufuhr, zum Beispiel durch jodhaltige Röntgenkontrastmittel oder algenhaltige Lebensmittel eine Schilddrüsenüberfunktion auslösen oder verstärken.

Eine Schilddrüsenunterfunktion kann eine Folge von Jodmangel sein oder durch Entzündungen der Schilddrüse entstehen. Sie zeigt sich durch Gewichtszunahme, Kälteempfindlichkeit, Haarausfall, Müdigkeit und depressiven Verstimmungen. Im Gegensatz dazu kann eine Überfunktion zu Gewichtsverlust, Ruhelosigkeit, Schlafstörungen, Herzrhythmusstörungen, Durchfall und übermäßigem Schwitzen führen. Sowohl Unter- als auch Überfunktion der Schilddrüse lassen sich mit Tabletten behandeln.

Die vier Säulen einer ausreichenden Jodzufuhr

Vollwertige Ernährung

- regelmäßiger Verzehr von Seefisch (2x/Woche) und anderen Meeresfrüchten (aber Vorsicht bei Algen- und Tangprodukten)
- täglicher Verzehr von Milch/-produkten (250–500 g/Tag)
- Verzehr von Ei/-produkten
- jodreiches Mineralwasser

Jodsalz

- ausschließliche Verwendung von Jodsalz (mit Fluorid) im Haushalt (1,5 mg Jod/100 g)

Lebensmittel mit Jodsalz

Bewusster Kauf von verarbeiteten Lebensmitteln mit Jodsalz (s. Zutatenliste):
- beim Bäcker/Metzger
- in Kantine und Restaurant
- Fertiggerichte, Konserven, Tiefkühlprodukte

Einsatz von Jodtabletten

- in Situationen mit erhöhtem Bedarf (Wachstum, Schwangerschaft, Stillzeit)
- bei Verzicht auf Seefisch und/oder Milch/-produkten
- bei Fehlen von Jodsalz und damit hergestellten Lebensmitteln
- bei salzarmer Ernährung

5.8 Osteoporose

Osteoporose ist eine Erkrankung, die besonders häufig bei älteren Menschen auftritt und zu Knochenbrüchen am Oberschenkelhals oder den Wirbeln führt. Möglichst schon im Kindes- und Jugendalter ist vorzubeugen, da der Knochenaufbau ist mit etwa 30 Jahren abgeschlossen ist.

Der Mineralstoff **Calcium** ist verantwortlich für die Festigkeit und Stabilität der Knochen und Zähne. Kinder kommen mit relativ weichen Knochen zur Welt. Im Laufe des Wachstums lagert sich eine harte Verbindung aus Calcium und Phosphor in die eiweißreiche Grundsubstanz der Knochen ein, vorausgesetzt die Kinder ernähren sich ausgewogen.

Calcium ist neben seiner Funktion für die Knochenstabilität unter anderem auch an der Blutgerinnung beteiligt. Deshalb mobilisiert der Körper den Stoff aus seinen Knochenreserven, sobald der Blutcalciumspiegel absinkt. Die Hormone Calcitonin und Parathormon halten den Blutcalciumspiegel konstant. Entziehen sie den Knochen auf Dauer mehr Calcium als sie wieder einbauen, werden die Knochen brüchig und porös: Osteoporose entsteht.

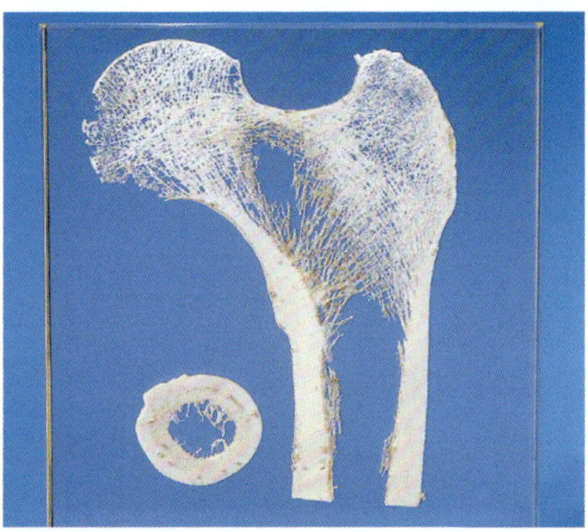

Knochenbrüchigkeit

Unter den Lebensmitteln sind Milchprodukte die Calciumlieferanten Nummer eins. Milch, Joghurt und Käse, aber auch bestimmte Gemüsesorten wie Brokkoli, Fenchel und Grünkohl sowie Vollkornprodukte und Mineralwässer liefern viel Calcium.

Vitamin D (Cholecalciferol) erhöht die Calciumaufnahme im Darm. Als einziges Vitamin kann der Körper es – aus Cholesterin als Vorstufe (s. S. 64) – selbst in der Haut aufbauen. Dazu ist eine ausreichende Sonnenbestrahlung der Haut wichtig. Auch bei bedecktem Himmel kann der Aufenthalt im Freien mit freien Unterarmen, Händen und Gesicht genügen. Menschen mit dunkler Hautfarbe, Bettlägerige oder mit sehr wenig Zeit „an der frischen Luft", können zusätzliche Vitamin-D-Gaben benötigen.

Schon gewusst?
Auch Mineralwässer sind eine gute Calciumquelle (Werte über 400 mg/l gelten als calciumreich).

5.9 Alkoholismus

Alkoholmissbrauch ist in Deutschland für jährlich 40 000 Tote verantwortlich. Alkohol als Zellgift schädigt mehr oder weniger alle Organe, vor allem die Leber und das Pankreas, verursacht Krebs in Mund, Rachen und Speiseröhre sowie Brustdrüse und Dickdarm.

Nicht zuletzt bewirkt das Trinken alkoholischer Getränke in der Schwangerschaft eine Alkoholembryopathie beim Ungeborenen mit lebenslangen Auswirkungen auf das Kind. Kinder mit **fetalem Alkoholsyndrom** haben vor und nach der Geburt Wachstumsverzögerungen, Anomalien der Gesichtszüge sowie zentralnervöse Fehlfunktionen mit einer verschlechterten geistigen Entwicklung und Lernstörungen.

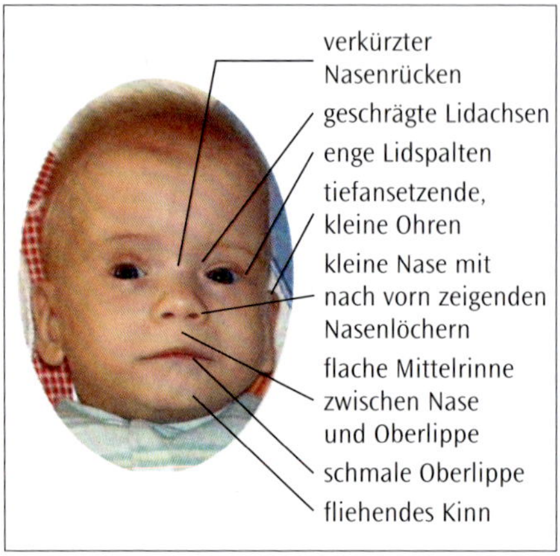

Merkmale bei fetalem Alkoholsyndrom

In Getränken wird der Alkoholgehalt meist in **Volumenprozent** angegeben. Da Ethanol eine Dichte von 0,79 aufweist, entsprechen beispielsweise 12 Volumenprozent bei Wein, einen Alkoholgehalt von 9,48 g/100 ml.

Der Körper kann etwa 0,1 g Alkohol pro kg Körpergewicht pro Stunde abbauen, das sind zwischen 0,1 und 0,25 Promille pro Stunde. Der **Blutalkoholwert** in Promille berechnet sich wie folgt:

$$C\,(o/oo) = \frac{\text{Alkoholmenge (g)}}{\text{(Körpergewicht (kg)} \cdot \text{Verteilungsfaktor Mann 0,7 bzw. Frau 0,6)}} - \text{Resorptionsverlust } 10\,\%$$

Alkohol hat mit 7,1 Kilokalorien pro Gramm einen beachtlichen Energiegehalt. Ein alkoholbedingtes Übergewicht verstärkt neben den Gefahren eines metabolischen Syndroms (s. S. 80) auch eine nicht alkoholische Fettleber.

Alkoholiker, bei denen Alkohol die Nahrungszufuhr ersetzt, leiden unter verschiedenen Nährstoffmangelsymptomen: Muskelatrophie und Ödeme durch Eiweißmangel, Knochenbrüche durch Osteoporose und Vitamin-D-Mangel, erhöhte Blutgerinnung durch Vitamin-K-Mangel, hormonelle Störungen und neurologischen Krankheitszeichen durch Vitamin-B-Mangel sowie Thiaminmangel.

Alkohol weist unter den Drogen ein sehr hohes Abhängigkeitsrisiko auf. Die Alkoholsucht ist unter anderem genetisch bedingt und kann soziale Folgen wie Gewalt, Arbeitslosigkeit, Unfälle und Selbstmord nach sich ziehen.

Alkoholismus ist heute eine der Hauptursachen für einen **Thiamin**mangel. Vitamin B_1 wird normalerweise durch Getreideprodukte insbesondere aus Vollkorn, durch Fleisch und Wurstwaren insbesondere Schweinefleisch, durch Hülsenfrüchte, Nüsse und Samen sowie Hefe aufgenommen. Die empfohlene Zufuhr liegt bei 1,0 – 1.3 mg pro Tag. Thiamin ist ein Co-Faktor im Kohlenhydratabbau der Zellen. Insbesondere Nervengewebe, die auf Gukose als Energieträger angewiesen sind, reagieren beim Alkoholiker häufig mit dem so genannten Wernicke-Korsakow-Syndrom. Dabei kommt es zu Bewusstseinsveränderungen, Lähmungen und Psychosen. Ursache des Thiaminmangels bei Alkoholmissbrauch sind neben der Mangelernährung auch eine verschlechterte Resorption im Dünndarm, erhöhte Verluste über die Niere und eine Abnahme der Thiaminspeicher in der Leber.

Die Vitamin-B_1-Mangelkrankheit Beriberi entdeckte der spätere Nobelpreisträger Christiaan Eijkman in Indonesien. Beriberi war dort mit dem Aufkommen von Reisschälmaschinen bekanntgeworden. Die Krankheit äußert sich durch neurologische Ausfälle, Skelettmuskelschwund, Herzmuskelschwäche, Depressionen und Ödeme.

6 Alternative Ernährungsformen

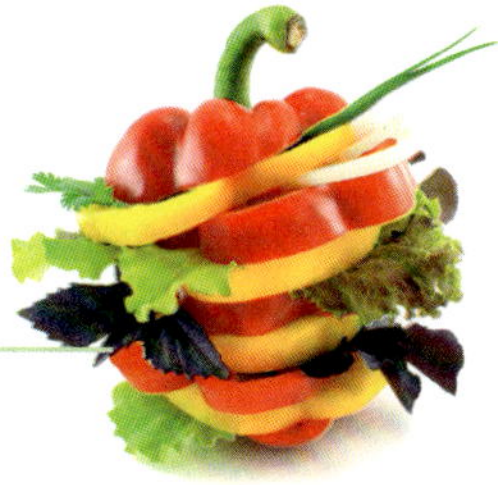

Alternativ zu der konventionellen Ernährungsweise gibt es unterschiedliche Weltanschauungen, die auch zu unterschiedlichen Kostformen führen können. Ein gesunder Lebensstil und eine intakte Umwelt sind das Ziel.

6.1 Vollwert-Ernährung

Kollath kritisierte 1942 bereits das zergliederte Denken und Beurteilen der einzelnen Lebensmittelbestandteile (Kohlenhydrate, Fette, Eiweiße, ...), so dass das natürliche Lebensmittel in seiner Gesamtheit aus dem Blick verschwände. Therapieerfolge bei bestimmten Zivilisationskrankheiten bestätigten das Ernährungskonzept.

Zu den an Vollwert ausgerichteten Ernährungskonzepten gehören: Reformkost nach Anemueller, Schnitzer-Kost nach Schnitzer, Vollwertkost nach Bruker und Vollwerternährung nach von Koerber, Männle und Leitzmann. Letztere baut auf vier wesentliche Aspekte auf: Gesundheits-, Wirtschafts, Umwelt- und Sozialverträglichkeit (s. S. 9). Damit soll ein langfristiges Wohlbefinden für jeden möglich sein. Dieses Konzept ist umfassend wie kaum ein anderes. Gemeinsamkeit aller Vollwertkonzepte ist die Orientierung an der Nahrungsmittelqualität. So natürlich, also unbehandelt wie möglich sollen die Nahrungsmittel verzehrt werden, um wertvolle Inhaltsstoffe für den Körper verfügbar zu haben. Die Hälfte der täglichen Nahrung soll dabei aus Frischkost bestehen.

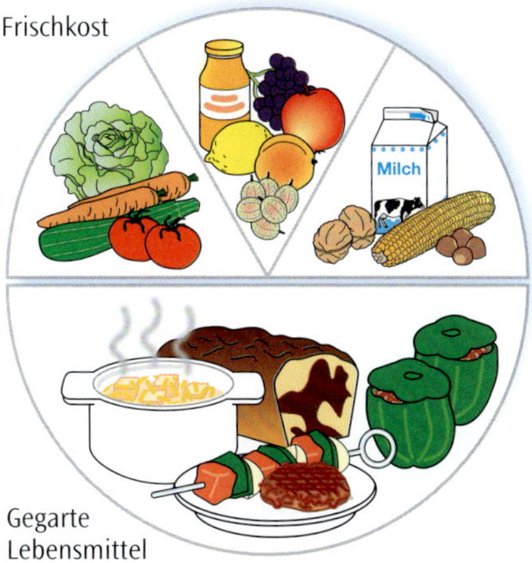

Zusätzlich werden Lebensmittel aus ökologischer Landwirtschaft, fair gehandelte sowie regional und saisonal angebotene Lebensmittel bevorzugt. Darüber hinaus wird auf die Umweltverträglichkeit verpackter Lebensmittel geachtet.

Gäa e.V.
Ökologischer Landbau

Bioland

Damit ergeben sich sieben Grundsätze der Vollwert-Ernährung:

- Genussvolle und bekömmliche Speisen
- Bevorzugung pflanzlicher Lebensmittel
- Bevorzugung gering verarbeiteter Lebensmittel
- Ökologisch erzeugte Lebensmittel
- Regionale und saisonale Erzeugnisse
- Umweltverträglich verpackte Produkte
- Fair gehandelte Lebensmittel

(Zitiert nach Leitzmann, Koerber, Männle)

Auswahl der Lebensmittel

Die Auswahl erfolgt nach einem Wertsystem für gesunde Erwachsene:

Wertstufe I: sehr empfehlenswert
unerhitzte Lebensmittel, etwa die Hälfte der Nahrungsmenge
Beispiele: gekeimtes Getreide, Vollkornbrot, Frischgemüse, Frischobst, gekeimte Hülsenfrüchte (blanchiert), Nüsse, Samen, Ölfrüchte, Vorzugsmilch, Rohmilchprodukte, Rohmilchkäse, natürliches Mineralwasser, Kräuter- und Früchtetee, frische Kräuter und Gewürzsamen

Wertstufe II: ebenfalls empfehlenswert
erhitzte Lebensmittel, etwa die Hälfte der Nahrungsmenge
Beispiel: Vollkornprodukte, Gemüse, Gemüsesäfte, Kartoffeln, Obstsäfte, Hülsenfrüchte, Butter, kaltgepresste unraffinierte Öle, ungehärtete Pflanzenmargarine mit hohem Anteil an Kaltpressöl, pasteurisierte Milch, Käse aus pasteurisierter Milch, Fleisch (1–2mal/Woche), Eier (1–2mal/Woche), Fisch (1mal/Woche), Leitungswasser, Malz-(Getreide) Kaffee, getrocknete Kräuter und Gewürzsamen, jodiertes Meersalz/Kochsalz, Honig, Trockenobst eingeweicht

Wertstufe III: weniger empfehlenswert
stark verarbeitete Lebensmittel, nur selten verzehren
Beispiele: Auszugsmehlprodukte, Gemüsekonserven, Kartoffelprodukte, Obstkonserven, Sojamilch, Tofu, extrahierte, raffinierte Öle, Kokosfett, Schmalz, H-Milch und -produkte, Fleisch- und Wurstwaren, Fleisch- und Fischkonserven, Tafelwasser, Bohnenkaffee, Schwarzer Tee, Kakao, Bier, Wein, Gewürzextrakte, Meersalz, Kochsalz, Honig, Apfel- und Birnendirektsaft, Melasse, Zuckerrübensirup

Wertstufe IV: nicht empfehlenswert
isolierte Lebensmittelsubstanzen, möglichst vermeiden
Beispiele: isolierte Stärke, Protein, Ballaststoffe und Farbstoffe, Fruchtsaftgetränke, isolierte Vitamine, Mineralstoffe, Sojakonzentrat, -isolat und „Sojafleisch", gehärtete Margarine, Sterilmilch, Kondensmilch, Milchpulver, Milchimitate, Schmelzkäse, Innereien, Ei-Pulver, Limonaden, Cola-Getränke, Sportlergetränke„ Spirituosen, isolierte/künstliche Aromastoffe, Kunsthonig (Invertzucker), isolierte Zucker, Süßwaren, künstliche Süßstoffe.

Im **Vordergrund** stehen: Getreide und Getreideprodukte aus Vollkorn, Gemüse, Obst, Kartoffeln, Hülsenfrüchte, Milch und Milchprodukte, ungehärtete Pflanzenfette.

Geringere Bedeutung haben: Fleisch, Fisch und Eier.

Stark bearbeitete Lebensmittel, isolierte und raffinierte Produkte sollen nur selten verzehrt werden: Fertigprodukte, Auszugsmehle (Typ 405, s. S. 25), Stärke, Zucker, Zuckerwaren, Limonaden, Fruchtsäfte, alkoholische Getränke.

Bedeutung für Ernährung und Gesundheit

Die Einteilung in Wertstufen erfolgt unterschieden nach Lebensmittelgruppen vergleichbar mit den Empfehlungen der DGE (s. S. 17 ff.). Daneben sind sowohl Inhaltstoffe der Lebensmittel als auch deren Herstellungsprozess berücksichtigt. Diese umfassende Einteilung in Wertstufen ordnet Lebensmittel nach ihrem Grad der Verarbeitung sowie ihrer Qualität und Umweltverträglichkeit ein.

Vollwert-Ernährung kann als überwiegend lakto-vegetarische Ernährungsweise und nicht vegetarische Ernährungsweise erfolgen und ist dementsprechend in der Bedeutung für die Ernährung zu bewerten.

6.2 Vegetarismus

Bei vegetarischer Ernährung werden grundsätzlich keine Lebensmittel verzehrt, die von getöteten Tieren stammen, also kein Fleisch und kein Fisch.

Der griechische Gelehrte Pythagoras (570 – 500 v. u. Z.) gilt als einer der ersten belegten Vegetarier und sagte: *Alles was der Mensch den Tieren antut, kommt auf ihn zurück.*

Gründe für Vegetarismus sind vielseitig und beziehen sich auf gesundheitliche, hygienische, ökologisch/nachhaltige, religiöse und philosophische Ansätze:
- Reinigung des Körpers
- Vorsorge und Therapie bei ernährungsabhängigen Krankheiten
- Stärkung der Immunabwehr
- Schonung natürlicher Ressourcen (s. S. 8)
- Verzicht auf die Tötung von Tieren

Schon gewusst?
Einmal duschen pro Tag im Leben verbraucht die gleiche Wassermenge, die benötigt wird, um 1 kg Rindfleisch zu erzeugen.

Auswahl der Lebensmittel

Es wird unterschieden:
Ovo-Lakto-Vegetarier (Ovo = Ei, Lakto = Milch) essen neben pflanzlichen Lebensmitteln auch tierische Produkte wie Milch, Milcherzeugnisse und Eier.
Ovo-Vegetarier verzichten auf Milchprodukte, essen allerdings Eier.
Lakto-Vegetarier lehnen zusätzlich den Verzehr von Eiern ab.
Veganer verzichten auf den Genuss aller tierischen Lebensmittel, also auch Eier, Milch, Milchprodukte und Honig.

	Fleisch u. Wurst 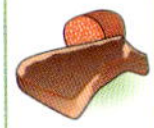	Fisch 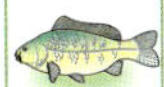	Milch-produkte Käse 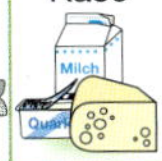	Eier 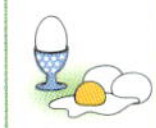
Ovo-Lakto-Vegetarier	✗	✗	✓	✓
Ovo-Vegetarier	✗	✗	✗	✓
Lakto-Vegetarier	✗	✗	✓	✗
Veganer	✗	✗	✗	✗

Die allgemeinen Ernährungsempfehlungen werden von Vegetariern und Veganern oft sehr viel besser umgesetzt als von Mischköstlern. So ist z. B. eine Eisenmangelanämie bei Vegetariern nicht häufiger anzutreffen als in der Allgemeinbevölkerung.

Vegetarisch/vegan lebende Kinder und Teenager sowie Schwangere und Stillende stellen in Bezug auf Mangelerscheinungen eine gewisse Risikogruppe dar. Aber auch Sportlern und älteren Menschen wird von dieser Ernährungsform wegen des erhöhten Eiweiß- und Mineralstoffbedarfs abgeraten.

Gehört man nicht zu den diesen Gruppen, ist es möglich, sich als Ovo-Lakto-Vegetarier, Ovo-Vegetarier und Lakto-Vegetarier vollwertig und gesund zu ernähren. Diese Kostformen bieten ausreichend Vitamine, Mineralstoffe und hochwertiges Eiweiß, wenn ein entsprechender Kostplan eingehalten wird.

Besonderes Augenmerk gilt:
- Vitamin B_{12}
- Calcium
- Zink
- Omega-3-Fettsäuren
- Vitamin B_2
- Eisen
- Jod

Zusammenhänge zwischen vegetarischer oder veganer Ernährung und Gesundheit werden in Studien ermittelt. So zeigt sich, dass durch pflanzliche Lebensmittel allein keine ausreichende Vitamin-B_{12}-Versorgung gewährleistet wird. Vitamin-B_{12} ist wichtig für die Zellteilung, die Blutbildung und das Nervensystem. Den Vitamin B_{12}-Status regelmäßig zu überprüfen und ggf. Vitamin B_{12} in Tablettenform zu ergänzen, ist zu empfehlen. Der Markt bietet inzwischen auch Zahnpasta mit Viamin B_{12} als Zusatz für Veganer.

Die Zufuhr von Vitamin B_2 (Riboflavin) lässt sich u. a. durch den Verzehr von Getreidekeimlingen steigern, da der Gehalt während der Keimung steigt.

Bei fleischlosen Alternativen ist zu beachten:

- Rückstände an Kohlenwasserstoffen, welche auch aus der Verpackung stammen.
- Gentechnisch veränderte Anteile von z. B. Soja durch ein unmittelbar nebeneinander bewirtschaften von Gen-Nutzpflanzen und Nutzpflanzen ohne Gentechnik.
- Einsatz von Geschmacksverstärkern wie Hefeextrakte, welche Glutamat enthalten.

Begriffe und werbliche Aussagen wie „veggie“ sind lebensmittelrechtlich nicht geschützt. Das in 2015 eingeführte EcoVeg-Gütesiegel kennzeichnet pflanzliche Lebensmittel in Bio-Qualität, verknüpft also „Eco“=ökologisch/bio und „veggie“=pflanzlich.

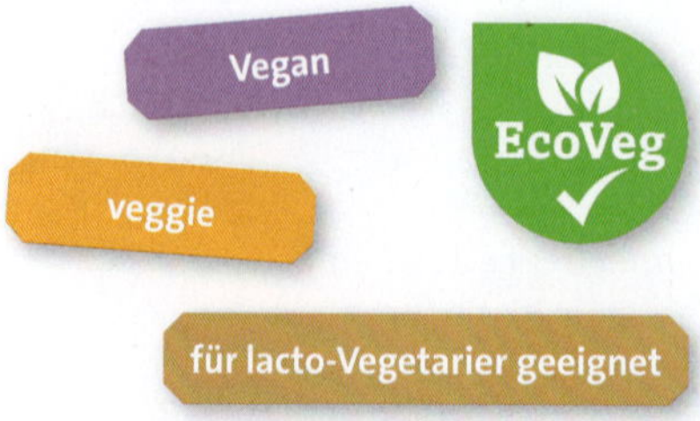

6.3 Weitere Kostformen

Ernährung nach der Anthroposophie von Rudolf Steiner mit geisteswissenschaftlichen Überlegungen legt eine geistige Beziehung zwischen Nahrung und Mensch zugrunde. Das Konzept beruht auf einer Ovo-lakto-vegetarischen Kostform mit Produkten aus biologisch-dynamischem Anbau.

Ernährung nach Traditioneller Chinesischer Medizin (TCM) mit dem ganzheitlichem Ansatz, dass Ernährung wesentlicher Baustein für Gesundheit ist und an Jahreszyklen und Lebensphasen angepasst sein soll. Ein absoluter Verzicht auf Milch und Milchprodukte und deren wertvolles Eiweiß und Calcium ist nicht empfehlenswert. Angereicherte Lebensmittel oder Präparate werden nötig.

Haysche Trennkost nach Dr. Howard Hay meint eine getrennte Aufnahme von eiweiß- und kohlenhydratreichen Lebensmitteln zu unterschiedlichen Mahlzeiten, um den Körper vor Übersäuerung zu schützen. Durch getrennte Aufnahme und eingeschränkten Fleischkonsum werden u. a. weniger Fett, Cholesterin und Purin aufgenommen.

Makrobiotik basiert auf der asiatischen Weltanschauung und betrachtet Ernährung als Basis für Gesundheit und Wohlbefinden. Lebensmittel werden zum Ausgleich des Universums nach Yin und Yang eingeteilt. Ein Verzicht auf Alkohol und ein sparsamer Einsatz von Fett und Zucker unterstützen eine gesunde Ernährung.

Merke

Alle diese Kostformen sind für Kinder, Jugendliche, Schwangere, Stillende, Sportler und ältere Menschen nur bedingt geeignet.

7 Ernährung in verschiedenen Lebenssituationen

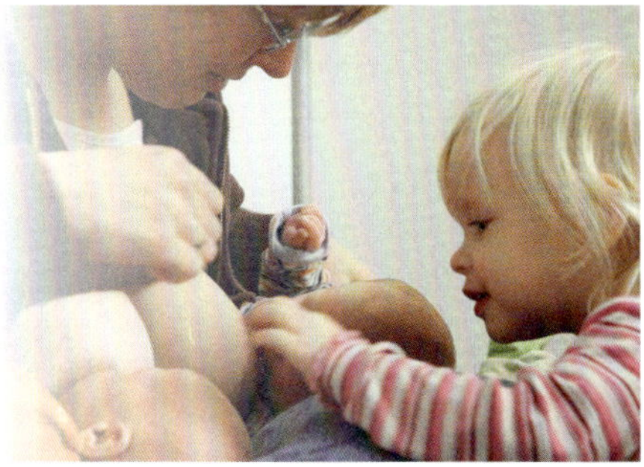

Die meisten Grundregeln für die vollwertige Ernährung wie die Ernährungspyramide, der Ernährungskreis oder die 10 Regeln der DGE gelten unabhängig vom Alter oder Lebensstil. Trotzdem lohnt es sich bei Personen mit speziellem Nährstoffbedarf, auf bestimmte Nährstoffe, Lebensmittel und Zubereitungen besonders zu achten.

7.1 Ernährung im ersten Lebensjahr

Auf den ersten Blick erscheint es logisch, dass ein Säugling Milch bekommt. Denn für feste Nahrung fehlen ihm die Zähne, und auch die anderen Verdauungsorgane sind noch nicht voll ausgereift. Das Baby braucht besonders viele essenzielle Nährstoffe, um zu wachsen und gesund zu bleiben. Eine Zeit lang wurde Müttern jedoch vom Stillen abgeraten, da die Muttermilch zu stark mit Umweltgiften belastet war. Heute rät die Deutsche Gesellschaft für Ernährung wieder uneingeschränkt zur Brusternährung.

Definition

Neugeborenes = Kind in den ersten vier Lebenswochen
Säugling/Baby = Kind im ersten Lebensjahr
Kleinkind = Kind im zweiten und dritten Lebensjahr

Im Mutterleib erhält das ungeborene Kind durch die Nabelschnur alles, was es für seine gesunde Entwicklung benötigt. Nach der Geburt ist die natürlichste Nahrung eines Säuglings die Muttermilch. Das ausschließliche Stillen über vier bis sechs Monate hat viele Vorteile. Eine ausgewogene Ernährung des Säuglings in diesen ersten Monaten ist jedoch auch mit industriell hergestellter Flaschennahrung möglich.

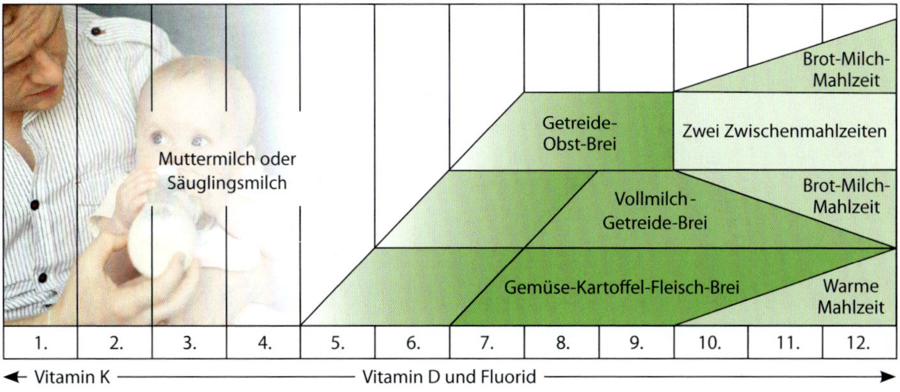

Der Ernährungsplan für das erste Lebensjahr

Quelle: Forschungsinstitut für Kinderernährung (FKE)

- Muttermilch enthält Kohlenhydrate, Eiweiß und Fett sowie Vitamine und Mineralstoffe in der optimalen Zusammensetzung. Dieser Nährstoffgehalt verändert sich sowohl über die Wochen der Stillzeit als auch innerhalb einer einzigen Brustmahlzeit und passt sich exakt an die Bedürfnisse des Säuglings an. Die erste Milch nach der Geburt heißt **Kolostralmilch**. Sie ist für die gesunde Entwicklung des Kindes besonders wichtig. Nach zwei Wochen erhält es die so genannte reife Muttermilch.
- Innerhalb der Stillmahlzeit ist die Milch zuerst dünnflüssig und deckt den Flüssigkeitsbedarf des Kindes. Nach und nach steigt dann der Nährstoffgehalt, macht das Baby satt und liefert ihm Energie und Baustoffe für das Wachstum. Durch das Saugen an der Brust, produziert die Milchdrüse die notwendige Menge an Muttermilch. Gestillte Babys sind fast nie überernährt.
- Gestillte Säuglinge erkranken deutlich seltener an Magen-Darm-Infektionen und Allergien ebenso wie an Neurodermitis und ähnlichen Krankheiten. Denn die Muttermilch enthält Abwehrstoffe des mütterlichen Immunsystems.
- Durch das Saugen an der Brust entwickeln sich Kiefer und Gebiss des Kindes besser als beim Trinken aus der Flasche. Dadurch treten Fehlstellungen der Zähne seltener auf und die Sprachentwicklung wird begünstigt.
- Während des Stillens haben Mutter und Kind einen innigen Kontakt. In einer ruhigen Atmosphäre kann sich die Mutter ihrem Baby aufmerksam und geduldig zuwenden. Bestimmte Hormone regeln die Milchbildung und den Milchfluss, sie fördern die emotionale Bindung zwischen Mutter und Kind.
- Auch für die Mutter ist das Stillen von Vorteil. Es unterstützt die Rückbildung der Gebärmutter. Außerdem erkranken Frauen, die gestillt haben, seltener an Brust- und Eierstockkrebs.
- Im Vergleich zur Flaschenkost ist Muttermilch zudem sehr einfach und praktisch zu handhaben. Sie steht immer in der richtigen Temperatur zur Verfügung, ist hygienisch einwandfrei und noch dazu kostenlos.

Die Hebamme oder Säuglingsschwester hilft der Mutter, wenn Probleme beim Stillen auftreten. Außerdem können Laktationsberaterinnen oder Stillgruppen die Mutter unterstützen.

Die Entscheidung, nicht zu stillen, sollte der Außenstehende jedoch immer respektieren. Keine Frau muss sich für das Stillen oder nicht Stillen rechtfertigen. Es gibt sogar Situationen, in denen eine Frau nicht stillen sollte. Viele Stoffe gehen aus dem mütterlichen Blut in die Muttermilch über. Frauen, die drogenabhängig oder schwer krank sind und Medikamente einnehmen müssen, geben ihrem Kind lieber nicht die Brust. Welche Arzneimittel für stillende Mütter geeignet sind, wissen die Ärztin oder der Apotheker.

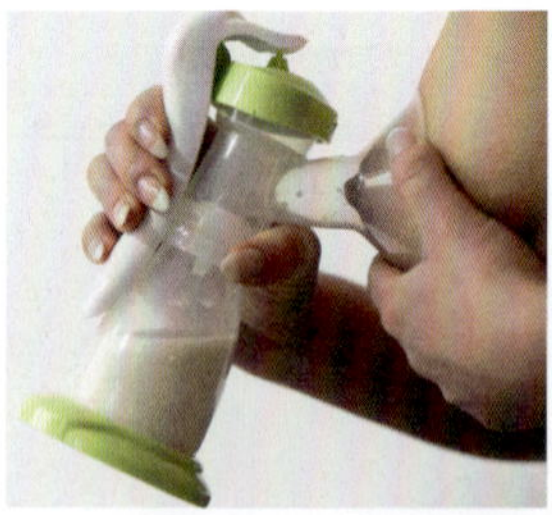

Zurückhaltung ist auch bei Genussmitteln geboten. Alkoholische Getränke sollte die Mutter während der Stillzeit gar nicht, koffeinhaltige nur in Maßen zu sich nehmen. Rauchen schädigt das Kind sowohl in der Schwangerschaft als auch danach, unter anderem weil Nikotin in die Muttermilch gelangt (s. S. 107).

Manche Mütter beobachten, dass von ihnen verzehrte Speisen oder Getränke das Wohlbefinden des Säuglings beeinträchtigen. Säurehaltige Obst- und Gemüsesorten wie Zitrusfrüchte können zum Beispiel einen wunden Po begünstigen. Kohl, Zwiebeln oder Hülsenfrüchte führen manchmal zu Blähungen. Diese Lebensmittel sind zu meiden, wenn sicher feststeht, dass das Baby darauf reagiert.

Die **Säuglingsmilchnahrung** ersetzt die Muttermilch, wenn Stillen nicht möglich ist. Das richtige Zubereiten des Fläschchens schützt den Säugling dabei vor gesundheitlichen Nachteilen.

Trinkwasser zählt in Deutschland zu den am besten kontrollierten Lebensmitteln. Nur in sehr wenigen Regionen überschreitet es die Grenzwerte für Schadstoffe wie Nitrat, Blei oder Kupfer. In diesen Gegenden oder bei Reisen ins Ausland kann die Verwendung von Mineralwässern von Vorteil sein, die laut Etikett „geeignet für die Zubereitung von Säuglingsnahrung“ sind.

Das Selbstherstellen von Säuglingsmilch aus Kuh-, Ziegen-, Schafs-, Stutenmilch oder pflanzlichem Milchersatz ist grundsätzlich nicht zu empfehlen. Der Nährstoffgehalt unterscheidet sich zu stark vom „Original“, der Muttermilch.

Muttermilch oder Säuglingsmilch reicht ab dem fünften bis siebten Lebensmonat nicht mehr aus, um den Energie- und Nährstoffbedarf des Kindes zu decken. Das Baby lernt zu sitzen und vom Löffel zu essen, während der Saugreflex zurückgeht. Zusätzlich zur Muttermilch bekommt der Säugling nun die ersten Breie, die so genannte **Beikost**. Wird der Gemüse-Kartoffel-Fleisch-Brei gut vertragen, kann im nächsten Monat der Milch-Getreide-Brei eine weitere Mahlzeit ersetzen usw. (s. S. 97). Mit Beginn der Gabe von Beikost braucht der Säugling zusätzliche Flüssigkeit. Am besten wird der Wasserbedarf mit energiefreien Getränken wie Wasser und ungesüßten Tees gedeckt.

Um Unverträglichkeiten vorzubeugen und zu beobachten, sollte man die Lebensmittel in der Beikost Schritt für Schritt einführen. Gemüse und Obstsorten, verschiedene Getreidearten, Fleisch, Geflügel und Fisch gehören dazu. Auch Kuhmilch dient in kleinen Mengen der Zubereitung eines Milch-Getreide-Breis. Roh- und Vorzugsmilch sind für Säuglinge nicht geeignet. Zum Trinken kommt Kuhmilch erst im Rahmen der Brot-Milch-Mahlzeit gegen Ende des ersten Lebensjahres ins Spiel, wenn Säuglinge ab dem zehnten Monat am Familienessen teilnehmen. Stückchen von festen Lebensmitteln können sie in der Regel mit dem Kiefer zerdrücken.

Erdnussgroße harte Lebensmittel wie Nüsse oder Bonbons können durch Verschlucken in die Luftröhre gefährlich sein und sollten Kindern bis zum Kleinkindalter nicht zugänglich sein.

Säuglingsmilchnahrungen im Überblick	
Pre	Säuglingsanfangsnahrung/ Säuglingsmilchnahrung; Zusammensetzung ist der Muttermilch sehr ähnlich; bis 12 Monate
1	Säuglingsanfangsnahrung; enthält neben Milchzucker auch sättigende Stärke, bis 12 Monate
2	Folgenahrung im Beikostalter kann neben Milchzucker und Stärke auch andere (überflüssige) Zuckerarten und Aromen enthalten; ab 5. Monat möglich
HA (hypoallergen)	für allergiegefährdete Säuglinge (als Pre, 1 oder 2)

Fläschchenhygiene: 10 goldene Regeln

1. Wasserqualität bei Hausbrunnen überprüfen lassen
2. Säuglingsmilch immer frisch zubereiten (Reste nicht wieder erwärmen, sondern entsorgen)
3. Leitungswasser ablaufen lassen, bis es kalt aus der Leitung fließt
4. auf Wasserfilter verzichten
5. Wasser auf 30–40 °C erwärmen (nicht warm aus der Leitung nehmen)
6. Flaschen und Sauger nach jeder Mahlzeit gründlich spülen und sorgfältig reinigen
7. Gummisauger gelegentlich auskochen (bei Silikon nicht nötig)
9. Flaschensauger nicht selbst „sauber" lecken oder daran probieren (Übertragung von Kariesbakterien)
10. älteren Babys nicht die Plastiknuckelflasche in die Hand geben (Kariesgefahr durch Dauerkontakt zu süßen Getränken).

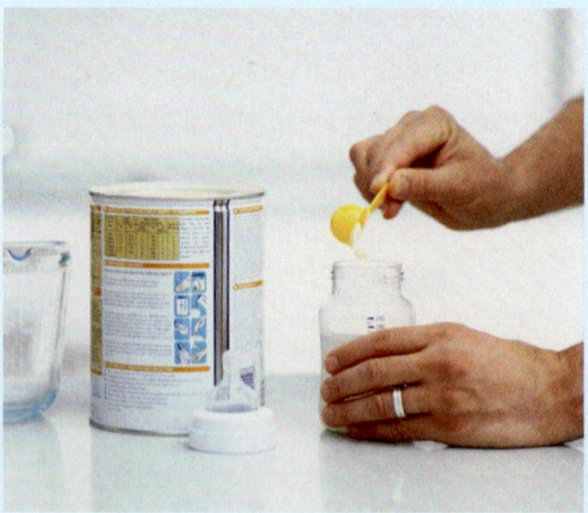

Drei Nährstoffe fehlen auch in der sorgfältig zusammengestellten Säuglingsernährung: Vitamin K erhalten Babys deshalb dreimal als Tropfen bei den Vorsorgeuntersuchungen. Vitamin D und Fluorid erhalten sie als Rachitis- und Kariesvorbeugung über das gesamte erste Lebensjahr täglich einmal als Schmelztablette.

7.2 Ernährung von Kindern und Jugendlichen

Im Vergleich zu Erwachsenen benötigen Kinder viele Nährstoffe wie Eiweiß und Calcium, aber wenig Kalorien. Für sie gilt die Ernährungspyramide (s. S. 20) zwar genauso (mit entsprechend kleineren Portionen), es ist jedoch besonders auf die Qualität und den Fettgehalt der Lebensmittel und Speisen zu achten. Auch stark gesalzene und scharf gewürzte Speisen sowie zuckersüße Extras sind für Kinder nicht geeignet. Stattdessen sollten Kinder den natürlichen Geschmack von wenig verarbeiteten Lebensmitteln kennen und schätzen lernen. Dass anregende Getränke wie Kaffee, schwarzer Tee und Cola sowie alkoholische Getränke für Kinder Tabu sind, versteht sich von selbst.

Um ihren hohen Flüssigkeitsbedarf zu decken, lernen Kleinkinder im zweiten Lebensjahr aus Becher oder Tasse zu trinken. Beim Trinken aus der Flasche oder dem Kinderschnabelbecher kann das ständige Umspülen der Zähne mit zucker- oder säurehaltigen Flüssigkeiten Karies (s. S. 102) begünstigen. Getränke gehören zu jeder Mahlzeit, sollten aber auch zwischendurch angeboten werden, da Kinder häufig ihren Durst beim Spielen vergessen.

Kuchen, Süßigkeiten und salzige Snacks enthalten oft reichlich Zucker und Fett, aber kaum Vitamine und Mineralstoffe. Darum sollten sie nur einmal am Tag verzehrt werden. Im Rahmen einer ansonsten vollwertigen Kinderernährung ist also Naschen in geringen Mengen erlaubt.

Kinder müssen es lernen, maßvoll mit Süßigkeiten und Snacks umzugehen. Zum Teil kann die Lust auf Süßes auch durch süße Nachspeisen oder Zwischenmahlzeiten aufgefangen werden. Auf keinen Fall sollten Kinder vor den Mahlzeiten Süßigkeiten

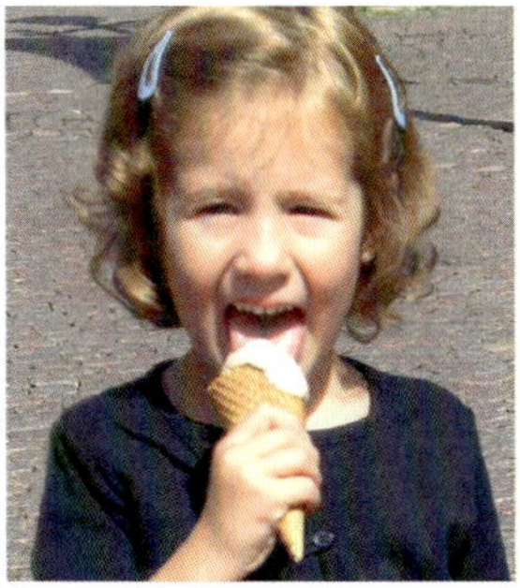

bekommen, da sie sich so den Appetit auf das normale Essen verderben. Nach dem Naschen schützt gründliches Zähneputzen vor Karies.

Die gesündeste Lebensmittelauswahl nützt nichts, wenn das Kind die Mahlzeiten ablehnt. Kinder wollen Spaß beim Essen, denn Gesundheit ist für sie keine unmittelbare Motivation. In erster Linie kommt es dabei auf das gemeinsame Essen in angenehmer Atmosphäre an. Ermahnungen, Streitereien und unerfreuliche Themen gehören nicht an den Esstisch.

Soweit wie möglich sollten Kinder mitbestimmen und mitmachen dürfen. Was sie selbst vorbereitet haben, verzehren sie in der Regel auch gern. Auch die Lieblingsgerichte der Kleinen finden einen Platz im abwechslungsreichen Speiseplan. Zudem ist es wichtig, dass Kinder selbst entscheiden, wie viel sie essen wollen und was ihnen schmeckt. So erhalten sie sich ihr gesundes Hunger- und Sättigungsgefühl.

Wissenschaftliche Studien beweisen: Kinder mögen, was sie kennen. Was zu Hause regelmäßig auf den Tisch kommt, werden sie zum großen Teil irgendwann mitessen. Deshalb alle Lebensmittel immer mal wieder anbieten und probieren lassen! Ein vielseitiges Angebot ist die beste Voraussetzung für eine ausgewogene und abwechslungsreiche Ernährung.

Zunehmend bleiben Kinder und Jugendliche bis zum Nachmittag in der Kindertagesstätte oder Ganztagsschule und essen dort zu Mittag. Eltern und Einrichtungen sollten sich gemeinsam für ein qualitativ hochwertiges und attraktives Verpflegungsangebot einsetzen. Es ist gerade für Jugendliche, die das Schulgelände verlassen dürfen, sehr wichtig, dass Kiosk und Fastfood-Ketten zumindest nicht die einzigen Anbieter sind.

Die DGE gibt Qualitätsstandards heraus, an denen sich Kitas und Schulmensen orientieren können. Die Einrichtungen können sich zertifizieren lassen, wenn sie bestimmte Kriterien erfüllen.

Mit zunehmender Bedeutung im Alltag der Kinder stehen Kindertagesstätten und Schulen auch in der Pflicht einer ganzheitlichen Ernährungs- und Gesundheitsbildung. Wissen und Lehrplaninhalte sollten möglichst mit praktischen Erfahrungen und sinnlich-emotionalem Erleben ergänzt werden.

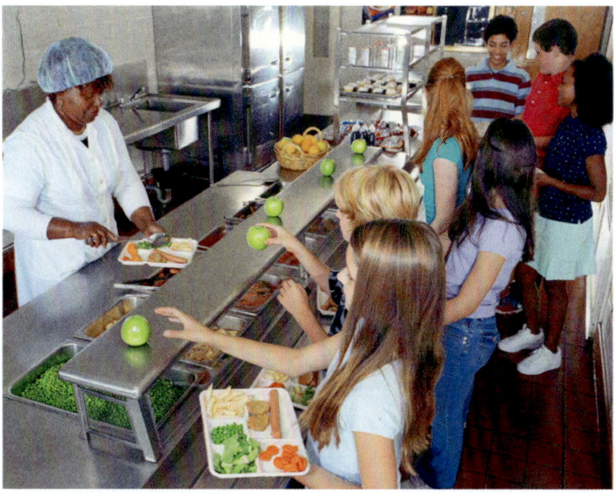

Zähne · Karies · Fluorid

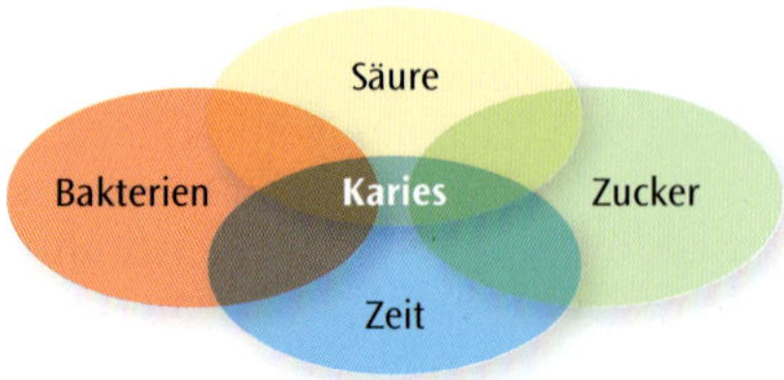

Faktoren der Kariesentstehung

Klebrige und zuckerreiche Lebensmittel sind beliebt, nicht nur bei Kindern, sondern auch bei Kariesbakterien. Die Zahnfäule gehört zu den häufigsten Infektionskrankheiten in den westlichen Industrienationen. Karies entsteht, wenn Bakterien aus Speiseresten zwischen den Zähnen Säuren produzieren. Diese Säuren (ebenso wie säurehaltige Lebensmittel) lösen Calcium aus dem Zahnschmelz heraus. Je länger Zahnbelag, die sogenannte Plaque, auf den Zahn einwirkt, desto größer ist die Gefahr. Auf längere Sicht kommt es zu einer Entkalkung des Zahnes, es bildet sich ein Loch und verursacht Zahnschmerzen.

Karies lässt sich vermeiden, je konsequenter man den vier Faktoren der Kariesentstehung begegnet:

Ernährung • Zahnpflege • Fluor • Zahnarzt

Neben regelmäßigen Zahnarztbesuchen und sorgfältiger Zahnpflege gehören eine zahngesunde Ernährung und Fluorid zu den Schutzfaktoren der Zähne. Fluorid ist ein wichtiger Bestandteil in Zahnpasta, aber auch ein wichtiger Nährstoff. Es festigt die Knochen und härtet den Zahnschmelz. Das Element Fluor kommt als Fluorid nur in wenigen Lebensmitteln vor: in Seefischen und Meeresfrüchten, Nüssen, schwarzem Tee, in Fleisch und Sojaprodukten. In Gegenden, wo das Trinkwasser sehr arm an Fluorid ist, empfiehlt die DGE eine zusätzliche Aufnahme durch fluoridiertes Speisesalz und/oder Fluoridtabletten. Eine Überdosierung von Fluoridtabletten kann jedoch auch schädlich sein und zur so genannten Zahnfluorose führen. Das sind weiße Flecken auf den Zähnen.

Nach der Prophylaxe mit Fluor- und Vitamin-D-Tabletten im Säuglingsalter (s. S. 97) rät die DGE zu fluoridreichem Mineralwasser, fluoridiertem Speisesalz oder Fluoridtabletten, vor allem in Regionen mit fluoridarmem Leitungswasser.

Zahnfreundliche Süßigkeiten und Getränke sind am Zahnmännchen zu erkennen. Sie verursachen nachweislich weder Karies noch sonstige Säureschäden an der Zahnoberfläche. Statt Zucker enthalten sie Zuckeraustauschstoffe und Süßstoffe, die für Kariesbakterien nicht verwertbar sind.

Kinderlebensmittel und Werbung

Die Werbung für Kinderlebensmittel richtet sich an Kinder und Erwachsene gleichermaßen. Kinder lassen sich anlocken von der bunten Verpackung, Tier- und Comicfiguren und Sammelbildchen. Die Erwachsenen geben nach, weil sie sich von „der Extraportion Milch" oder „natürlicher Süße" vom gesunden Zusatznutzen überzeugen lassen. Der Gesundheitswert von Minijoghurts und -puddingen, Milchcremeschnitten und Schokoprodukten erweist sich jedoch als sehr gering: Sie sind häufig reich an Zucker und Fett und arm an natürlichen Zutaten wie Früchten. Zugesetzte Vitamine und Mineralstoffe sind in einer ausgewogenen Ernährung überflüssig. Der Medienkonsum führt nicht nur durch den Bewegungsmangel von Kindern und Jugendlichen zu Übergewicht. Auf den entsprechenden Kanälen läuft zielgruppengerecht die Werbung für süße, kalorienreiche und nährstoffarme Produkte.

Fastfood bezeichnet Schnellgerichte, die an entsprechenden Imbissständen oder -lokalen innerhalb kurzer Zeit zubereitet und verzehrt werden. Hamburger, Döner und Pommes enthalten meist viele Kalorien bei geringem Sättigungswert, zu viel Fett, Salz und Zucker. Vitamine, Mineralien und Ballaststoffe fehlen aufgrund der meist minderwertigen Zutaten.

Kinder und Jugendliche lieben den Besuch in Fastfood-Restaurants aufgrund des günstigen und immer gleichen Angebotes, des Erlebnisses und um sich mit Freunden zu treffen. Mehr Gemüse bieten orientalische oder asiatische Imbisslokale.

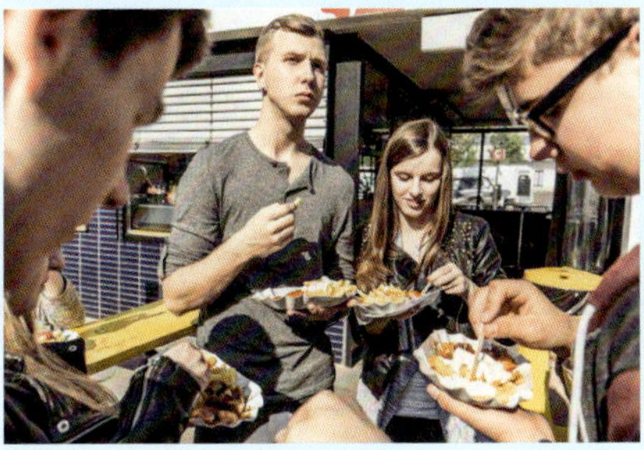

7.3 Ernährung von Erwerbstätigen

Der berufliche Alltag verlangt hohen Einsatz. Im Stress greifen Erwerbstätige dann leicht zu verzehrfertigen Lebensmitteln, die schnell satt machen. Ob reichhaltig belegtes Ciabatta-Brötchen auf dem Weg ins Büro oder Handwerkerfrühstück an der Würstchenbude, sie liefern reichlich Energie, aber wenig essenzielle Nährstoffe.

Die Leistungs- und Konzentrationsfähigkeit leidet aber unter großen, fetten Mahlzeiten. Hastig herunter geschlungen folgt auf dem Heißhunger unmittelbar das „Suppenkoma". Fünf kleinere Mahlzeiten mit einer nicht zu hohen Energiedichte (s. S. 72) über den Tag können das verhindern:

- Kohlenhydrate liefern Energie für geistige und körperliche Arbeit. Zucker und Weißmehl lassen den Blutzuckerspiegel und damit oft die Leistungsfähigkeit stärker schwanken als Vollkornprodukte.
- Flüssigkeitsmangel beeinträchtigt die Leistung. Geeignete Durstlöscher sind Wasser, Tees und Saftschorlen. Koffeinhaltige Getränke sollten nicht im Übermaß genossen werden, alkoholische Getränke Tabu sein.
- Obst und Gemüse sind meist energiearm und reich an gesundheitsförderlichen Inhaltsstoffen. In mundgerechte Stücke zerteilt laden sie eher zum gesunden Snacken ein als im Ganzen.
- Käse und Wurst dienen traditionell als Brotbelag. Zunehmend gibt es sie jedoch auch in Form von fertigen Würfeln oder Miniwürstchen als praktisches Fingerfood. Die Zufuhr von tierischen Fetten kann damit leicht zu hoch werden.
- Reichlich Remoulade ersetzt und ergänzt häufig das Streichfett in fertig belegten Brötchen. Zu beachten ist hier der enorme Fettgehalt von mindestens 50 Prozent.

Pausen sind wichtig und verbessern die Leistungsfähigkeit. Den Blick einmal vom Bildschirm in die Ferne schweifen zu lassen, sich kurz zu strecken und zu bewegen kann eine geeignete Ergänzung zum vernünftigen Zeitmanagement bilden.

Stress kann auf den Magen schlagen, das weiß schon der Volksmund. Bei Stress übernimmt der Sympathikus die Kontrolle über die unbewusst gesteuerten Körpervorgänge. Dieser Teil des vegetativen Nervensystems erzeugt kurzfristig eine erhöhte Leistungsbereitschaft für Kampf oder Flucht, wirkt jedoch auf Dauer schädlich. Der Puls und die Atmung beschleunigen sich, die Verdauungstätigkeit

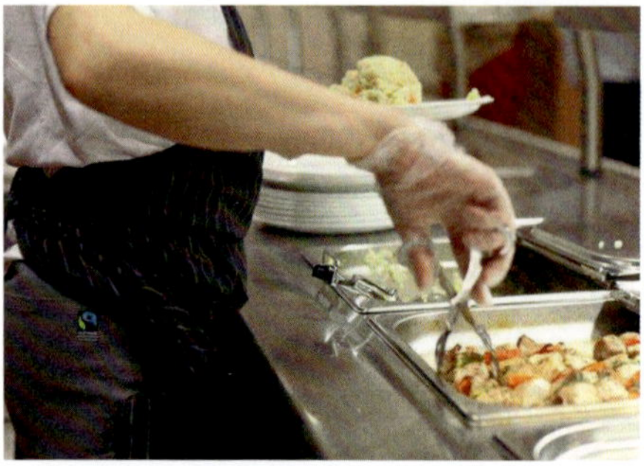

Kantine mit fair gehandelten Speisen

wird herunterreguliert. Bei empfindlichen Menschen kann das zu Durchfall und auch zu Verstopfung führen.

Eine typische Managerkrankheit ist das Magengeschwür, es steht im Verdacht durch Stress bedingt zu sein. Eine gesteigerte Magensäureproduktion kann diese Verletzungen und Entzündungen der Magenschleimhaut auslösen und fördern. Alkohol, Nikotin und Kaffee begünstigen die Säureproduktion zusätzlich. Frustessen und Kummerspeck sind eine weitere Reaktion auf psychische Belastungen. Diese können jedoch auch zu Appetitlosigkeit führen.

Eine positive Stimmung bewirkt im Gehirn vor allem der Neurotransmitter Serotonin, der aus der Aminosäure Tryptophan entsteht. Serotonin wirkt antidepressiv und dämpft Angst oder aggressive Gefühle. Dieses „Glückshormon" kommt auch in Lebensmitteln wie Bananen und Kakao vor, allerdings nicht in wirksamen Mengen. Reich an Tryptophan sind Cashewkerne, Fleisch, Lachs, Erbsen und Kakao. Die Serotoninproduktion steigt nach kohlenhydrat- und fettreichen Speisen – eine mögliche Erklärung dafür, dass Schokolade, Chips und Pommes ein gutes Gefühl geben.

Unterwegs bleibt nicht nur die Gesundheit, sondern auch die Verantwortung für Umwelt und soziale Aspekte häufig auf der Strecke. Das muss nicht so sein. Biologisch erzeugte Snacks sowie fair gehandelte oder regionale Produkte finden immer öfter ihren Weg auch in die Brotdose und Kantine.

Für den Ausgleich zum stressigen Beruf Möglichkeiten von Sport und Entspannung zu nutzen – dafür ist jeder Einzelne selbst verantwortlich.

Im Rahmen der betrieblichen Gesundheitsförderung bekommen Arbeitnehmer jedoch zunehmend auch Bewegungsangebote und Tipps zum Stressabbau. Gesundheit und Leistungsfähigkeit liegen auch im Interesse des Unternehmens.

14,5 Millionen Berufstätige essen in der Kantine. Hier für ein vollwertiges Angebot von gesundheitlicher Qualität und gutem Geschmack zu sorgen, ist das Ziel der DGE-Qualitätsstandards für die Betriebsverpflegung. Das Programm „Job&Fit – Mit Genuss zum Erfolg" innerhalb des Aktionsplans „IN FORM – Deutschlands Initiative für gesunde Ernährung und mehr Bewegung" liefert umfangreiche Informationsmaterialien. Betriebsrestaurants können sich zertifizieren lassen und dürfen dann das Job&Fit-Logo verwenden.

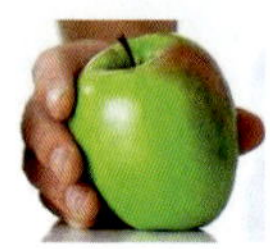

JOB&FIT
Mit Genuss zum Erfolg!

Die drei Qualitätsbereiche sind:
- Lebensmittelauswahl im Speiseplan und in der Zwischenverpflegung
- Planung und Herstellung der Speisen
- Rahmenbedingungen und Kommunikation

7.4 Ernährung bei Krankheit – Leichte Vollkost

Die leichte Vollkost ist nicht kalorienreduziert, sondern deckt den Bedarf an allen Nährstoffen und Energie. Sie bildet die diätetische Basis bei allen Erkrankungen des Verdauungstraktes, wird aber auch bei fiebrigen Infekten angewendet. Leicht ist diese Kostform hinsichtlich ihrer Bekömmlichkeit: Sie beugt Beschwerden wie Völlegefühl, Bauchschmerzen, Übelkeit, Blähungen und Durchfällen vor. So belastet sie den krankheitsgeschwächten Körper weniger, liefert aber dennoch alle Nährstoffe.

Grundsätzlich lässt sich Unwohlsein vermeiden, wenn der Patient auf folgende Lebensmittel verzichtet:

- fette Speisen
- grobes und sehr frisches Brot vor allem aus Vollkorn
- blähende Gemüsearten wie Kohlgemüse, rohe Zwiebel- und Lauchsorten sowie Hülsenfrüchte
- scharfe Gewürze
- zucker- und salzreiche Speisen
- kohlensäurehaltige Getränke
- Alkohol
- zu heiße und zu kalte Speisen

Beispielsweise bei Fieber und Durchfall ist darauf zu achten, dass Wasser und Mineralien wie Natrium und Kalium ersetzt werden, die durch Schwitzen oder die Ausscheidungen verloren gehen. Dehydratation ist für Säuglinge lebensbedrohlich.

Nährstoffe, die für die Vorbeugung und Heilung von Infektionen wichtig sind, wie Vitamin C bei Erkältungen, sollten berücksichtigt werden.

Fettarme und schonende Zubereitungen durch dünsten, dämpfen, kochen, grillen, garen in Folie oder in der Mikrowelle sind in der leichten Vollkost empfehlenswert. Rohkost lässt sich durch sehr feines Reiben verträglicher anbieten. Entsprechend ist auf fettreiche Garverfahren wie braten, schmoren und frittieren zu verzichten.

Fünf bis sechs kleinere Mahlzeiten sind größeren vorzuziehen. Es ist von Vorteil, diese in Ruhe einzunehmen und gründlich zu kauen.

Hausmittel Cola und Salzstangen? Für ältere Kinder kann diese Diät eine kleine Entschädigung fürs Kranksein darstellen. Dafür spricht der Wassergehalt, das Salz zum Ausgleich des Mineralstoffverlustes und die leicht verfügbare Energie in Form von Zucker und Stärke. Bei Durchfall fehlt jedoch nicht nur Natrium aus Salz, sondern Kalium, das zum Beispiel Fruchtsäfte liefern.

Anteil der Betroffenen mit Unverträglichkeiten auf Speisen und Getränke (%)							
Hülsenfrüchte	30,1	Sauerkraut, Rotkraut	15,8	Geräuchertes	10,7	Nüsse	7,1
Gurkensalat	28,6	Zwiebeln	15,8	Eisbein	9,0	paniert Gebratenes	6,8
frittierte Speisen	22,4	Wirsing	15,6	zu stark gewürzte Speisen	7,7	Sahne	6,8
Weißkohl	20,2	Pommes frites	15,3			Pilze	6,1
CO_2-haltige Getränke	20,1	hartgekochte Eier	14,7	zu heiße/kalte Speisen	7,6	Rotwein	6,1
Grünkohl	18,1	frisches Brot	13,6			Lauch	5,9
fette Speisen	17,2	Bohnenkaffee	12,5	Süßigkeiten	7,6	Spirituosen	5,8
Paprikagemüse	16,8	Kohlsalat	12,1	Weißwein	7,6	Birnen	5,6
süße und fette Backwaren	15,8	Mayonnaise	11,8	Stein-, Kernobst, roh	7,3	Vollkornbrot	4,8

7.5 Ernährung von Schwangeren und Stillenden

„Essen für zwei“ dürfen Frauen in Schwangerschaft und Stillzeit zwar, jedoch weniger bezogen auf die (Energie-)Menge, sondern eher doppelt so gut. In dieser Phase tragen sie eine besondere Verantwortung für die gesunde Entwicklung ihres Babys. Mangelernährung, aber auch Über- und Fehlernährung können als pränatale Programmierung das Risiko für Krankheiten des Kindes steigern.

Ernährung in der Schwangerschaft

In der **Schwangerschaft** nimmt die Frau bei normalem BMI (s. S. 57) 11,5 bis 16 Kilogramm zu. Diese Körpersubstanz erklärt sich durch den wachsenden Fetus selbst, aber auch durch ein erhöhtes Blutvolumen, das Fruchtwasser, Uterus und Brüste, die Plazenta und einigen Reserven für die Stillzeit.

Tipp: Der **Energie**bedarf steigt in der Schwangerschaft durchschnittlich um nur 12 Prozent (von 2100 auf 2 350 kcal pro Tag).

Der Mehrbedarf an Vitaminen und Mineralstoffen ist mit einem entsprechend erhöhten Verzehr meist gut zu decken. Bei einigen Mineralstoffen verbessert sich auch die Resorptionsrate im Dünndarm, so gelangt bei gleicher Aufnahme z. B. mehr Calcium ins Blut.

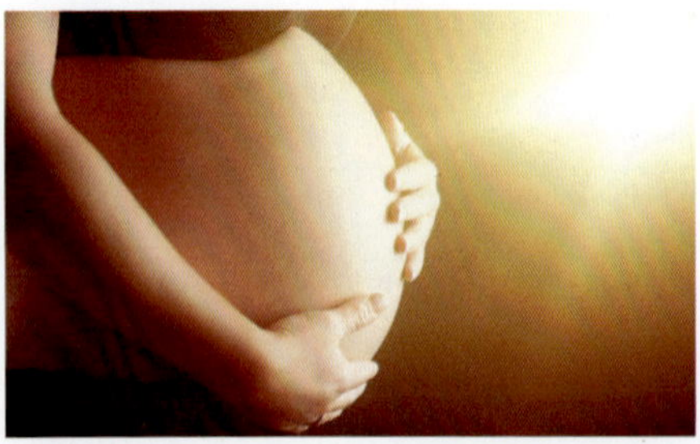

Folsäure

Kritisch und mit erhöhten Risiken verbunden ist vor allem eine mangelnde Folsäureversorgung. Folsäure ist ein Vitamin, das für den Aufbau der Erbsubstanz bei der Zellteilung wichtig ist. Insbesondere zu Beginn der Schwangerschaft ist der Embryo durch Folsäuremangel stark gefährdet und das Risiko für geringes Geburtsgewicht, Aborte, Frühgeburten und Missbildungen wie die Lippen-Kiefer-Gaumenspalte und Neuralrohrdefekte steigt. Das Neuralrohr ist die embryonale Anlage des Zentralnervensystems. Daher lassen Neuralrohrdefekte den Fetus oft frühzeitig absterben und die überlebenden Kinder haben schwerste Behinderungen. Die meisten Frauen im gebärfähigen Alter erreichen die empfohlene Folsäureaufnahme von 400 Mikrogramm (µg Folatäquivalent) nicht.

In der Schwangerschaft sollten sie 600 µg aufnehmen. Folsäure ist in Leber (im ersten Schwangerschaftsdrittel nicht verzehren! s. u.), grünen Gemüsen wie Brokkoli, Blattspinat, Spargel, Wirsing, Hülsenfrüchten, Eigelb, Getreidekeimen, Nüssen und Samen enthalten. Da Folsäure empfindlich gegenüber Licht und Wärme ist, sollten diese Lebensmittel schonend zubereitet werden.

Frauen, die eine Schwangerschaft planen, sollten bereits vier Wochen vor der Konzeption Folsäure in Form von Supplementen zuführen.

Viele Frauen werden ungeplant schwanger. Die Schädigung des Embryos tritt bereits drei bis vier Wochen nach der Befruchtung auf, wenn viele Schwangerschaften noch gar nicht bekannt sind. Deshalb ist mit Folsäure angereichertes Speisesalz (wie auch bei Jod und Fluorid) generell zu empfehlen.

Experten diskutieren eine Nahrungsergänzung mit **Eisen** und **Jod** durch Tabletten für Schwangere. Aber nicht immer werden Eisenpräparate gut vertragen (Verstopfung). Wer kein Fleisch verzehrt, kann die Versorgung durch Kresse, Basilikum, Vollkornbrot, Rote Bete, weiße Bohnen, Mangold, Aprikosen sicherstellen. Bei gleichzeitiger Aufnahme von Vitamin C ist die Eisenresorption höher. Wird also zum Vollkornbrot mit Butter und Kresse eine Möhre genascht, ist das Eisen für den Körper besser verfügbar. Bei Jod reicht die generell empfohlene Verwendung von jodiertem Salz auch in verarbeiteten Produkten wie Brot, Fleischwaren und anderen Fertigprodukten möglicherweise nur knapp.

Vitamin A (Retinol) ist an der Differenzierung von Zellen beteiligt. In vielen Ländern der Welt leiden Kinder an einem Vitamin-A-Mangel. Eine Überversorgung in der Schwangerschaft kann jedoch zu Fehlbildungen beim Kind führen. Deshalb dürfen schwangere Frauen keine retinsäurehaltigen Medikamente (z. B. gegen Akne) einnehmen und sollten auf den Verzehr von Leber im ersten Schwangerschaftsdrittel verzichten. Beta-**Carotin** als Provitamin A kann in Form von Lebensmitteln wie Möhren, Kürbis, Aprikosen sowie grünem Gemüse jedoch reichlich genossen werden.

Ein Genuss von bis zu zwei bis drei Tassen **Kaffee** (andere koffeinhaltige Getränke schwarzer Tee, Engergydrinks in entsprechender Menge) über den Tag verteilt gilt auch in der Schwangerschaft als sicher. Da es für Alkohol keine sichere Dosis gibt, sollte die Schwangere ganz darauf verzichten – zum Besten des Kindes! (s. S. 92)

Bei Schwangeren, die im Verlauf des ersten Schwangerschaftsdrittels eine **Toxoplasmose**infektion durchmachen, kann es zur Übertragung von Toxoplasmen auch auf das Ungeborene kommen. In der frühen Schwangerschaft hat dies einen so genannten Wasserkopf sowie Schädigungen des Nervensystems und anderer Organe zur Folge, auch im späteren Schwangerschaftsverlauf beeinträchtigt es die kindliche Entwicklung. Schwangere, die keine Immunität gegen Toxoplasmose haben, sollten deshalb rohes Fleisch nicht verzehren und bei der Zubereitung besonders hygienisch vorgehen. Da Katzen Toxoplasmose durch ihren Kot übertragen, sollten Schwangere Katzen meiden und Freilandgemüse sorgfältig waschen.

Alle Nutztiere können **Listerien** übertragen durch ihr Fleisch, Eier, Rohmilch, aber auch durch Pflanzen, die mit Mist gedüngt wurden. Schwangere sollten keine rohen tierischen Lebensmittel verzehren, auch keinen Rohmilchkäse, und Gemüse sorgfältig waschen. Denn eine Infektion in der frühen Schwangerschaft führt zu Fehl- und Frühgeburten.

Übelkeit und Erbrechen tritt bei vielen Frauen im ersten Drittel der Schwangerschaft auf. Manchen Frauen hilft es, morgens nur Kräutertee zu trinken oder noch im Bett liegend ein trockenes Knäckebrot zu verzehren, bis die Übelkeit vorbei ist. Generell kommt es bei größeren Mahlzeiten eher zu Brechreiz.

Heißhunger, Sodbrennen und Verstopfung sind nicht so lustig, wie saure Gurken mit Vanilleeis vermuten lassen. Regelmäßiges Essen von kleinen Mahlzeiten, die man gut kaut, hilft gegen Heißhunger sowie gegen das lästige saure Aufstoßen und Brennen im Rachen. Der Magen reagiert besonders empfindlich auf sehr heiße und sehr kalte Speisen, Kakao und Schokolade sowie reine Säfte. Direkt vor dem Schlafengehen lieber nichts essen! Vor Verstopfung schützen Ballaststoffe und ausreichend Flüssigkeit (s. S. 50 f.)

Präeklampsie bedeutet, dass in der zweiten Schwangerschaftshälfte häufiger erhöhter Blutdruck, vermehrte Eiweißausscheidung im Urin und Wassereinlagerungen im Gewebe (Ödeme) auftreten. Andere diätetische Maßnahmen als eine Ernährung mit reichlich Flüssigkeit und ausreichend Eiweiß, um die Verluste auszugleichen, sind nicht notwendig.

Ein **Schwangerschaftsdiabetes** wird zunächst über die Ernährung behandelt: Die Verteilung der kohlenhydratreichen Mahlzeiten auf mehrere kleine Portionen am Tag, das Meiden von Zucker und Weißmehlprodukten sollten den Blutzucker konstant halten. Die Gesamtkohlenhydratmenge sollte nicht reduziert werden. Nur wenn die Diät nicht hilft, verordnet der Arzt Insulin.

Ernährung in der Stillzeit

Pro Tag produziert die stillende Frau 700 bis 800 Milliliter Milch pro Tag. Entsprechend benötigt sie erheblich mehr Flüssigkeit. Den Mehrbedarf an Energie deckt sie einerseits durch eine erhöhte Zufuhr, sie baut aber auch die während der Schwangerschaft angelegten Fettpolster ab. Das Körpergewicht normalisiert sich also erst nach Ende der Stillzeit. Die Ernährung der Mutter beeinflusst die Fettsäurezusammensetzung ihrer Milch. Eine normale Fettzufuhr mit besonderer Berücksichtigung von mehrfach ungesättigten Fettsäuren, Omega-3-Fettsäuren insbesondere, ist empfehlenswert.

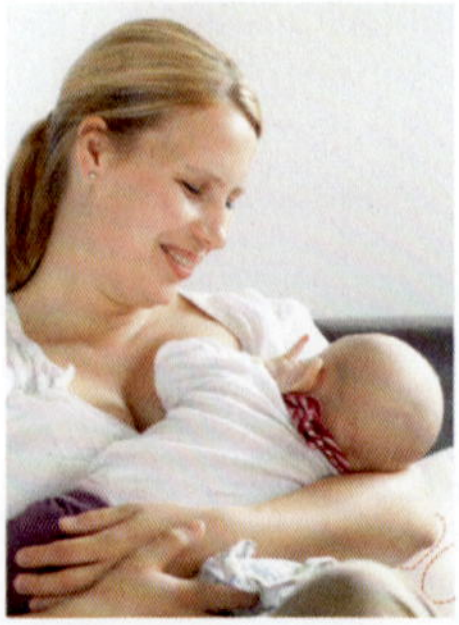

Der Folsäurebedarf ist mit 600 Mikrogramm weiterhin sehr hoch. Damit der mütterliche Körper nicht an Folsäure verarmt, ist eine entsprechende Ernährung (s. S. 106) bzw. Nahrungsergänzung wichtig. Ein Mangel an Vitamin B_{12} (Cobalamin) bei stillenden Frauen, die sich ausschließlich pflanzlich ernähren, kann zur Schädigung des Kindes führen. Da Vitamin K und Vitamin D für Säuglinge ohnehin über die Muttermilch nicht ausreichend verfügbar sind und zusätzlich verabreicht werden (s. S. 97 f.), gilt es bei den fettlöslichen Vitaminen vor allem auf ausreichende Zufuhr von Vitamin E durch Pflanzenöle wie Weizenkeim-, Oliven oder Rapsöl zu achten.

Stillende sollten zweimal in der Woche Seefisch verzehren wie Makrele, Hering, Lachs oder Sardine. Das schützt vor Neurodermitis und ähnlichen Erkrankungen, und die Omega-3-Fettsäuren sind wichtig für die kindliche Entwicklung. Rohe tierische Lebensmittel wie Rohmilch, geräucherte Fleischwaren und Fischprodukte sind zu vermeiden.

Schon gewusst?
Irrtümer der Ernährung von Stillenden
Nach der Entbindung möglichst schnell abnehmen! – stimmt nicht.
Bei zu schnellem Abnehmen in der Stillzeit können die im mütterlichen Fettgewebe gespeicherten Umweltgifte in die Muttermilch übergehen.
Während der Stillzeit auf Lebensmittel mit Allergiepotenzial verzichten! – stimmt nicht.
Einschränkungen können zu einseitiger Er-nährung mit dem Risiko für Nährstoffmangel führen. Sie haben keinen Nutzen für die Allergieprävention.
Ein Glas Sekt fördert die Milchbildung! – stimmt nicht.
Alkohol verringert die Milchmenge! Schon kurze Zeit nach dem Alkoholgenuss hat die Muttermilch die gleichen „Promille" wie das mütterliche Blut. Langfristige Schäden sind nicht auszuschließen.

7.6 Ernährung von Sportlern

Die Empfehlungen der Deutschen Gesellschaft für Ernährung bilden die Basis für das Essen und Trinken von Sportlern. Je nach Sportart und Intensität wird die Aufnahme einzelner Nährstoffe und von Energie angepasst.

Der Energiebedarf steigt je nach sportlicher Aktivität und lässt sich durch vermehrte Aufnahme von Mahlzeiten mit Kohlenhydraten, Fett und Eiweiß decken. Ein gleich bleibendes Körpergewicht bestätigt, dass der vermehrte Appetit den Bedarf nicht übermäßig deckt.

Bei Ausdauerbelastungen von über einer Stunde treten Schweißverluste auf, die die Leistungsfähigkeit vermindern können. Auch wenn ein vollständiger Ausgleich der verlorenen **Flüssigkeit** erst nach dem Training möglich ist, sollte vor und während der sportlichen Belastung getrunken werden.

Isotone **Sportlergetränke** haben eine dem Blut vergleichbare Teilchenkonzentration (Mineralstoffe/Elektrolyte) und gelangen sehr schnell in den Körperkreislauf. Wichtig ist ein relativ hoher Natriumgehalt, um die Schweißverluste auszugleichen, und Zucker als Mono- und Disaccharide, die den Blutzuckerspiegel konstant halten. Schorlen mit ein Drittel bis einer Hälfte Fruchtsaftgehalt und Mineralwasser erfüllen diese Bedingungen. Geeignet sind auch hypotone Getränke mit einer geringeren Teilchenkonzentration, etwa Mineralwasser, Tees und alkoholfreies Bier, da sie fast genauso schnell aufgenommen werden können. Unverdünnte Fruchtsäfte, Limonaden und Energydrinks eignen sich aufgrund ihrer hypertonen Eigenschaften nicht zum Flüssigkeitsausgleich.

Der **Fett**anteil an der Gesamtenergiezufuhr sollte wie in der vollwertigen Ernährung 30 Prozent nicht überschreiten.

Kohlenhydrate liefern der Muskulatur am schnellsten Energie. Insbesondere bei Ausdauerleistungen kommt es deshalb darauf an, die Glykogenreserven in Muskel und Leber möglichst optimal zu füllen. Drei Stunden vor einer Belastung verzehren Sportler deshalb Lebensmittel, die viel Stärke, aber wenig Ballaststoffe enthalten, wie Nudeln, Kartoffeln oder Reis. Eine halbe Stunde vor dem Sport hilft dann ein stärke- und zuckerhaltiger Snack wie eine Banane, den Blutzuckerspiegel zu Beginn der Belastung konstant zu halten. Je länger die Belastung andauert, umso größer wird der Fettanteil an der Energiegewinnung. Ausdauersportler kennen einen Leistungseinbruch nach etwa 90 Minuten durch Unterzuckerung, wenn die Glykogenreserven in Muskeln und Leber erschöpft sind (s. S. 78).

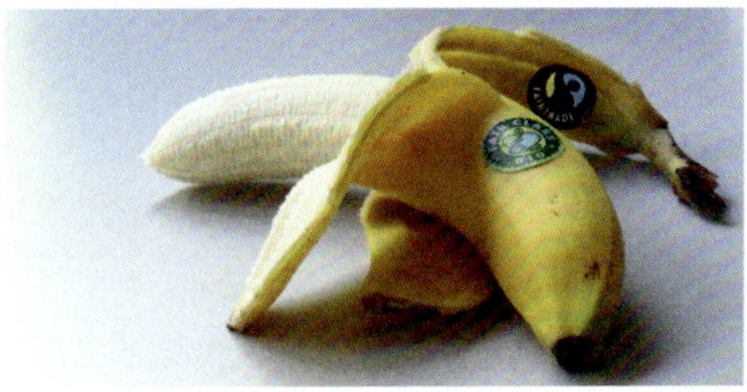

Der **Eiweiß**bedarf von Freizeitsportlern ist durch die empfohlene Zufuhr von 0,8 g Eiweiß pro Kilogramm Körpergewicht und Tag gedeckt. Da die tatsächliche Zufuhr in Deutschland meist höher ist, genügt das auch für Leistungssportler aus dem Kraftsportbereich (1 g Eiweiß/kg Körpergewicht/Tag). Der zusätzliche Bedarf für die Erhaltung und den Aufbau der Muskulatur von 0,1 bzw. 0,05 Gramm pro Kilogramm Körpergewicht und Tag ist ausreichend. Bis zu fünf Kilogramm Muskelmasse pro Jahr kann der erwachsene Körper so aufbauen.

Eine vollwertige Ernährung (s. S. 17 ff.), die den Energiebedarf deckt, liefert gleichzeitig ausreichend Vitamine und Mineralstoffe für Sportler.

7.7 Ernährung im Alter

Ein langes Leben wünschen sich die meisten Menschen und meinen damit insbesondere, gesund alt zu werden. Der Alterungsprozess ist einerseits von der Natur vorgegeben, andererseits die Folge individueller Gesundheitsfaktoren. Ein gesunder Lebensstil – das umfasst Ernährungs- und Bewegungsverhalten – kann dem Altern teilweise vorbeugen oder seinen Verlauf verlangsamen.

Altern wirkt sich neben anderen Lebensbereichen auch auf die Ernährung aus. Treten neben dem normalen Alterungsprozess Krankheiten auf, kann es zu Mangelernährung kommen.

7.7.1 Veränderungen im Alter

Viele Senioren sind mit Beginn des Ruhestandes körperlich weniger gefordert als im Erwerbsleben. Manche müssen ihre sportlichen Aktivitäten wegen Einbußen in der Beweglichkeit reduzieren. Dies führt dazu, dass der Muskelanteil des Körpers mit dem Alter sinkt. Als Ausgleich wird der Körperfettanteil größer.

Beispiel: Bei gleichem Körpergewicht steigt der Fettanteil einer 70-jährigen Frau auf 35 % im Vergleich zu 29 % im Alter von 40 Jahren.

Da der Muskelanteil des Körpers direkt mit dem Energiebedarf zusammenhängt (s. S. 54 f.), sinkt der Energiebedarf mit dem Alter: Je geringer die Muskelmasse, desto geringer ist auch der Grund- und Leistungsumsatz des Körpers. Entsprechend muss der ältere Mensch seine Kalorienaufnahme reduzieren, wenn er nicht an Körpergewicht zunehmen will.

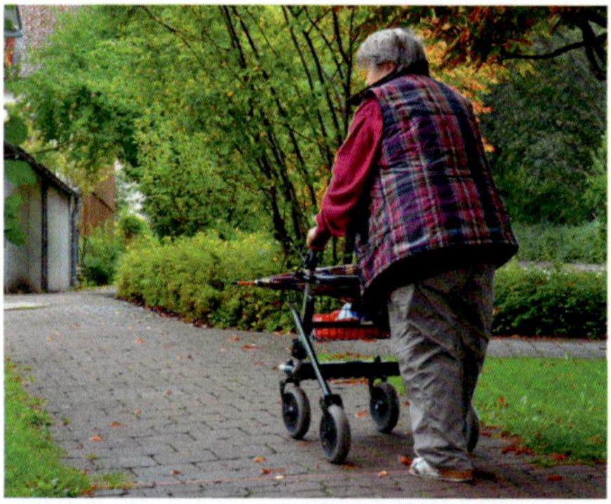

Eine geringfügige Gewichtszunahme im Alter ist jedoch normal und sogar wünschenswert. Ab 65 Jahren gilt ein Body-Mass-Index zwischen 24 und 29 als normal (BMI s. S. 57). Unter anderem kommt das daher, dass im Alter die Körpergröße abnimmt.

Der Bedarf an essenziellen Nährstoffen wie Eiweiß, Vitaminen und Mineralstoffen bleibt jedoch gleich. Wer also gleich viel Nährstoffe, aber weniger Energie benötigt, muss besonders auf die Qualität der Lebensmittel achten. Er sollte bei den Kohlenhydraten auf zuckerreiche Produkte verzichten und fettreiche Lebensmittel durch magere ersetzen. Eine geschickte Zubereitung von Lebensmitteln hilft, sowohl Fett einzusparen als auch Vitamine und Mineralstoffe zu erhalten.

Bei den kohlenhydratreichen Lebensmitteln ist darüber hinaus zu beachten, dass die Glukosetoleranz im Alter häufig abnimmt. Schwankungen des Blutzuckerspiegels können dann nicht mehr so schnell durch Insulin reguliert werden wie beim jüngeren Menschen (s. S. 78). Deshalb ist bei Süßigkeiten und zuckerhaltigen Getränken Zurückhaltung geboten.

Je weniger sich ein Mensch körperlich bewegt, desto mehr sollte er auf seine Ballaststoffzufuhr achten. Verstopfung ist unter älteren Menschen weit verbreitet. Reichlich Ballaststoffe aus Vollkornprodukten sowie rohem Obst und Gemüse können vor Verstopfung schützen.

Während der Flüssigkeitsbedarf im Alter in etwa gleich bleibt, lässt das Durstgefühl bei vielen Senioren nach. Weil ein ausgeglichener Wasserhaushalt für Gesundheit und Wohlbefinden notwendig ist, sollte man auch im Alter mindestens 1,5 Liter pro Tag trinken, bei körperlicher Anstrengung oder Krankheiten auch mehr.

Trinkrituale helfen, den Flüssigkeitsbedarf zu decken:
- zu jeder Mahlzeit gehört ein Getränk
- ein Glas Wasser gleich nach dem Aufstehen
- Getränke und Trinkgefäße leicht zugänglich halten
- leere Gläser sofort wieder auffüllen
- Sortenvielfalt verführt zum Trinken (verschiedene Tees, Saftschorlen ...)

Tipp: Da die Nährstoffdichte (s. S. 72) in Buttermilch in Bezug auf Calcium mit 746 mg/MJ und auf Magnesium mit 110 mg/MJ sehr hoch ist, eignet sich für ältere Menschen besonders der tägliche Genuss von einem Glas dieser Erfrischung.

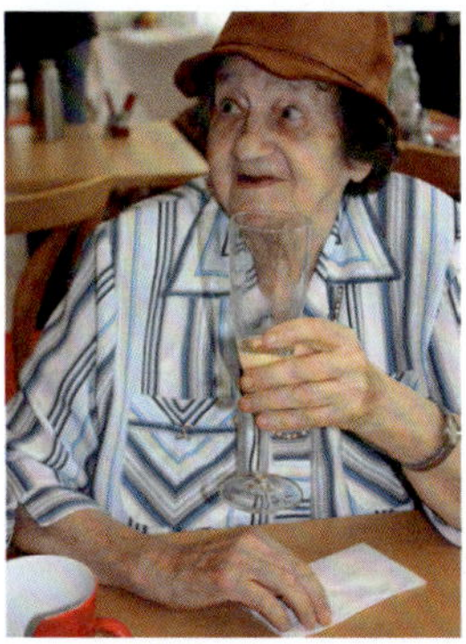

20 Prozent der Senioren klagen über Probleme mit den Zähnen und beim Schlucken. Hier ist zunächst zu klären, ob nicht ein Arzt etwa das Problem einer schlecht sitzenden Zahnprothese beseitigen kann. Geht dies nicht, muss das Lebensmittelangebot angepasst werden: Rohes Obst und Gemüse fein raspeln oder pürieren, nur noch fein ausgemahlene Vollkornprodukte anbieten, Gemüse und Fleisch durchgaren oder zerkleinern.

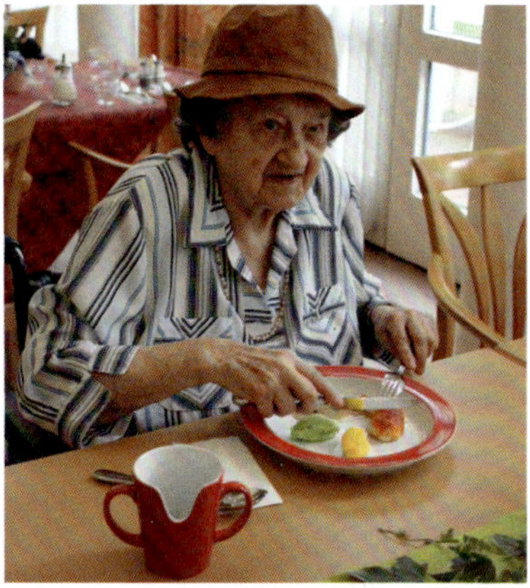

Pürierte Kost

Da der Geschmacks- und Geruchssinn im Alter nachlässt, bevorzugen ältere Menschen häufig stark gesüßte oder gesalzene Speisen. Besser ist es jedoch, einen intensiven Geschmack durch frische Lebensmittel und die Verwendung von Kräutern und Gewürzen zu erzielen. Denn eine hohe Kochsalzzufuhr kann den bei Senioren häufig diagnostizierten Bluthochdruck begünstigen. Saure und bittere Aromen können hingegen mit dem Alter an Geschmacksintensität zunehmen und zu Ablehnung führen.

Im Alter ändert sich häufig auch die Knochenstabilität, es kann Osteoporose entstehen (s. S. 91). Besonders häufig treten dann bei älteren Menschen Knochenbrüche am Oberschenkelhals oder den Wirbeln auf.

Da der Mineralstoff **Calcium** hier mitverantwortlich ist, kann vorbeugend im höheren Alter die Calciumzufuhr erhöht werden. Nicht zu vergessen ist auch Vitamin D, das unter anderem für die Aufnahme von Calcium wichtig ist. Neben diätetischen und medikamentösen Maßnahmen ist die Sturzprophylaxe bei betagten Menschen sehr wichtig: Stolperfallen in der Wohnung entfernen, für gute Beleuchtung sorgen, Haltegriffe installieren, geeignete Gehhilfen verwenden.

Vitamin B_{12} (Cobalamin) ist wichtig für Zellteilungsprozesse im Körper. Damit es aus dem Speisebrei ins Blut gelangen kann, benötigt Vitamin B_{12} den so genannten Intrinsic Factor aus dem Magensaft. Dass bei älteren Menschen häufig zu wenig Magensaft entsteht, ist eine Ursache für den weit verbreiteten Vitamin-B_{12}-Mangel. Ein geringer Mangel könnte sich in Konzentrationsstörungen und Depressionen äußern und Demenzerkrankungen fördern. Eine regelmäßige Cobalamin-Gabe nach entsprechender Diagnose stellt die Versorgung sicher.

Bestimmte Lebensmittel gelten als schwer verträglich, das heißt, sie verursachen Unwohlsein wie Völlegefühl und Blähungen. Die Empfindlichkeit des einzelnen entscheidet, auf welche schwer verträglichen Lebensmittel er besser verzichtet (s. S. 105).

Für viele Senioren sind Mahlzeiten mit anderen die Höhepunkte des Tages. Andere haben weniger Appetit. In jedem Fall sollten sie mindestens fünf Mahlzeiten über den Tag verteilt einnehmen. Dass die Speisen dabei sorgfältig zusammen gestellt sowie appetitlich angerichtet und garniert sind, versteht sich von selbst.

Zahlreiche psychosoziale Einflussfaktoren wirken sich zusätzlich auf die Ernährung aus:

- eingeschränkte Mobilität erschwert das Einkaufen und die Zubereitung der Lebensmittel
- Trauer und Einsamkeit schmälern den Antrieb und den Appetit
- fehlendes Wissen über den Umgang mit Lebensmitteln
- finanzielle Schwierigkeiten

Möglicherweise kann ein Sozialarbeiter oder eine Ehrenamtliche bei diesen Einschränkungen helfen.

7.7.2 Mangelernährung im Alter

Zunehmende Alterungsprozesse, chronische Krankheiten mit entsprechender Medikamenteneinnahme, eingeschränkte körperliche Beweglichkeit ... Früher oder später sind Betagte nicht mehr in der Lage, ihren Alltag selbstständig zu bewältigen. Häufig bringt dies die Gefahr einer Mangelernährung mit sich. Mangelernährung bedeutet eine nicht ausreichende Versorgung mit Energie und Nährstoffen, die den Gesundheitszustand beeinträchtigt. Erstes Alarmsignal ist häufig ein ungewollter Gewichtsverlust neben Appetitmangel und allgemeiner Schwäche.

Merke

Zu den kritischen Nährstoffen gehören vor allem Folsäure, Vitamin B_{12}, Vitamin D sowie Kalzium und Zink. Bei Verzicht auf Gemüse und Obst, Fleisch und Vollkornprodukte – zum Beispiel wegen Kau- und Schluckproblemen – droht auch ein Mangel an Vitamin C, Magnesium, Eisen und Ballaststoffen.

Bei einer Energiezufuhr von weniger als 1500 kcal pro Tag ist ein Nährstoff- und/ oder Eiweißmangel vorprogrammiert, es sei denn, die Kost wird durch angereicherte Lebensmittel oder Nährstoffpräparate ergänzt.

Chronische Krankheiten, unbeabsichtigter Gewichtsverlust, Mangelernährung, Erschöpfung, Muskelschwäche, langsame Gehgeschwindigkeit und geringe körperliche Aktivität ergänzen sich zu einem Teufelskreis der Gebrechlichkeit. Um diesen Teufelskreis zu durchbrechen, muss der Ernährungszustand vor allem von stationär versorgten Senioren regelmäßig überprüft werden. Ein so genanntes Mini Nutritional Assessment (MNA) ist sehr schnell und einfach auch von Nicht-Fachleuten durchführbar. Falls der MNA einen kritischen Wert aufweist, können Ärzte und Ernährungsfachkräfte hinzugezogen werden. Bei Befragten, die sich schlecht selbst einschätzen oder erinnern können, müssen Angehörige oder Pflegende die verzehrten Mengen und das Essverhalten beobachten.

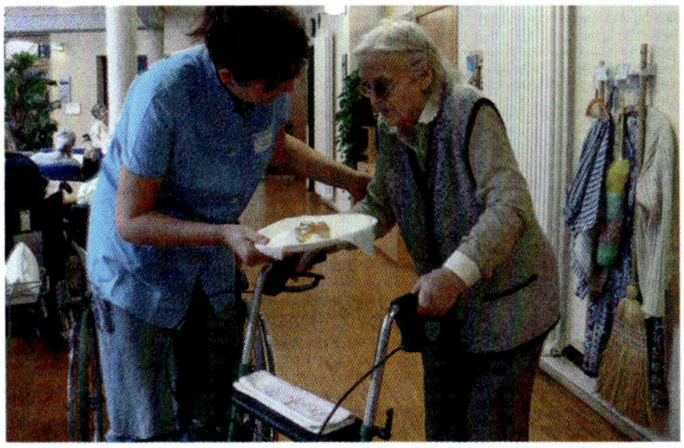

Jeder zweite Patient über 75 Jahre ist mangelernährt, wenn er ins Krankenhaus aufgenommen wird. In stationären Pflegeeinrichtungen sind zwei Drittel betroffen oder gefährdet. Aber auch 1,3 Millionen der zu Hause lebenden betagten Personen werden als chronisch mangelernährt geschätzt. Ärzte und Pflegepersonal kümmern sich oft zuerst um vermeintlich dringendere Anliegen. Die Folgen reichen von Schwäche und Müdigkeit, über erhöhte Krankheitsanfälligkeit und das Risiko von Stürzen und Wundliegen bis zu erhöhter Sterblichkeit und verursachen vermeidbare Kosten von neun Milliarden Euro pro Jahr.

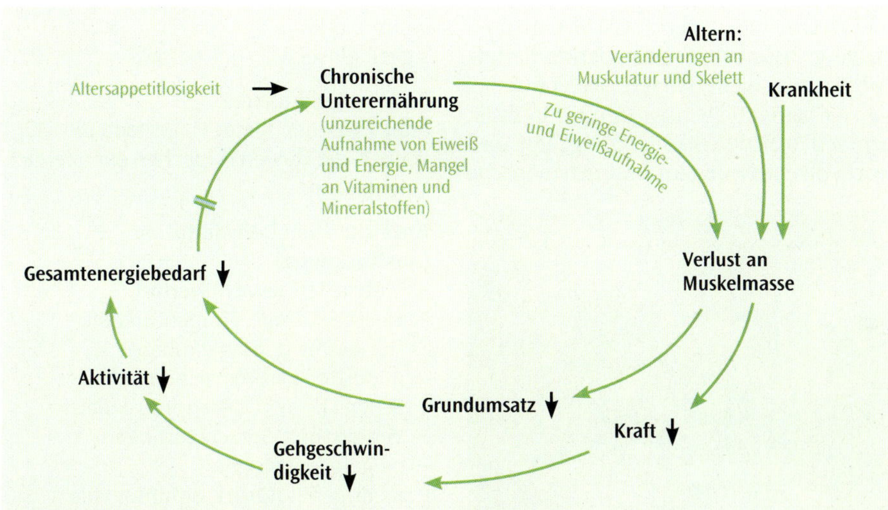

Vereinfachter Teufelskreis der Gebrechlichkeit

7.7.3 Ernährung bei Demenz

Merke

„Essen hält Leib und Seele zusammen." Dieser Spruch will sagen, dass die Ernährung mehr ist als Nährstoffaufnahme, sondern auch für seelisches Wohlbefinden sorgt. Dies trifft mehr noch als beim Gesunden auch auf geistig-seelisch erkrankte Personen zu.

Viele Regeln zur gesundheitsförderlichen Ernährung treten bei Menschen mit Demenz in den Hintergrund. Sie sind je nach Schwere ihrer Symptome akut von Mangelernährung und Austrocknung bedroht. Deshalb dürfen sie (fast) alles essen, was sie mit Genuss und in ausreichender Menge zu sich nehmen. Energie- und Flüssigkeitsaufnahme in entspannter Atmosphäre in patientengerechter Art und Weise sind das Wichtigste.

Die Ernährung über eine Magensonde (PEG = Perkutane Endoskopische Gastroenterostomie) ist die letzte Möglichkeit, wenn alle Bemühungen nicht helfen, Erkrankungen und Wechselwirkungen mit Medikamenten ausgeschlossen sind und appetitfördernde Substanzen nicht wirken. Sie kann bei schwer dementiell Erkrankten nicht als lebensverlängernde Maßnahme gelten, weil wochenlanges Hungern sie durch mögliche Stürze, Bettlägerigkeit und Dekubitus weit mehr quälen würde. Eine Magensonde lässt sich auch von Angehörigen bedienen: Das „Essen" erfolgt mit Flüssignahrung in Zimmertemperatur, im Sitzen (bis 30 min nach der Mahlzeit sitzen bleiben), anschließend Sonde nach Vorschrift spülen.

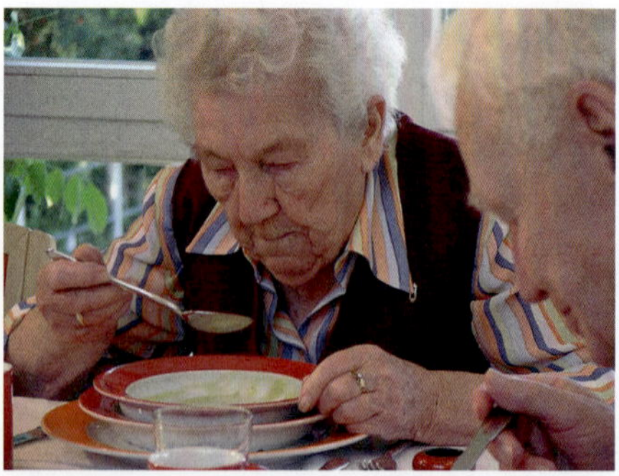

In der Praxis gibt es einige Erleichterungen, um Demenzkranke auf einem guten Ernährungsstatus zu halten. Durch farbiges Geschirr mit hohem Rand gelingt das eigenständige Essen oft einfacher.

Zusätzlich hilft ein Angebot an Fingerfood, wenn das Essen mit Besteck nicht mehr gut gelingt. Dies ist eine gute Möglichkeit, die Selbstständigkeit beim Essen weitestgehend zu erhalten. Die Speisen mit den Fingern zu greifen und zum Mund zu führen, regt die Sinne an und kann Senioren, die unter Appetitmangel leiden,möglicherweise wieder zum Essen motivieren. Fingerfood als Zwischenmahlzeit anzubieten, passt auch zu dem Konzept „Eat-by-Walking", d.h. ein Essen im Gehen, wenn die Ruhelosigkeit einsetzt.

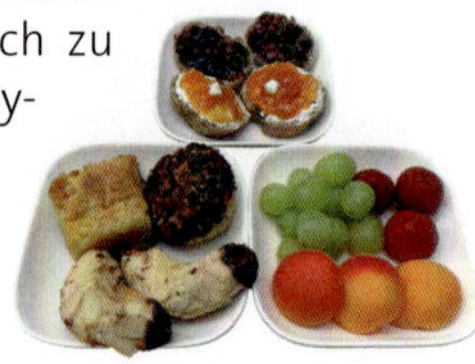

Für mangelernährte alte Menschen bietet Fingerfood die Möglichkeit, die kleinen Häppchen energiereich zu ergänzen.

Anzeichen von Dehydratation (Austrocknung)

- plötzlicher Gewichtsverlust
- trockene Zunge, Zungenfurchen, trockene Mundschleimhaut
- pudertrockene Achselhöhlen
- Schwäche der Oberarmmuskulatur
- Verwirrtheit, Sprachstörungen
- eingefallene Augen
- niedriger Blutdruck, erhöhter Puls
- geringe Urinmenge, stark gefärbter Urin

Ernährung bei Demenz	
Problem	**Lösung**
Ruhelosigkeit und gesteigerter Bewegungsdrang steigern den Energiebedarf auf bis zu 3500 kcal (14700 kJ) pro Tag	energiereiche Lebensmittel, Speisen mit Butter oder Sahne anreichern (Fett ist ein Geschmacksträger), hochkalorische Flüssignahrung als Vorspeise
Vorlieben und Abneigungen können nicht geäußert und begründet werden	sorgfältig beobachten, Individualität respektieren, Essbiografie erfragen, Lieblingsgerichte der Jugend ausprobieren, Patienten möglichst bei der Mahlzeitenvor- und nachbereitung einbeziehen
Wechselwirkungen mit Medikamenten	nach Absprache mit dem Arzt evtl. Medikation ändern
Appetitlosigkeit (durch eingeschränkte Beweglichkeit)	zur Bewegung auch im Bett oder im Sitzen motivieren, Tischgemeinschaft fördern, anregende Gespräche
Nachlassen der Sinne	süße Geschmacksrichtungen anbieten z. B. auch bei Soßen zum Mittagessen, sauer und bitter eher vermeiden, Kombination von Zucker und Fett fördert die Serotoninbildung (Glückshormon, das Aggressionen und Ängste dämpft), keine zu heißen Speisen (Verbrühungsgefahr), kalte Speisen verlieren an Aroma, emotionale Erinnerung durch Geruch von frischem Brot, Kaffee, Grillfleisch, Kuchen nutzen; möglichst viele Sinne ansprechen (Geschirrgeklapper, Zeitung …); Farbkontraste zwischen Speisen und Geschirr
andere Erkrankungen hemmen den Appetit (Depressionen, Verstopfung)	Erkrankungen nach Absprache mit dem Arzt behandeln
Ablenkung durch Lärm und Hektik	in Ruhe essen, Zeit lassen, Konzentration ist morgens und mittags besser als abends
Verlust des Zeitgefühls, Vergessen von Mahlzeiten	regelmäßige Essenszeiten, Fingerfood und verschiedene Getränke auch zwischendurch und an beliebten „Laufstrecken" anbieten, Zeit zum Essen lassen, evtl. Warmhalteteller verwenden, Ess- und Trinkrituale (zuprosten, „Guten Appetit!")
Überforderung mit der Esssituation	Vorspeise, Hauptgericht und Nachspeise nacheinander auf den Tisch stellen, nur das benötigte Besteck dazulegen, Trinkhilfen (Tasse, Strohhalm, Schnabelbecher), Pflegeperson sitzt mit am Tisch gibt Hilfestellung und Handlungsimpulse
Schwierigkeiten beim Umgang mit Besteck, „Tischmanieren" gehen verloren	schwereres Besteck oder Ess- und Trinkhilfen verwenden, abschauen beim gemeinsamen Essen, individuelle Hilfe mit größtmöglicher Selbstständigkeit, abweichendes Verhalten zulassen (mit den Fingern essen, kleckern), Hände und Mund zwischendurch säubern
Verzehr von nicht Essbarem oder gefährlichen Substanzen	Reinigungsmittel etc. aus der Reichweit des Erkrankten entfernen
Nahrungsverweigerung bei Wahnvorstellungen oder Vergiftungsängsten	niemals zum Essen zwingen! Würde des Patienten wahren, positiv zum Essen animieren, Ja-nein-Fragen vermeiden
Aggression bei Bevormundung	Respekt, Selbstständigkeit fördern
Irritation durch verschiedene Beschaffenheit (Mandelsplitter im Dessert werden ausgespuckt)	einheitliche Konsistenz, keine mehligen und krümeligen Speisen (Gefahr des Verschluckens vor allem beim Trinken)
Müdigkeit und Blutdruckabfall nach dem Essen	kleinere Mahlzeiten, Stützstrümpfe, Blutdruckmedikamente anpassen
Herauslaufen von Speisen aus dem Mund, Ansammeln von Speisen im Mund, Husten beim Essen	Schluckstörungen behandeln, ev. Logopädie, angedickte Getränke

Mini Nutritional Assessment MNA®

Nestlé NutritionInstitute

Name: Vorname:

Geschlecht: Alter (Jahre): Gewicht (kg): Größe (m): Datum:

Füllen Sie den Bogen aus, indem Sie die zutreffenden Zahlen in die Kästchen eintragen. Addieren Sie die Zahlen des Screenings. Ist der Wert ≤ 11, fahren Sie mit dem Assessment fort, um den Mangelernährungs-Index zu erhalten.

Screening

A Hat der Patient während der letzten 3 Monate wegen Appetitverlust, Verdauungsproblemen, Schwierigkeiten beim Kauen oder Schlucken weniger gegessen?
0 = starke Abnahme der Nahrungsaufnahme
1 = leichte Abnahme der Nahrungsaufnahme
2 = keine Abnahme der Nahrungsaufnahme ☐

B Gewichtsverlust in den letzen 3 Monaten
0 = Gewichtsverlust > 3 kg
1 = nicht bekannt
2 = Gewichtsverlust zwischen 1 und 3 kg
3 = kein Gewichtsverlust ☐

C Mobilität
0 = bettlägerig oder in einem Stuhl mobilisiert
1 = in der Lage, sich in der Wohnung zu bewegen
2 = verlässt die Wohnung ☐

D Akute Krankheit oder psychischer Stress während der letzten 3 Monate?
0 = ja 2 = nein ☐

E Neuropsychologische Probleme
0 = schwere Demenz oder Depression
1 = leichte Demenz
2 = keine psychologischen Probleme ☐

F Body Mass Index (BMI): Körpergewicht in kg / (Körpergröße in m)²
0 = BMI < 19
1 = 19 ≤ BMI < 21
2 = 21 ≤ BMI < 23
3 = BMI ≥ 23 ☐

Ergebnis des Screenings (max. 14 Punkte) ☐☐

12-14 Punkte:	Normaler Ernährungszustand
8-11 Punkte:	Risiko für Mangelernährung
0-7 Punkte:	Mangelernährung

Für ein tiefergehendes Assessment fahren Sie bitte mit den Fragen G-R fort

Assessment

G Lebt der Patient eigenständig zu Hause?
1 = ja 0 = nein ☐

H Nimmt der Patient mehr als 3 verschreibungspflichtige Medikamente pro Tag?
0 = ja 1 = nein ☐

I Hat der Patient Druck- oder Hautgeschwüre?
0 = ja 1 = nein ☐

J Wie viele Hauptmahlzeiten isst der Patient pro Tag?
0 = 1 Mahlzeit
1 = 2 Mahlzeiten
2 = 3 Mahlzeiten ☐

K Eiweißzufuhr: Isst der Patient
- mindestens einmal pro Tag Milchprodukte (Milch, Käse, Joghurt)? ja ☐ nein ☐
- mindestens zweimal pro Woche Hülsenfrüchte oder Eier? ja ☐ nein ☐
- täglich Fleisch, Fisch oder Geflügel? ja ☐ nein ☐

0,0 = wenn 0 oder 1 mal «ja»
0,5 = wenn 2 mal «ja»
1,0 = wenn 3 mal «ja» ☐,☐

L Isst der Patient mindestens zweimal pro Tag Obst oder Gemüse?
0 = nein 1 = ja ☐

M Wie viel trinkt der Patient pro Tag? (Wasser, Saft, Kaffee, Tee, Milch ...)
0,0 = weniger als 3 Gläser / Tassen
0,5 = 3 bis 5 Gläser / Tassen
1,0 = mehr als 5 Gläser / Tassen ☐,☐

N Essensaufnahme mit / ohne Hilfe
0 = braucht Hilfe beim Essen
1 = isst ohne Hilfe, aber mit Schwierigkeiten
2 = isst ohne Hilfe, keine Schwierigkeiten ☐

O Wie schätzt der Patient seinen Ernährungszustand ein?
0 = mangelernährt
1 = ist sich unsicher
2 = gut ernährt ☐

P Im Vergleich mit gleichaltrigen Personen schätzt der Patient seinen Gesundheitszustand folgendermaßen ein:
0,0 = schlechter
0,5 = weiß es nicht
1,0 = gleich gut
2,0 = besser ☐,☐

Q Oberarmumfang (OAU in cm)
0,0 = OAU < 21
0,5 = 21 ≤ OAU ≤ 22
1,0 = OAU > 22 ☐,☐

R Wadenumfang (WU in cm)
0 = WU < 31
1 = WU ≥ 31 ☐

Assessment (max. 16 Punkte)	☐☐,☐
Screening	☐☐,☐
Gesamtauswertung (max. 30 Punkte)	☐☐,☐

Auswertung des Mangelernährungs-Index

24-30 Punkte	☐	Normaler Ernährungszustand
17-23,5 Punkte	☐	Risiko für Mangelernährung
Weniger als 17 Punkte	☐	Mangelernährung

Ref. Vellas B, Villars H, Abellan G, et al. *Overview of MNA® - Its History and Challenges.* J Nut Health Aging 2006; 10: 456-465.
Rubenstein LZ, Harker JO, Salva A, Guigoz Y, Vellas B. Screening for Undernutrition in Geriatric Practice: *Developing the Short-Form Mini Nutritional Assessment (MNA-SF).* J. Geront 2001; 56A: M366-377.
Guigoz Y. The Mini-Nutritional Assessment (MNA®) *Review of the Literature – What does it tell us?* J Nutr Health Aging 2006; 10: 466-487.

Mehr Informationen unter: www.mna-elderly.com

7.7.4 Unterstützung bei der Nahrungsaufnahme

Selbstständig essen zu können, ist ein wesentlicher Aspekt von Lebensqualität. Auch um die Selbstständigkeit zu erhalten oder wieder herzustellen, sollte sich die Nahrungsaufnahme immer an der natürlichen Situation im häuslichen Alltag orientieren:
- mobilen Patienten das Essen im Speisesaal ermöglichen
- Patienten das Menü und die Getränke wählen lassen, die verordnete Kostform überprüfen
- auch Bettlägerigen die Möglichkeit zum Händewaschen geben
- am Tisch (möglichst nicht im Bett) essen
- für eine angenehme Umgebung sorgen: gelüftet, Tischdekoration, saubere Serviette (nicht „Lätzchen"!)
- Trinkgefäße nicht zu voll füllen
- Hilfsmittel wie Trinkhalme oder Schnabeltassen nur bei Bedarf einsetzen
- Essen vor den Augen des Patienten appetitlich anrichten und nur bei Bedarf und auf Wunsch mundgerecht zerkleinern
- Bei der Ausgabe hat warmes Essen eine Temperatur von 65 °C, die gewünschte Esstemperatur kann unterschiedlich sein, ggf. Warmhaltegeschirr verwenden
- Patienten das Gericht und ggf. seine Anordnung auf dem Teller erklären, die Speisen bewusst riechen, schmecken und genießen lassen
- beim Anreichen der Nahrung auf Augenhöhe und im Blickfeld des Patienten sitzen
- ein unterhaltsames Tischgespräch führen
- dem Patienten Zeit lassen
- Patienten am Abräumen beteiligen
- Fingerfood auch zwischendurch anbieten
- Mundpflege, wenn gewünscht
- noch etwa 30 min aufrecht sitzen
- dann Toilettengang anbieten

Aus Respekt vor dem pflegebedürftigen Menschen spricht man bei der pflegerischen Gabe von Essen und Trinken vom „Essen Reichen" (nicht wie landläufig oder bei Säuglingen und Tieren vom Füttern).

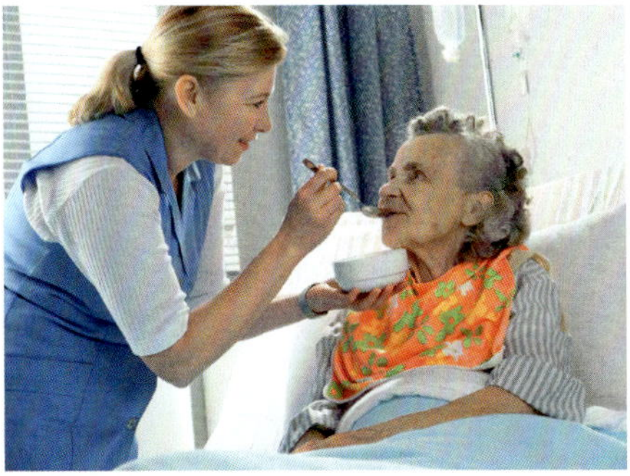

7.7.5 Wechselwirkung zwischen Ernährung und Medikamenten

Mit fortschreitendem Alter nehmen viele Menschen Medikamente ein, teilweise mehrere, die meisten davon oral, also in Tabletten- oder Tropfenform. Bekannt ist, dass Medikamente neben der beabsichtigten Wirkung Neben- oder unerwünschte Arzneimittelwirkungen haben können. Außerdem treten Wechselwirkungen mit anderen Medikamenten ein: gegenseitige Einflüsse mit hemmender, verstärkender oder ganz anderer Wirkung. Lebensmittel sind wissenschaftlich gesehen nichts anderes als Stoffgemische, die ebenfalls mit Arzneimitteln reagieren können.

Zu beachten ist hinsichtlich der richtigen Medikamentendosierung zunächst das Körpergewicht und seine Veränderungen. Bei plötzlicher Gewichtsabnahme muss die Arzneimittelgabe evtl. angepasst werden.

Einen erheblichen Unterschied auf die gewünschte Wirkung kann ausmachen, ob das Medikament auf nüchternen Magen oder während einer Mahlzeit in den Körper gelangt:

- nüchtern: 1 bis 1/2 Stunde vor dem Essen
- während der Mahlzeit: während oder innerhalb von 5 Minuten nach dem Essen
- nach dem Essen: innerhalb 1/2 bis 1 Stunde nach der Mahlzeit

Für die richtige Arzneimittelwirkung kommt es in der Regel darauf an, dass ein ausreichender Wirkstoffspiegel im Blut über eine bestimmte Zeit erreicht wird. Nüchtern eingenommene Medikamente erreichen schneller höhere Spiegel, die jedoch auch rasch wieder absinken. Das Abfallen des Blutspiegels ergibt sich aus dem Abbau der Wirkstoffe meist in der Leber.

Das Schmerzmedikament Acetyl-Salicyl-Säure (ASS, bekannt als Aspirin®) greift die Magenschleimhaut an. Wegen der besseren Verträglichkeit sollte es deshalb besser nicht auf leeren Magen eingenommen werden.

Manche Antibiotika verbinden sich mit dem Calcium aus Milchprodukten, so dass sie nicht durch die Darmwand ins Blut gelangen. Das gleiche gilt für Bisphosphonate, die zum Beispiel bei Osteoporose (s. S. 91) verordnet werden.

Vitamin K, das in Kohlgemüse, Avocado, Spinat, Hülsenfrüchten, schwarzem Tee und Leber vorkommt, kann die Wirkung von so genannten Antikoagulantien hemmen. Diese Mittel senken die Blutgerinnung. Vitamin K dagegen ist ein wichtiger Gerinnungsfaktor. Bluttests stellen sicher, dass Vitamin-K-Aufnahme und Medikamentenwirkung im richtigen Verhältnis stehen.

Eiweißreiche Lebensmittel wie Eier und Käse können Medikamente gegen Depressionen oder Tuberkulose beeinträchtigen. Denn Aminosäuren, die Bausteine der Eiweiße, sind wichtig für bestimmte Überträgerstoffe des Nervensystems.

Alkohol kann die Wirkung von Medikamenten abschwächen oder verstärken. Letzteres kann beispielsweise die Reaktionsfähigkeit gefährlich verlangsamen. Deshalb sind alkoholische Getränke Tabu, insbesondere bei Einnahme von Antidepressiva, Beruhigungsmitteln, Schlafmitteln, Gerinnungshemmern und Neuroleptika (Mitteln gegen Psychosen).

Grapefruits (Pampelmusen) oder der Saft daraus stoppt den Abbauprozess für bestimmte Medikamente. Sie wirken dann viel länger. Es ist wichtig, ganz auf Pampelmusen zu verzichten, wenn jemand zum Beispiel Immunsuppressiva einnimmt, Statine für den Fettstoffwechsel oder Benzodiazepine in Beruhigungs- und Schlafmitteln.

Auch die Wechselwirkung von Medikamenten mit Kräutern und Gewürzen oder Nahrungsergänzungs- und pflanzlichen Arzneimitteln ist zu erwähnen.

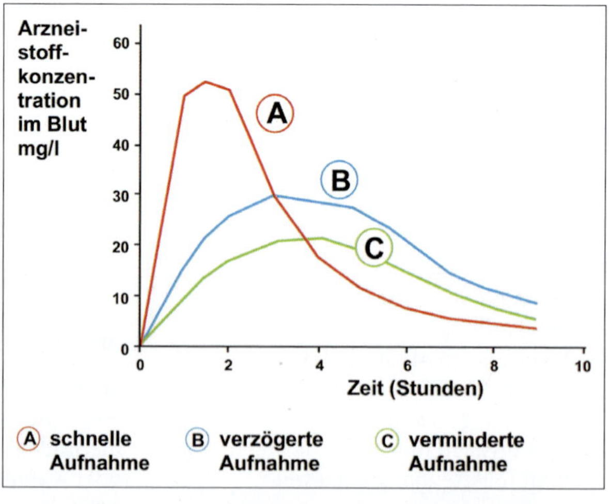

8 Sicherheit von Lebensmitteln

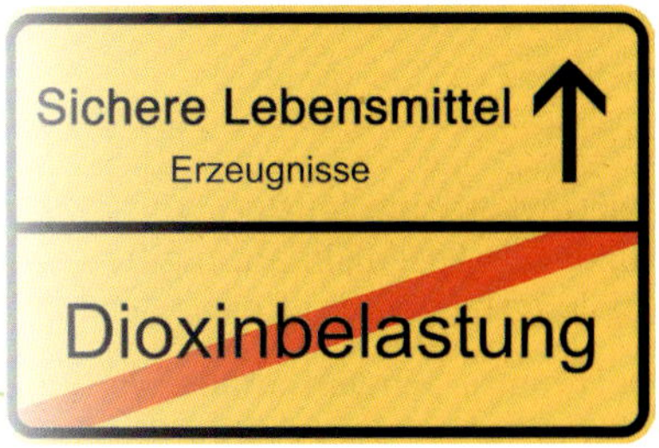

„Giftige Substanz in Lebensmitteln gefunden" – diese Schlagzeile schreckt Verbraucher auf und verunsichert.

Verbraucher haben ein Recht auf sichere, das heißt, gesundheitlich unbedenkliche Lebensmittel. Das wird durch Gesetze und Verordnungen geregelt. Europäische Verordnungen bilden die Grundlage für deutsche Gesetze wie das Lebensmittel- und Futtermittelgesetzbuch (LFGB). Die Verbraucher werden damit vor Schadstoffen und vor gesundheitsgefährdenden Rückständen in Lebensmitteln geschützt. Außerdem haben sie das Recht über unsichere Lebensmittel informiert zu werden.

Das Bundesministerium für Ernährung und Landwirtschaft (BMEL) ist verantwortlich für die Lebensmittelsicherheit. Die beiden Behörden BVL (Bundesamt für Verbraucherschutz und Lebensmittelsicherheit) und BfR (Bundesinstitut für Risikobewertung) unterstützen das BMEL bei seiner Arbeit. Der Schwerpunkt des BVL liegt in der Lebensmittelüberwachung und der Auswertung der Ergebnisse. Das BfR bewertet das Risiko, das von bestimmten Stoffen ausgeht, und informiert die Verbraucher darüber.

Aktuelle Warnungen vor Lebensmitteln, die gesundheitsgefährdend sind oder geeignet, den Verbraucher zu täuschen, können jederzeit im Internet abgerufen werden.

Das gesundheitliche Risiko durch Schadstoffe und Rückstände kann durch Abwechslung im Speiseplan verringert werden.

Die aufgenommene Menge an Schadstoffen und Rückständen muss begrenzt werden auf gesundheitlich unbedenkliche Werte. Das Gesundheitsrisiko wird durch das BfR bewertet. Ob ein Schadstoff oder Rückstand problematisch ist, hängt von der aufgenommenen Menge ab.

Definition

NEL-Wert (No Effect Level)
Menge eines Wirkstoffs in mg pro kg Körpergewicht und Tag, die beim Versuchstier keine Veränderungen erkennen lässt

ADI-Wert (Acceptable Daily Intake)
täglich aufgenommene Dosis eines Schadstoffes, die auch bei lebenslanger Aufnahmen kein gesundheitliches Risiko für den Menschen darstellt. (Berechnung: NEL-Wert dividiert durch den Sicherheitsfaktor 100.)

8.1 Schadstoffe in Lebensmitteln

Definition

Schadstoffe sind unerwünschte Stoffe, die schädigend auf den Menschen wirken. Sie können umwelt- oder herstellungsbedingt, aber auch auf natürliche Art in Lebensmittel gelangen.

Beispiele für Schadstoffe sind einerseits **Umweltgifte** wie bestimmte Schwermetalle (Blei, Cadmium und Quecksilber) und Dioxine und andererseits natürliche Gifte wie Mykotoxine (giftige Stoffwechselprodukte von Pilzen), Pflanzengifte sowie herstellungsbedingte Gifte wie Acrylamid.

Bestimmte **Schwermetalle** wie Blei, Cadmium oder Quecksilber schaden der menschlichen Gesundheit. Daher hat die Europäische Gemeinschaft Höchstmengen für Lebensmittel festgelegt. Ein Rückgang der Konzentration in Lebensmitteln ist zu verzeichnen. Innereien von älteren Tieren sind besonders stark belastet, weil sich Schwermetalle im Körper anreichern.

Dioxin entsteht bei Verbrennungs- und bei natürlichen Prozessen und reichert sich im Fettgewebe von Tieren und Menschen an. Die Medien berichten oft über erhöhte Dioxingehalte in Eiern und Fleisch aufgrund verunreinigter Futterfette.

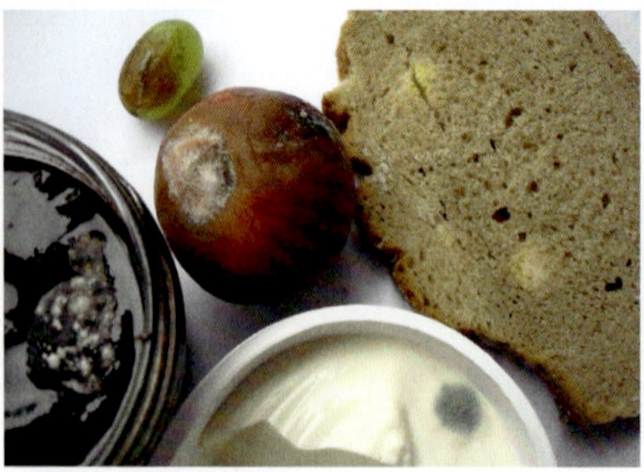

Mit etwas Feuchtigkeit vermehren sich Schimmelpilze in oder auf Lebensmitteln und bilden ihre Gifte, die **Mykotoxine**. Sie verursachen Schäden in Leber, Nieren oder Nervensystem (s. S. 124).

Aflatoxin – ein häufig vorkommendes Mykotoxin (s. S. 124) – ist vor allem in fett- und kohlenhydrathaltigen Lebensmitteln enthalten. Durch trockene und kühle Lagerung, kann das Risiko des Pilzbefalls und -wachstums verringert werden. Es genügt meist nicht, nur den sichtbaren Schimmel zu entfernen, da sich das Pilzgeflecht unsichtbar im Lebensmittel ausbreitet.

Die grünen Teile von Nachtschattengewächsen wie Kartoffeln und Tomaten enthalten den wasserlöslichen, aber hitzebeständigen Giftstoff **Solanin**. Leichte Vergiftungen äußern sich durch Kopfschmerz, Durchfall und Erbrechen sowie ein „Kratzen" im Hals.

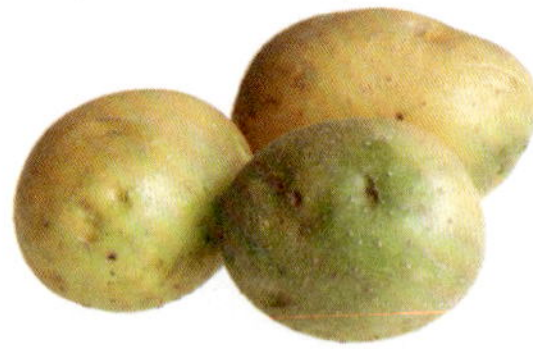

Acrylamid bildet sich in kohlenhydratreichen Lebensmitteln, wenn diese bei hohen Temperaturen verarbeitet oder zubereitet werden, zum Beispiel beim Braten und Backen über 120° Celsius wie bei Chips, Kartoffelpuffer, Pommes frites sowie Getreideprodukte (Knäckebrot, Kräcker und Kekse). Die schädigende Menge Acrylamid kann nicht genau bestimmt werden. Daher sollte eine möglichst geringe Menge Acrylamid durch Lebensmittel aufgenommen werden. Beobachtet werden Reizungen der Augen und Haut bei direktem Kontakt. Eine krebserregende Wirkung ist nicht sicher belegt.

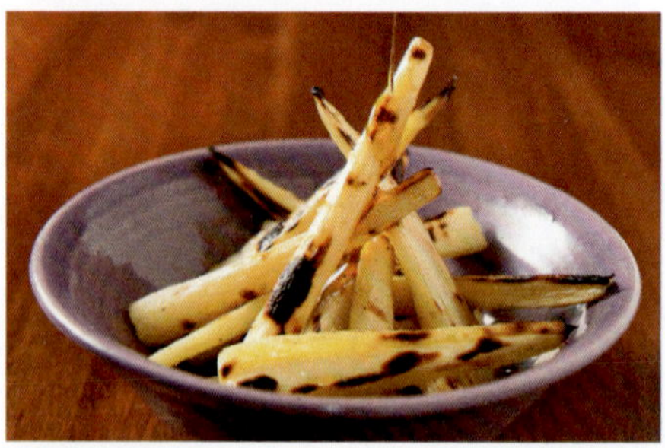

Mit Erregern wie Salmonellen und Campylobacter-Bakterien verunreinigte Lebensmittel lösen Infektionen aus (s. a. S. 127 f.).

Gifte, die von Bakterien wie zum Beispiel Staphylokokkus aureus im Lebensmittel hergestellt werden, führen dagegen zu Vergiftungen (s. S. 125).

Umweltbedingte Schadstoffe		
Beispiel	**Belastete Lebensmittel**	**Wirkung auf den Menschen**
Blei	Oberirisch wachsende Gemüse und Obst, bestimmte tierische Lebensmittel wie Leber und Niere, Trinkwasser	Hemmung von Enzymen und der Hämoglobin-Synthese stört den Vitamin D- und Calciumstoffwechsel
Cadmium	Atemluft, Speisepilze, Leinsamenschrot, Muscheln, Nieren von älteren Tieren	Störungen des Calciumstoffwechsels
Quecksilber	Speisepilze, Fische	Nervenschädigung bei Neugeborenen sowie weitere unspezifische Symptome wie Kopfschmerzen etc.
Dioxine, Polychlorierte Biphenyle (PCB)	In Spuren in tierischen Lebensmitteln (Fleisch, Milch, Eier)	Langanhaltende, geringe Belastung schädigt das Immunsystems, die Schilddrüse und die Haut, Entwicklungsstörungen bei Kindern
Natürliche Schadstoffe in Lebensmitteln		
Aflatoxin	Nüsse, Erdnüsse, Pistazien, Trockenfrüchte, Maiskörner	krebserregend, Schädigungen an Nieren und Leber
Ochratoxin	Getreide, Erdnüsse, Kaffee, Kakao, Bier, Rotwein	Nierenschädigend, evtl. krebsauslösend
Mutterkorn-alkaloide	Erzeugnisse aus Roggen (Roggenmehl, -vollkornbrot, -brot und -brötchen)	Übelkeit, Bauchschmerzen, Krämpfe, Kopfschmerzen, Herz-Kreislaufprobleme, Ergotismus
Solanin	Kartoffeln, Tomaten	Kopfschmerzen, Durchfall, Erbrechen, Halskratzen
Oxalsäure	Spinat, Sellerie, rote Rüben, Rhabarber	Schwindel, Übelkeit, Kopfschmerzen, beschleunigter Herztätigkeit, Atemnot, Schläfrigkeit
Blausäure	Unreife Bambussprossen, bittere Mandeln und Aprikosenkerne, Maniokwurzel	Krämpfe, Erbrechen sowie Atemnot, in hohen Dosen tödliche Atemlähmung
Marine Biotoxinen	Muscheln	Übelkeit, Erbrechen und Durchfall, Missempfindungen, Lähmungen
Phasin	rohe Bohnen, Hülsenfrüchte	Übelkeit, Erbrechen, Durchfall, Blutungen im Magen-Darm-Bereich
Herstellungsbedingte Schadstoffe		
Acrylamid	Chips, Pommes frites, Kartoffelpuffer, Getreideprodukte wie Knäckebrot	Reizung von Haut und Augen, eventuell krebserregend
Polycyclische aromatische Kohlenwasserstoffe (PAK)	Spinat, Blattsalat, Grünkohl Grillgut	krebserregend
Furan	Erhitzte Lebensmittel wie Kaffee, Gemüsekonservern, Gläschennahrung, Toastbroat	krebserregend, erbgutschädigend

8.2 Rückstände in Lebensmitteln

Definition

Rückstände sind Stoffe, die zunächst absichtlich bei der Lebensmittelproduktion hinzugefügt wurden, um einen bestimmten Nutzen zu erzielen.

Beispiele für Rückstände sind Tierarzneimittel (z. B. Anabolika) und Pflanzenschutzmittel. Ihre Menge im Lebensmittel darf bestimmte Höchstmengen nicht übersteigen.

Rückstände aus der Produktion pflanzlicher Lebensmittel

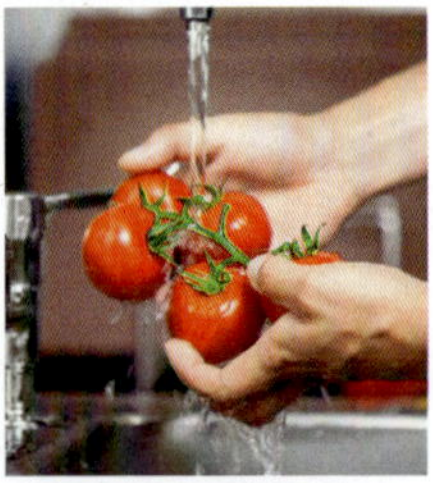

Pflanzenschutzmittel werden zur Schädlingsbekämpfung eingesetzt. Zu den am häufigsten verwendeten gehören Insektizide (töten die Fraßfeinde der Pflanzen), Herbizide (vernichten Unkraut) und Fungizide (verhindern Schimmel- und Pilzbefall). Sie werden unter dem Begriff Pestizide zusammengefasst.

Rückstände aus der Produktion tierischer Lebensmittel

Bei der Tiermast werden verschiedene Masthilfsmittel eingesetzt, die in der Europäischen Union grundsätzlich verboten sind. Zum Beispiel können Antibiotika verabreicht werden, um Krankheiten vorzubeugen oder Anabolika, um das Wachstum der Tiere zu beschleunigen. Bei Antibiotika-Rückständen in Lebensmitteln besteht die Gefahr, dass ein Antibiotikum seine Wirkung verliert oder der Mensch Allergien entwickelt. Beruhigungsmittel oder Medikamente, die die Schilddrüsenfunktion der Tiere herab setzen, sind weitere Tierarzneimittel, die als Rückstände in Lebensmitteln nachweisbar sind.

Rückstände aus der Lebensmittelproduktion und -verarbeitung

Düngung mit Stickstoff in Form von Nitrat führt zu schnellerem Pflanzenwachstum. Stark belastete Pflanzen können Rote Beete, Spinat, Mangold, Rucola, Rettich, Radieschen und Blattsalate sein.

Nitrat wird bei unsachgemäßer und unhygienischer Lagerung mithilfe von Bakterien zu Nitrit umgewandelt. Der Sauerstofftransport im Blut wird beeinträchtigt. Es kommt zum Sauerstoffmangel, zur „Blausucht".

Außerdem kann aus Nitrit zusammen mit Eiweiß das krebserregende Nitrosamin entstehen, wenn Käse, gepökeltes Fleisch oder gepökelter Fisch stark erhitzt werden.

Die Belastung der Lebensmittel mit Schadstoffen und Rückständen ist in den letzten Jahren insgesamt gesunken. Entgegen der Einschätzung der meisten Verbraucher haben Wissenschaftler festgestellt, dass die Gesundheit durch ungünstiges Essverhalten und mangelnde Hygiene stärker gefährdet ist als durch die Belastung mit Schadstoffen und Rückständen. Trotzdem sollte der Verbraucher durch sorgfältige Auswahl und sachgerechten Umgang mit Lebensmitteln seinen Beitrag leisten, um die Aufnahme an Schadstoffen und Rückständen zu verringern.

Für die Erhaltung der Gesundheit sind eine ausgewogene Ernährung und eine angemessene Lebenshaltung heute wichtiger als Schadstoffe und Rückständen in Lebensmitteln.

9 Lebensmittelverderb

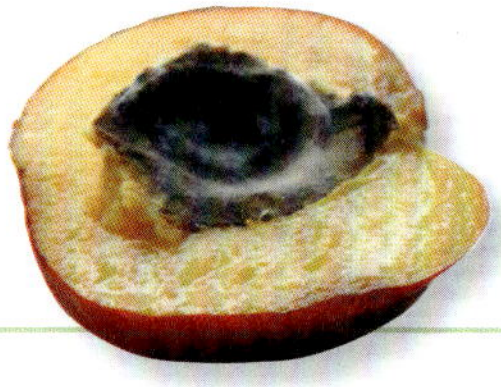

Verschimmeltes Brot oder fauliges Obst werden als verdorbene Lebensmittel bezeichnet. Das bedeutet, dass das Lebensmittel eine oder mehrere seiner typischen Eigenschaften wie Farbe, Geruch, Geschmack oder Konsistenz durch natürliche Prozesse verloren hat.

Meist ist die Genussfähigkeit von verdorbenen Lebensmitteln stark eingeschränkt, aber nicht jedes verdorbene Lebensmittel ist gesundheitsschädlich. So gilt ein verschrumpelter Apfel zwar als verdorben, aber er schadet der Gesundheit nicht.

Der **Verderb von Lebensmitteln** wird durch verschiedene Ursachen wie Licht, Sauerstoff, Hitze, Feuchtigkeit, Befall mit Schädlingen und/oder Mikroorganismen ausgelöst. Die größte Bedeutung in Haushalten haben die Mikroorganismen. Sowohl das Lebensmittel selbst als auch die Bedingungen der Herstellung und der Lagerung bestimmen die Art und Geschwindigkeit des Verderbs. Durch gezielte Beeinflussung der Ursachen von Verderb kann die Haltbarkeit von Lebensmitteln verlängert werden.

9.1 Verderb durch Enzyme

Die in Lebensmitteln enthaltenen Enzyme sind in einem großen Temperaturbereich aktiv und setzen Stoffe in den Lebensmitteln um, so dass sich dieses verändert. Zum Beispiel werden geschnittene Äpfel braun, Fett wird ranzig.

Verderb durch Enzyme:
Butter oder Buttercreme wird ranzig.

Merke
Enzyme sind Eiweißstoffe, die biochemische Veränderungen der Lebensmittelinhaltsstoffe auslösen, z. B. Fettranzigkeit, Vitaminabbau oder Bräunungsreaktionen. Die Lebensmittel haben nicht mehr die gewünschte Beschaffenheit.

9.2 Mikrobieller Verderb

Mikroorganismen verderben Lebensmittel auf vielfältige Art. Meist verändern sie dabei das Aussehen, die Oberfläche, die Konsistenz, den Geruch und den Geschmack, so dass man vor dem Genuss gewarnt wird. Die Kleinstlebewesen sind mit dem bloßen Auge nicht sichtbar und können erst unter dem Mikroskop nachgewiesen werden. Man nennt sie deshalb Mikroorganismen.

Die Lebensbedingungen von Mikroorganismen sind:
- Temperatur
- Wasser
- Nährstoffe
- pH-Wert
- (kein) Sauerstoff

Folgende Arten von Mikroorganismen sind von Bedeutung:
- Bakterien
- Hefen
- Schimmelpilze
- Viren

Bakterien bestehen nur aus einer Zelle und benötigen kein Sonnenlicht. Sie sind Einzeller und vermehren sich durch Teilung.

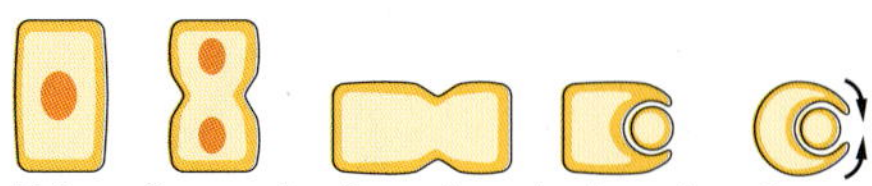

Mutter-zelle
Querwand entsteht
besondere Teilung
beginnende Umhüllung
Spore entsteht

Zellteilung und Sporenbildung

Die Bazillen können bei ungünstigen Lebensbedingungen eine Dauerform (Überlebensform) annehmen, die man **Sporen** nennt. Sporen haben keinen Stoffwechsel und sind daher sehr widerstandsfähig gegen Kälte, Hitze, Trockenheit und Desinfektionsmittel. Bazillen können in dieser Form sehr lange überleben. Sind die Lebensbedingungen wieder günstig, keimen die Sporen erneut zu Bazillen aus. Aus diesen gehen durch Zellteilung innerhalb weniger Minuten neue Bazillen hervor.

Verderb durch Bakterien:
- Eiweißhaltige Lebensmittel faulen.
- Lebensmittel säuern durch Milchsäurebakterien: Milch, Sahne, Rohwurst und Leberwurst.

Hefen sind einzellig, ihre Größe beträgt 0,01 mm. Die Vermehrung erfolgt durch Sprossung. Von der Mutterzelle schnürt sich eine neue Zelle ab, die Tochterzelle, die wieder zu einer Mutterzelle wird.

Die Hefen benötigen für ihr Wachstum Zucker als Nahrung, den sie vergären, d.h. in Alkohol und Kohlenstoffdioxid abbauen.

Hefen, die Lebensmittel verderben, nennt man „wilde Hefen".

Beispiele für Verderb durch wilde Hefen:
Fruchtsäfte, Kompotte, Marmeladen, Gelees

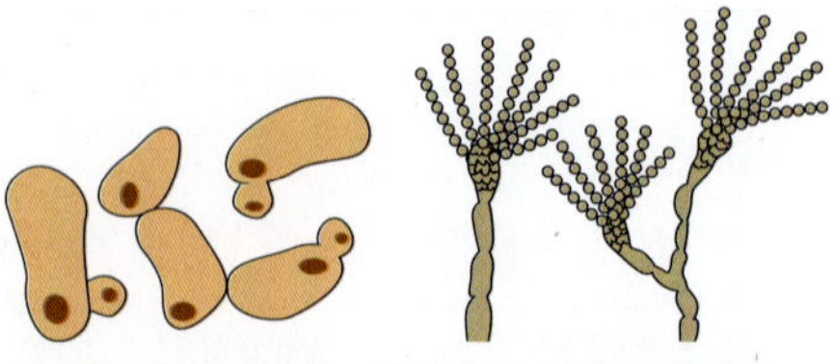

Sprossende Hefezellen (links) und Schimmelpilz mit Sporen (rechts)

Schimmelpilze sind entweder ein- oder mehrzellige Lebewesen. Sie vermehren sich durch Pilzsporen und man findet sie auf fast allen Lebensmitteln. Sie wachsen auch auf trockenen Lebensmitteln; sie entziehen dabei der Luft Feuchtigkeit. Oft wachsen sie tief in das Lebensmittel hinein. Manche Schimmelpilzarten bilden giftige Stoffe (Mykotoxine, s. S. 120), die das ganze Lebensmittel durchdringen können und hitzestabil sind.

Verderb durch Schimmelpilze:
Brot, insbesondere Schnittbrot, Backwaren, reifes Obst, eingemachtes Obst, Obstsäfte, Marmeladen, Gelees, Konfitüren, Fleisch- und Wurstwaren, Erdnüsse, Haselnüsse, Walnüsse, Mandeln.

9.3 Lebensbedingungen von Mikroorganismen

Die Temperatur, der pH-Wert und die Menge des ungebundenen Wassers im Lebensmittel beeinflussen das Wachstum und die Stoffwechselprozesse der Mikroorganismen. Es gibt Mikroorganismen, die zu ihrer Lebensfähigkeit Sauerstoff benötigen, und solche, die nur da wachsen, wo es keinen Sauerstoff gibt.

Mikroorganismen vermehren sich besonders schnell im Bereich von 20 bis 40 °C. Das oftmals durchgeführte Anbraten von Fleisch am Tag vor dem Verzehr sollte deshalb vermieden werden, denn vernichtet werden nur die Mikroorganismen an der Oberfläche. Im Inneren des Fleisches vermehren sich die vorhandenen Mikroorganismen umso schneller, da durch die eindringende Wärme optimale Temperaturen für sie herrschen. Ebenso gefährlich ist das längere Warmhalten von Speisen in dem genannten Temperaturbereich.

Hefen und Schimmelpilze werden bei 60 °C abgetötet, Bakterien bei 80 °C. Zum Abtöten von Sporen sind 120 °C nötig. Enzyme werden bei 70 °C unwirksam. Sowohl Mikroorganismen als auch Enzyme vertragen in trockener Hitze höhere Temperaturen.

Einige Mikroorganismen sind gewünscht:
Milchsäurebakterien werden bei der Herstellung von Milchprodukten (s. S. 35) und Sauerkraut genutzt.
Viele Hefearten wie Backhefe, Bierhefe, Weinhefe, Fruchthefe, Milchhefe werden bei der Lebensmittelherstellung eingesetzt.
Edelschimmelpilze werden zur Herstellung von Edelpilzkäse verwendet, z. B. Camembert.

Viren haben keinen eigenständigen Stoffwechsel und bestehen nicht aus Zellen. Sie werden deshalb nicht zu den Lebewesen gezählt, sind streng genommen keine Mikroorganismen, werden diesen aber gleichgesetzt.

9.4 Krank durch verdorbene Lebensmittel

Von einer **Lebensmittelvergiftung** wird gesprochen, wenn Giftstoffe (Toxine) aus dem Stoffwechsel von Bakterien oder Pilzen über die Nahrung in den Körper gelangen. Bei ausreichend hoher Konzentration löst das Gift typische Reaktionen wie Übelkeit und Erbrechen aus. Sie treten einige Stunden nach dem Verzehr auf.

Bei einigen Lebensmittelvergiftungen, z. B. der Eiweißzersetzung, hervorgerufen durch Fäulniserreger, ist der Verderb der Lebensmittel durch Geruchs- und Geschmacksveränderungen feststellbar und warnt vor einem Verzehr. Das ist aber nicht bei jedem Befall mit Mikroorganismen so.

Die häufigsten Lebensmittelvergiftungen entstehen durch:
- Eitererreger (Staphylokokken)
- Botulinus-Bazillen
- Schimmelpilze

Alle Erreger äußern sich zunächst durch Übelkeit, Durchfall und Erbrechen, später folgen weitere spezifische Symptome.

Vergiftungen durch Eitererreger (Staphylokokken)

Eitererreger werden durch eiternde Wunden und durch Nasen- und Rachenschleim des Menschen auf Lebensmittel übertragen. Sie vermehren sich besonders bei Temperaturen von 15 bis 40 °C, bei 75 °C sterben sie nach zehn Minuten ab. Das Gift, das die Staphylokokken ausscheiden, ist jedoch sehr widerstandsfähig gegen Erhitzen. Es verursacht Übelkeit, Erbrechen und Durchfall mit starken Bauchschmerzen. Die Erreger bevorzugen kohlenhydrat- und eiweißreiche Lebensmittel, die einen hohen Wassergehalt und einen pH-Wert über 5 haben.

Tipp: Folgende Lebensmittel sind besonders gefährdet:
- Kartoffelsalat und Fleischsalat;
- Cremes, Tortenfüllung, Speiseeis;
- gekochter Schinken, Fleisch, Fisch.

Merke

Zur Verhütung von Staphylokokkenvergiftungen ist wichtig:
- Gefährdete Lebensmittel gut gekühlt lagern.
- Speisereste sofort abkühlen und kühl lagern, beim Aufwärmen schnell erhitzen.
- Mit eiternden Wunden an den Händen keine Nahrung zubereiten.

Vergiftungen durch Botulinus-Bazillen

Botulinus-Bazillen können als Sporen durch Staub auf Lebensmittel übertragen werden. Sie vermehren sich nur, wenn kein Sauerstoff vorhanden ist, z. B. in Konserven (Bohnen) oder Folienverpackungen (Mozzarella). Gefährdet sind vor allem eiweißhaltige Lebensmittel, die luftdicht verschlossen oder nicht genügend geräuchert sind.

Durch Botulinus-Bazillen verdorbene Konserven und Lebensmittel sind durch folgende Erscheinungen erkennbar:
- nach außen gewölbter Deckel und Boden von Konservendosen (Bombage);
- aufgeblähte Folienbeutel;
- übler Geruch und trübe Flüssigkeit;
- Verflüssigung des Inhalts bei Konserven.

Nach dem Verzehr von vergifteten Lebensmitteln kommt es nach zwölf Stunden bis zu drei Tagen zu Übelkeit, Doppeltsehen und Sprachstörungen. In schweren Fällen tritt der Tod durch Atemlähmung ein.

Tipp: Folgende Lebensmittel sind besonders gefährdet:
- Gemüsekonserven (grüne Bohnen);
- Fleisch- und Fischkonserven
- luftdicht in Folien und in Gefrierboxen verpackte Fleisch- und Fischwaren;
- geräucherter Schinken und Wurst.

Merke

Zur Verhütung von Botulinus-Vergiftungen ist wichtig:
- Den Inhalt von Konserven mit gewölbtem Deckel, aufgeblähten Folienbeuteln und aufgegangenen Einmachgläsern stets vernichten.
- Schinken und Wurst, die anders als gewohnt schmecken, nicht verzehren.
- Beim Sterilisieren von Gemüse Einkochtemperatur beachten.

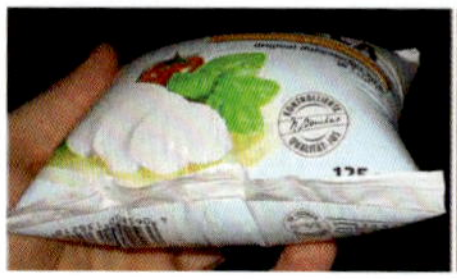

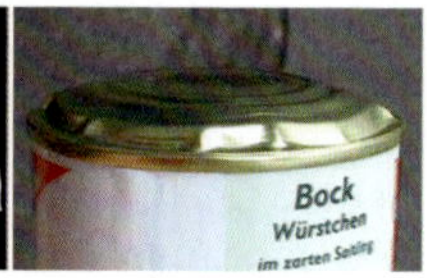

Vergiftungen durch Schimmelpilze

Schimmelpilze vermehren sich über Sporen, die aus der Luft auf die Lebensmittel gelangen. Sie bilden auf den Lebensmitteln Schimmelkolonien und erzeugen Giftstoffe, die man Mykotoxine nennt. Besonders gefährlich sind die **Aflatoxine**. Sie sind wasserlöslich und durchdringen das ganze Lebensmittel; sie werden durch Kochen nicht zerstört. Aflatoxine haben eine krebsauslösende (cancerogene) sowie nieren- und leberschädigende Wirkung. Brot, Erdnüsse, Walnüsse und Mandeln sind häufig mit Aflatoxin bildenden Schimmelpilzen infiziert.

Werden Schimmelpilze (Mykotoxine) über längere Zeit auch nur in geringen Mengen aufgenommen, entsteht ein Krebsrisiko.

Merke

Zur Verhütung von Schimmelpilzvergiftungen ist wichtig:
- Mit Schimmel befallene Lebensmittel stets vollständig wegwerfen, da die Gifte das ganze Lebensmitten durchdringen;
  Ausnahme: Bei Konfitüren, Marmelade und Gelee mit mindestens 50 % Zuckergehalt genügt ein großzügiges Abheben des Schimmelbelages.

Schon gewusst?
Obwohl Haselnüsse von außen ein einwandfreies Aussehen haben, können sich im Inneren Schimmelpilze gebildet haben. Diese werden beim Teilen der Haselnusskerne sichtbar.

Eine **Lebensmittelinfektion** entsteht, wenn ein Lebensmittel aufgenommen wird, das einen Krankheitserreger enthält. Dieser vermehrt sich im Darm und produziert Giftstoffe, die in die Darmwand eindringen. Nach einigen Stunden oder Tagen treten die Symptome wie Magenkrämpfe, Durchfall und Erbrechen auf. Während gesunde Personen nur leicht erkranken, kann eine Lebensmittelinfektion für Risikogruppen wie ältere Menschen, immungeschwächte Personen, Schwangere und Kinder gefährlich werden bis zum Tod.

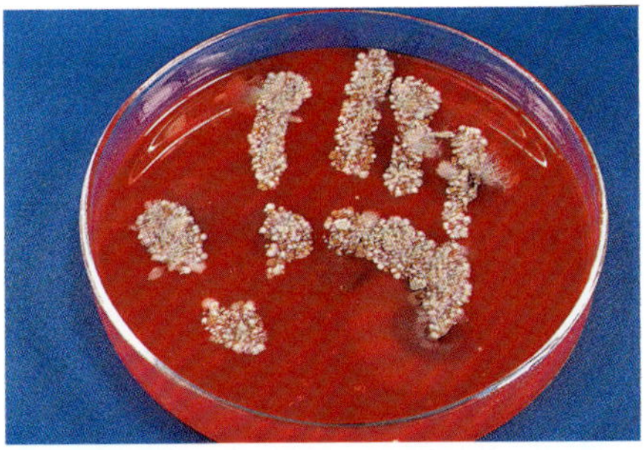

Bakterienkolonien von einem Händeabklatsch

Besonders gefährdet sind Speisen, die roh oder nicht durchgegart verzehrt werden. Besonders betroffen sind Fleisch, Fisch und Ei und daraus hergestellte Speisen wie Kuchen, Eis, Pudding oder Cremes, Mayonnaise oder Salate.

Die häufigsten Lebensmittelinfektionen entstehen durch:
- Salmonellen
- Campylobacter
- Noroviren

Infektionen mit Salmonellen

Tiere sind häufig Überträger von Salmonellen. Die mit Salmonellen befallenen Lebensmittel erscheinen in Aussehen, Geruch und Geschmack einwandfrei. Die mit der Nahrung aufgenommenen Salmonellen dringen in die Darmschleimhaut ein und es kommt in 12 bis 24 Stunden (bei Aufnahme größerer Keimmengen in vier bis sechs Stunden) zu grippeähnlichen Krankheitsformen, die zwei bis drei Tage anhalten. In schweren Fällen kann eine Salmonellose tödlich verlaufen. Besonders gefährdet sind Säuglinge, Kleinkinder, alte Menschen und geschwächte Personen.

Manchmal erkranken Menschen nur leicht oder gar nicht, scheiden aber über längere Zeit Salmonellen aus, man nennt sie deshalb **Dauerausscheider**. Durch mangelnde Hygiene werden solche Menschen zur Infektionsquelle, vor allem wenn sie in Lebensmittel verarbeitenden Betrieben beschäftigt sind (s. S. 76).

Tipp: Folgende Lebensmittel sind besonders häufig mit Salmonellen infiziert:
- Fleisch, vor allem Hackfleisch, Wurst, Fleischsalate; Geflügel;
- Eier und daraus hergestellte Produkte, z. B. Eipulver; Mayonnaise;
- exotisches Gemüse, wenn es mit Fäkalien gedüngt wurde.

Merke

Zur Vermeidung von Salmonellenvergiftungen ist wichtig:
- Tierische Lebensmittel stets richtig durchgaren und kühl aufbewahren.
- Reste von Speisen nicht nur aufwärmen, sondern mehrere Minuten durchkochen lassen.
- Gefriergeflügel zum Auftauen aus der Verpackung nehmen und Tauwasser wegschütten.
- Keine Holzbretter verwenden, in deren Ritzen setzen sich leicht Erreger fest (s. S. 130).

Vergiftungen mit Campylobacter

Keime der Gattung Campylobacter verursachen die häufigsten bakteriell bedingten Magen-Darm-Erkrankungen. Sie sind wärmeliebend, treten besonders in den Sommermonaten auf und gelangen über ungenügend erhitztes Geflügelfleisch, rohes Hackfleisch und über den Konsum von Rohmilch zum menschlichen Magen. Auch durch den Kontakt mit Geräten und Arbeitsflächen breiten sich die Keime aus. Vor einem Durchfall kann es zu Kopf- und Muskelschmerzen kommen.

> **Merke**
> Zur Verhütung von Campylobacterinfektionen ist wichtig:
> - Geflügelfleisch immer gut durchgaren
> - Rohmilch vor dem Verzehr abkochen
> - Konsequente Hygiene in der Küche

Infektionen mit Noroviren

Noroviren gelten als die wichtigsten Erreger von Magen-Darm-Infektionen. Sie werden durch den direkten Kontakt mit erkrankten Personen oder indirekt über verschmutzte Flächen, Türklinken usw. übertragen. Da der Norovirus sehr stabil ist, kann er – einmal ausgeschieden – für mehrere Tage an Oberflächen und Gegenständen haften bleiben. Auch eine Übertragung durch Lebensmittel ist möglich, Kochen zerstört jedoch diese Keime. In Altenheimen, Krankenhäusern, aber auch auf Kreuzfahrtschiffen breiten sich Noroviren schnell aus.

> **Merke**
> Hygiene ist das oberste Gebot bei der Vermeidung einer Norovirus-Infektion.

9.5 Vermeidung von Verderb

Der Verderb kann vermieden werden, wenn Lebensmittel dunkel, trocken, sachgerecht verpackt und bei angemessener Temperatur gelagert werden.

Besonders leicht verderbliche Lebensmittel sind Fleisch und Fleischprodukte, Fisch und Meeresfrüchte sowie deren Erzeugnisse, Milch und Milchprodukte, rohe Eier, frisches Obst und Gemüse und Speisereste.
- Lichteinstrahlung vermeiden, z. B. durch lichtundurchlässige Verpackung oder Aufbewahren in einem dunklen Gefäß oder Raum
- Sauerstoffkontakt vermeiden, z. B. durch Vakuumverpackung
- Feuchtigkeit vermeiden, durch z. B. entsprechende Verpackung
- Hitzeeinwirkung vermeiden, z. B. durch Kühlen von Lebensmitteln
- Wachstum von Mikroorganismen vermeiden, z. B. durch Pasteurisieren, Ultrahocherhitzen oder Tiefkühlen von Lebensmitteln, durch Zusatz von chemischen Konservierungsmitteln oder durch Bestrahlung
- Mindesthaltbarkeits-/Verbrauchsdatum beachten

> **Richtiges Hände waschen:**
> Hände anfeuchten, dann zwanzig bis dreißig Sekunden (!) lang mit Seife einreiben:
> - Handinnenflächen
> - Handrücken und Handgelenke
> - Zwischen den Fingern
> - Fingerspitzen
> - Daumen
> - und erst danach unter fließendem Wasser gut abspülen.
>
> **Je länger und gründlicher eingeseift wird, desto weniger Keime bleiben zurück.**

10 Hygiene beim Umgang mit Lebensmitteln

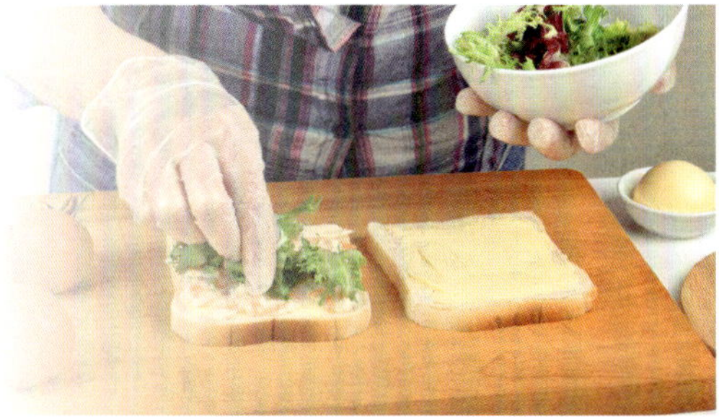

Hygiene steht in einem engen Zusammenhang mit Lebensmittelsicherheit. So gehören neben Kontrollen auch vorbeugende Maßnahmen zur Aufrechterhaltung der Hygiene bei der Produktion und im Umgang mit Lebensmitteln zu den betrieblichen Aufgaben.

Verderb von Lebensmitteln, Lebensmittelvergiftungen und Übertragung ansteckender Krankheiten können die Folge unzureichender Hygieneverhältnisse sein.

Von Seiten des Gesetzes bildet die EU-Lebensmittel-Basis Verordnung (EG) Nr. 178/2002 des Europäischen Parlaments die Grundlage für die Produktion, die Verarbeitung und die Zubereitung von Lebensmitteln. Diese wird ergänzt durch:
- Lebensmittelhygiene-Verordnung VO(EG)852/2004
- Tierische Lebensmittelhygiene-Verordnung
- Eier- und Eiprodukte-VO
- Infektionsschutzgesetz (IfSG)
- Lebensmittel-, Bedarfsgegenstände- und Futtermittelgesetzbuch (LFGB)

Die Lebensmittelhygiene-Verordnung enthält Vorschriften zur Hygiene beim Herstellen, Behandeln und Inverkehrbringen (Vertreiben) von Lebensmitteln.

In Deutschland fordert die zum Lebensmittel-, Bedarfsgegenstände- und Futtermittelgesetzbuch gehörige Lebensmittelhygieneverordnung VO(EG)852/2004 die Anwendung eines HACCP-Systems.

H = Hazard (Gefahren)
A = Analysis (Analyse)
C = Critical (Kritischer)
C = Control (Kontroll-)
P = Points (Punkte)

Dieses Konzept umfasst folgende Stufen der Lebensmittelsicherheit und muss in jedem Betrieb durchgeführt werden:
- Gefahrenanalyse im Produktionsablauf von der Produktion bis zum Verzehr
- Ermittlung der kritischen Kontrollpunkte z. B. rohe Zutaten, Temperatur
- Festlegung der Grenzwerte Bsp.: Ausgabetemperatur
- Überwachen und Überprüfen der Grenzwerte
- Korrekturen bei Grenzwertüberschreitung
- Regelmäßige Kontrolle der Maßnahmen z. B. Rückstellproben

Bei der Beschaffung und Anlieferung, der Vor- und Zubereitung sowie bei der Reinigung von Arbeitsgeräten und -räumen ist Sauberkeit oberstes Gebot.

Jeder Betrieb muss ein Hygienekonzept und ein Hygienemanagement z. B. in Bezug auf die Ausgabe, die Lagerzeiten, die Hygieneschulung der Mitarbeiter sowie auf die Einhaltung eines Reinigungs- und Desinfektionsplanes anwenden.

Der Verbraucher wird durch diese gesetzliche Regelungen umfassend geschützt. Diese beinhalten z. B. auch die Rückverfolgbarkeit von Lebensmitteln, die gegebenenfalls zu Rückrufaktionen führen (s. S. 138).

10.1 Persönliche Hygiene

Gerade auf der Haut können sich wegen der Körperwärme Mikroorganismen schnell vermehren. Sie werden besonders leicht durch die Hände übertragen, weil bei der Lebensmittelverarbeitung das Berühren der Lebensmittel nicht völlig vermieden werden kann.

Das Tragen von Einmalhandschuhen und/oder ein regelmäßiges richtig dosiertes Desinfizieren der Hände wird in der professionellen Lebensmittelverarbeitung empfohlen.

Grundsätzliche sind die folgenden Regeln der Hygiene zu beachten:

- Die Hände sind gründlich zu reinigen (s. S. 128):
  - grundsätzlich vor jeder Nahrungszubereitung
  - nach der Toilettenbenutzung
  - nach Kontakt mit Geld und Türklinken
  - nach schmutziger Arbeit
- saubere Arbeitskleidung
- Schnittwunden mit wasserundurchlässigem Verband versehen, Fingerlinge tragen
- Schmuck ablegen
- Haare zusammenbinden und/oder Kopfbedeckung

In Betrieben ist ein Seifenspender günstig, da die flüssige oder pulverisierte Seife nicht mit den Händen berührt wird.

Das Abtrocknen der Hände muss gründlich und mit Papierhandtüchern, Stoffhandtuchspendern oder Heißlufttrocknern erfolgen. Ggf. Hände desinfizieren.

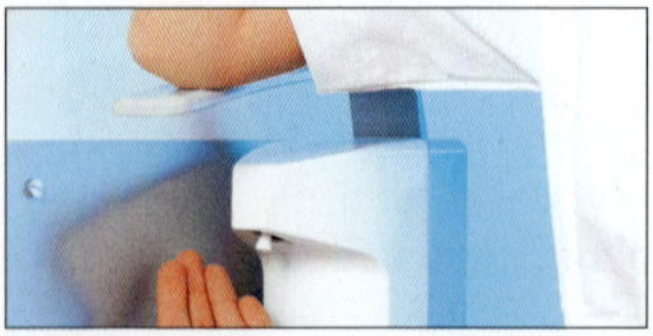

Die Arbeitskleidung bei der Nahrungszubereitung sollte leicht zu reinigen sein und häufig gewechselt werden. Haare dürfen nicht mit den Lebensmitteln in Berührung kommen.

Schon gewusst?
Benimmregeln ändern sich. Husten und Niesen erfolgt nicht mehr in die Hand, sondern in den gebeugten Ellenbogen. Der Ausspruch „Hand vor den Mund“ beim Husten ist also in keiner Kita mehr zu hören.

Das Infektionsschutzgesetz regelt Maßnahmen, die eine Übertragung und Verbreitung von ansteckenden Krankheiten über Lebensmittel verhindern sollen. Jeder Mitarbeiter in Lebensmittel verarbeitenden Betrieben benötigt eine Bescheinigung über die erfolgreiche Teilnahme an einer Belehrung zum „Infektionsschutzgesetz“ und muss persönlich erklären, dass keine gesundheitliche Beeinträchtigung vorliegt.

10.2 Betriebshygiene

Die hygienischste Art der Reinigung von Geschirr und Küchengeräten ist eine Geschirrspülmaschine, weil die Säuberung durch höhere Temperaturen und mehrfache Spülgänge erfolgt.

- Küchengeräte, z. B. Schüsseln, Messer, Schneidbretter, nach Gebrauch sofort mit heißem Wasser abspülen. Auf diese Weise werden Nährböden für Mikroorganismen beseitigt.

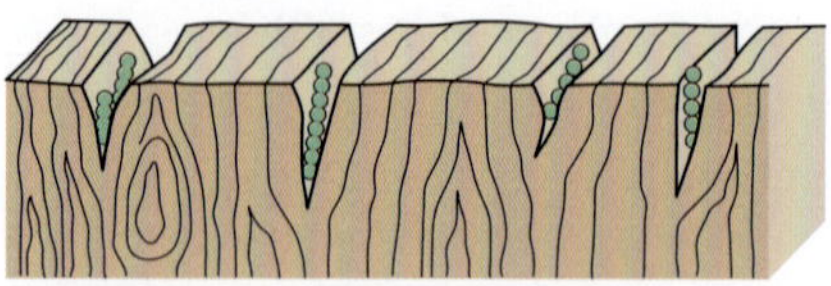

Holz quillt und erschwert das Reinigen. Keime könen sich einnisten.

- Keine Holzbretter bei der Nahrungszubereitung verwenden.
- Küchentücher aller Art je nach Häufigkeit der Nahrungszubereitung täglich oder mehrmals wöchentlich wechseln und zur Kochwäsche geben.
- Spüllappen und Bürsten nach jeder Benutzung mit heißem Wasser ausspülen und an der Luft trocknen; sie sind ideale Brutstätten für Mikroorganismen.

Auf glatten Oberflächen können sich Keime nur schlecht ansiedeln.

Wird Geschirr nach der Reinigung mit schmutzigen Tüchern getrocknet, werden erneut Keime aufgetragen. „Lufttrocknung" ist vorzuziehen.

Auch für das Ausräumen des sauberen Geschirrs aus der Geschirrspülmaschine sollten Einmalhandschuhe getragen werden.

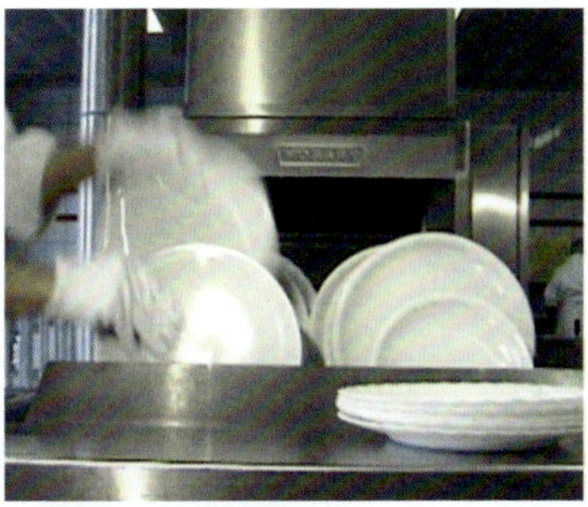

Hygienisches Arbeiten

Von Arbeitsflächen und Geräten sind Lebensmittelrückstände regelmäßig zu entfernen, da sie günstige Bedingungen für Mikroorganismen bieten.

Papp- und Holzverpackungen gehören nicht in den Kühlschrank, da an ihnen Verunreinigungen haften können.

Um einen Lebensmittelverderb zu vermeiden, erfolgt in Großküchen und Lebensmittel verarbeitenden Betrieben eine Trennung des „reinen" (Zubereitung und Ausgabe) und „unreinen" (Verarbeitung der Lebensmittel) Arbeitsbereiches.

Eine gründliche Reinigung der Betriebsräume verringert die Gefahr von Verunreinigungen an Lebensmitteln. Sinnvoll ist es, wenn die Wandflächen, Bodenbeläge sowie Türen und besonders die Türklinken wasserundurchlässig, leicht zu reinigen und zu desinfizieren sind.

Auch Abfallbehälter für alle Abfallarten sollten leicht zu reinigen sein, eine glatte Oberfläche haben und verschließbar sein. Behälter für Lebensmittelabfälle sind täglich zu entleeren.

10.3 Produkthygiene

Bereits beim Wareneingang und Einkauf sind Lebensmittel zu überprüfen auf:
- einwandfreien Geruch und Geschmack,
- intakte Verpackung,
- richtige Temperatur (besonders bei Tiefkühl- und Kühlprodukten),
- Einhaltung der Haltbarkeitsdaten,
- frisches Aussehen.

Schmutz, der Rohstoffen wie Gemüse, Salat usw. anhaftet, ist unter fließendem Wasser zu säubern.

Bei der Lagerung auf die Temperatur, Luftfeuchtigkeit, Lagerdauer und die Trennung von verarbeiteten Lebensmitteln achten.

Zum Abschmecken und Probieren immer einen zweiten Probierlöffel verwenden.

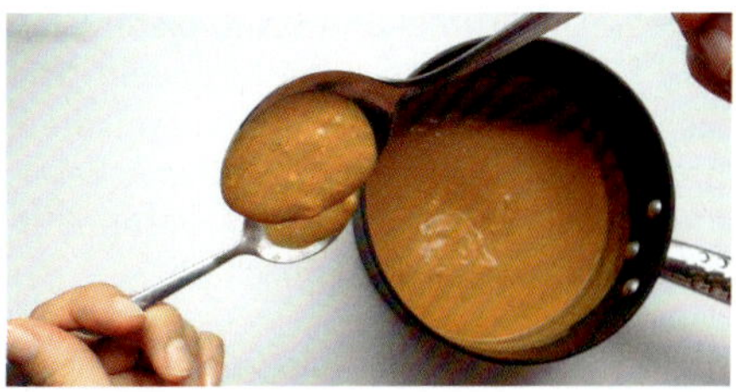

Probierlöffel

Alle Produkte sind regelmäßig auf Vorratsschädlinge zu kontrollieren. Befallene Vorräte sind sofort zu entsorgen.

Schon gewusst?
Auch gegarte Lebensmittel benötigen noch eine Kontrolle. Salmonellen (s. S. 127) können sich im Inneren von Geflügelfleisch verstecken. Besonders dickere Fleischstücke sollten vor der Ausgabe angeschnitten werden: das Fleisch darf innen nicht mehr rosig sein!

Hühnereier sind von außen oft mit Salmonellen (s. S. 129) verunreinigt (kontaminiert). Dies stellt für alle Lebensmittel verarbeitenden Betriebe, wie auch Haushalte eine deutliche Gesundheitsgefahr dar, wenn nicht sorgsam mit dem Lebensmittel gearbeitet wird. Lose im Kühlschrank z. B. zwischen Aufschnitt und Käse gelagert oder eine mangelhafte Verarbeitung (z. B. beim Aufschlagen) führen dazu, dass Eierspeisen zu einer Gefahrenquelle werden.

Fertig gegarte Speisen möglichst nicht lange warm halten. Einem schnellen Abkühlen sollte ein späteres wieder Aufwärmen bei Bedarf folgen. Der Risikobereich für die Vermehrung von Mikroorganismen liegt zwischen 20 und 40 °C.

Werden Lebensmittel verzehrfertig angeboten, ist der direkte Handkontakt zu vermeiden. Hier kommen Einmalhandschuhe oder Arbeitsgeräte wie Gebäckzangen zur Anwendung.

Essensreste, Krümel und Staub bieten eine gute Voraussetzung zum Ansiedeln und zur Vermehrung von Mikroorganismen. Ihre Entfernung durch gründliche Reinigung verhindert die Gefahr von Verunreinigungen und Verderb erheblich.

Gefährdete Lebensmittel	Schädling
Getreide, Haferflocken, Müsli Getreidemotte, Hausmaus, Getreidekäfer	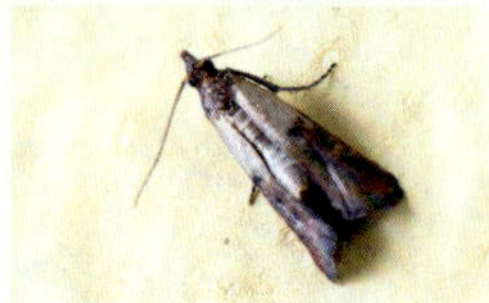
Kartoffeln Kellerassel	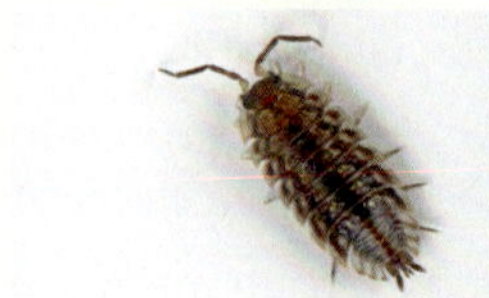
Mehl Mehlmotte, Mehlkäfer, Mehlmilbe	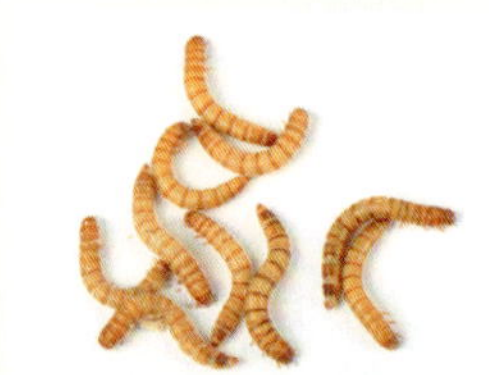
Lebensmittel mit Zucker (z. B. Marmelade) Ameise	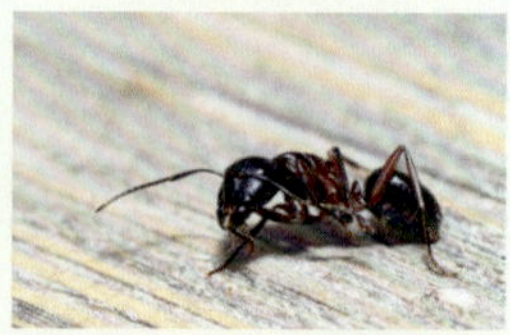
Reis Reiskäfer	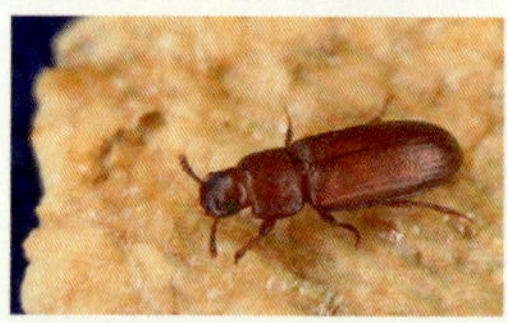
Obst/Gemüse Fruchtfliegen	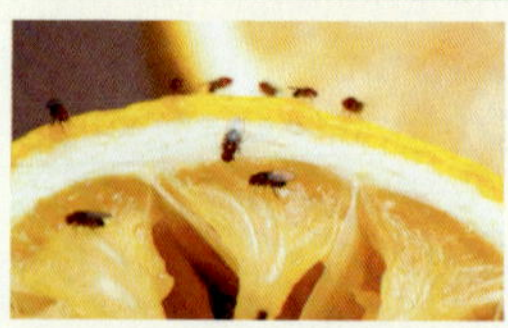

Gegarte oder gereinigte Lebensmittel dürfen nicht zusammen mit ungewaschenen Lebensmitteln gelagert werden, um eine Übertragung von Keimen zu vermeiden.

10.4 Lebensmittel konservieren und haltbar machen

Durch physikalische und chemische Verfahren können Lebensmittel haltbar gemacht werden. Enzyme und Mikroorganismen werden dadurch zerstört oder in ihrer Tätigkeit gehemmt.

Bei der Haltbarmachung (Konservierung) sollen Nährstoffgehalt, Geschmack und Aussehen der Lebensmittel weitgehend erhalten bleiben.

Maßnahmen zur Haltbarmachung:
- Anwendung von Kälte: Kühlen, Gefrieren
- Anwendung von Hitze: Pasteurisieren, Sterilisieren, Ultrahocherhitzen, Einkochen
- Entzug von Feuchtigkeit: Trocknen, Salzen und Pökeln, Zuckern, einlegen in Alkohol oder Öl
- Einwirkung von Säure: Einlegen in Essig, Herstellung von Sauerkraut, Joghurt
- Anwendung von chemischen Konservierungsstoffen

Kühlen

Bei sinkenden Temperaturen verlangsamt sich die Vermehrung der Mikroorganismen und die Tätigkeit der Enzyme. Der Verderb von Lebensmitteln kann durch Kühlen verzögert werden. Lebensmittel halten etwa zwei- bis dreimal länger, wenn die Temperatur um 10 °C sinkt.

Merke

Regeln für das Kühlen:
- Leicht verderbliche Lebensmittel, z. B. Fleisch, auf die untere Glasplatte legen.
- Gemüse und Obst, die weniger schnell verderben, aber leicht austrocknen, im dafür vorgesehenen Behälter unten aufbewahren.
- Kühlschrank nicht zu voll packen, damit die Luft zirkulieren kann.

Die Lebensmittel geben im Kühlschrank Feuchtigkeit ab, die sich am kältesten Teil – dem Verdampfer – als Reif- oder Eisschicht niederschlägt und dadurch die Kühlleistung vermindert, weil sie wie eine Isolierschicht wirkt. Deshalb
- Speisen im Kühlschrank abdecken
- nur abgekühlte Speisen in den Kühlschrank/-raum stellen
- Tür immer gut schließen
- Kühlschrank regelmäßig abtauen

Gefrieren

Durch das Tiefgefrieren der Lebensmittel werden Eiweiß und Cellulose leichter verdaulich und für den Körper besser ausnutzbar. Dadurch verkürzt sich auch die Garzeit teilweise bis zu einem Drittel der sonst üblichen Zeit.

a) Werden Lebensmittel langsam eingefroren, entstehen große spitze Eiskristalle, die die Zellwände zerstören, so dass beim Auftauen Saft ausfließt.
b) Beim schnellen, schockartigen Gefrieren erstarrt das Wasser in den Zellen zu winzigen Eiskristallen. Die Zellwände bleiben unverletzt; beim Auftauen geht kein Saft verloren.

Tipp: Für das Einfrieren gelten folgende Regeln:
- Nur frische Lebensmittel einfrieren.
- Gemüse und festes Obst vor dem Einfrieren blanchieren, um an der Oberfläche haftende Bakterien und Enzyme zu zerstören sowie die Farbe und die Vitamine zu erhalten.
- Das Gefriergut in gefriergeeignetes Material verpackt möglich schnell einfrieren.
- Durchgefrostete Ware bei höchstens –18 °C oder kälter lagern.
- Packungen mit Datum und Inhalt beschriften und Vorrat übersichtlich ordnen.

Im Allgemeinen kann käufliche Tiefkühlkost aufbewahrt werden:
- bei –4 bis –8 °C: einige Tage,
- bei –12 bis –18 °C: 2 bis 4 Wochen,
- bei unter –18 °C mehrere Monate.

Tiefgefrieren ist von allen Haltbarmachungsverfahren die Methode, die Aroma, Beschaffenheit, Farbe, Nährstoffe und Vitamine weitgehend erhält.

Merke

Beim Einkauf von Tiefkühlkost sollte man beachten:
- Tiefkühlkost nur unmittelbar aus der Tiefkühltruhe entnehmen.
- Nichts aus überladenen Truhen kaufen. Bei den meisten Truhen ist am inneren Rand eine Lademarke angebracht. Packungen dürfen nicht über diese Marke hinausragen.
- Auf die Temperatur in der Truhe achten; das Thermometer muss eine Temperatur kälter als –18 °C anzeigen.
- In Truhen ohne Thermometer kann man bei Eiscremepackungen durch einen Druck mit dem Finger die Temperatur prüfen. Eiscreme mit mehr als –18 °C gibt dem Druck nach.
- Keine Ware in beschädigter oder aufgerissener Verpackung kaufen. Ungeschützte Lebensmittel trocknen durch die Kälte aus und verlieren an Qualität und Aroma.
- Schneebildung innerhalb der Packung ist ein Zeichen, dass die Ware schon einmal aufgetaut war und dadurch eine Qualitätsminderung eingetreten ist.
- Tiefkühlkost in Isoliertaschen transportieren und zu Hause umgehend ins Gefriergerät legen.

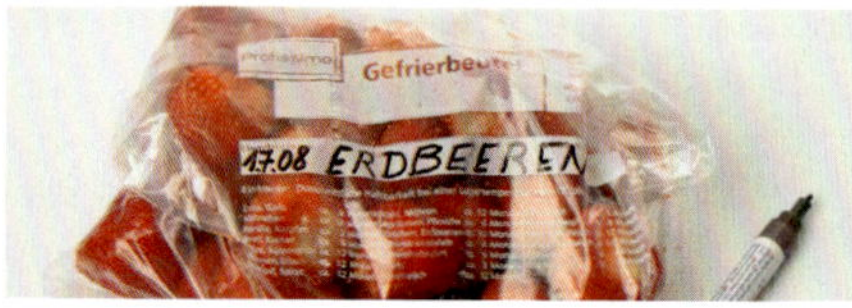

Einfrieren im Haushalt

Zum Einfrieren eignen sich: Fleisch, Geflügel, Fisch, Gemüse, Obst, Gebäck (rohe Teige und fertige Backwaren), Milchprodukte und Fertiggerichte. Rettiche, Radieschen, ganze Tomaten und Blattsalate sind ungeeignet.

Die Lagerdauer ist nicht unbegrenzt. Länger als ein Jahr sollte Gefriergut keinesfalls aufbewahrt werden. Fettarme Lebensmittel sind länger haltbar als fettreiche, denn Fett abbauende Enzyme sind auch bei sehr tiefen Temperaturen noch wirksam und lassen die Lebensmittel ranzig schmecken.

Im Allgemeinen gelten für die Verwendung von Tiefkühlkost folgende Regeln:
- Gemüse, kleine Fisch- und Fleischstücke unaufgetaut in Topf oder Pfanne geben.
- Tiefgefrorenes Fleisch ohne Verpackung als Ganzes im Kühlschrank auftauen lassen und nach dem Auftauen sofort verarbeiten. Die Auftauflüssigkeit immer entsorgen und alle Arbeitsgeräte, die damit in Berührung gekommen sind, gründlich reinigen.
- Obst für Torten leicht angetaut verwenden.
- Backwaren bei Zimmertemperatur oder im Backofen auftauen lassen.
- Fertiggerichte in einen Topf geben und zugedeckt erhitzen.
- Angetaute und aufgetaute Ware muss bald verbraucht werden, denn sie verdirbt rascher als frische Ware. Sie darf nicht noch einmal eingefroren werden.
- Zubereitete Gerichte aus roh eingefrorenen Zutaten können wieder eingefroren werden.

Pasteurisieren und Sterilisieren

Beim Pasteurisieren werden die Lebensmittel auf 65 bis 85 °C erhitzt. Es ist durch die niedrige Erhitzung ein besonders schonendes Verfahren und wird vor allem bei der molkereimäßigen Behandlung von Milch angewendet. Pasteurisierte Lebensmittel sind nicht völlig keimfrei, deshalb sind sie nur begrenzt haltbar. Dieses Verfahren kann nur bei wasserhaltigen Lebensmitteln durchgeführt werden. Durch trockene Hitze sterben Mikroorganismen bei diesen Temperaturen nicht ab.

Pasteurisieren wird beim Einmachen von Obst und Essiggemüse angewendet. Durch den hohen Anteil an Fruchtsäuren beim Obst genügen die angewendeten Temperaturen zum Haltbarmachen. Bei Essiggemüse wirkt die Säure zusätzlich konservierend. Die Vitamine bleiben weitgehend erhalten. Da beim Pasteurisieren in Flaschen, Dosen und Gläsern Luftabschluss entsteht, ist der Inhalt lange haltbar.

Unter **Sterilisieren** versteht man Erhitzen auf 100 bis 120 °C für etwa 30 Minuten. Dieses Verfahren wird industriell beim Einmachen von eiweißhaltigem Gemüse und Fleisch angewendet, das im Unterschied zu Obst von Sporen bildenden Bakterien befallen sein kann, z. B. von Botulinus-Bazillen (s. S. 126). Sporen werden bei 100 °C nicht abgetötet. Es empfiehlt sich deshalb, Gemüse und Fleisch nach zwei Tagen nochmals zu sterilisieren. Die inzwischen zu Bakterien ausgekeimten Sporen sind damit abgetötet und das Lebensmittel keimfrei. Auf diese Weise sterilisierte Lebensmittel sind, wenn sie luftdicht verschlossen sind, meist jahrelang haltbar. Da jedoch bei sehr langer Lagerung Geschmacks- und Farbveränderungen sowie Verlust an Vitaminen auftreten, sollten eingemachte Lebensmittel spätestens nach einem Jahr verbraucht werden.

Erhitzungstemperatur und -zeit bei der Haltbarmachung richten sich nach dem pH-Wert und der Wasseraktivität (Anteil an nicht gebundenem Wasser) der Lebensmittel. Höhere Temperaturen bei niedriger Erhitzungsdauer wirken sich günstig auf die Vitaminerhaltung aus.

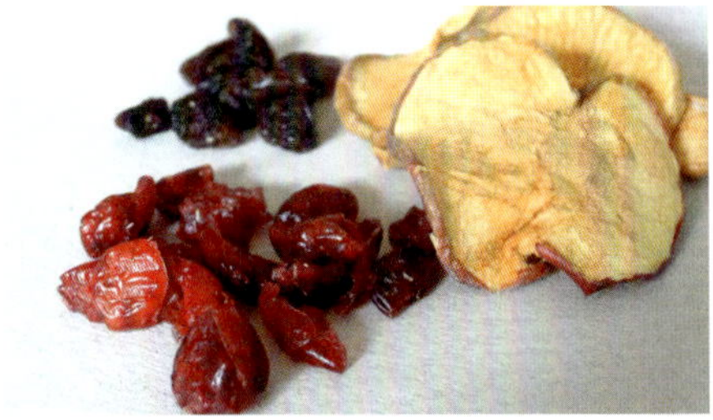

Trockenfrüchte

Trocknen

Da Mikroorganismen und Enzyme für ihre Wirksamkeit Wasser benötigen, können Lebensmittel auch durch Entzug der Feuchtigkeit haltbar gemacht werden. Der Wasserentzug erfolgt durch Wärme- und Gefriertrocknung. Trockenfrüchte sind Bestandteil einer gesunden und nachhaltigen Ernährung.

Salzen und Pökeln

Salzen und Pökeln entzieht dem Lebensmittel und den Zellen der Mikroorganismen Wasser, ihre Vermehrung wird dadurch stark gehemmt.

Das Pökeln ist ein Verfahren, das neben Kochsalz noch Pökelstoffe, Nitrat und Nitritpökelsalz erfordert. Der Zusatz von Nitritpökelsalz muss im Zutatenverzeichnis angegeben sein.

Beim Salzen und Pökeln werden gleichzeitig Nährstoffe gelöst und gehen verloren.

Zuckern

Wie Salz entzieht auch Zucker in starker Konzentration dem Lebensmittel und den Zellen der Mikroorganismen Wasser, so dass deren Entwicklung stark gehemmt wird. Man verwendet dieses Verfahren bei der Gelee- und Konfitürenbereitung, für Fruchtaufstriche und Chutneys sowie bei der Herstellung von kandierten Früchten (Zitronat und Orangeat).

Früchte können auch durch Einlegen in Alkohol und Zucker haltbar gemacht werden, z. B. Rumtopf.

Säuern

Da Säure das Wachstum vieler Mikroorganismen hemmt, lassen sich verschiedene Gemüsearten (Gurken, Kohl) durch Milchsäure haltbar machen. Sie entstehen durch Vergärung der Kohlenhydrate des einzusäuernden Gutes. Ein bekanntes Beispiel dafür ist die Herstellung von Sauerkraut.

Bei einem anderen Verfahren wird die Säure nicht im Lebensmittel selbst entwickelt, sondern zugesetzt. Das Einlegen in Essig erfolgt z. B. bei Fisch und Fischerzeugnissen, Gurken, Zwiebeln, Birnen, Zwetschgen und Kürbis, aber auch Chutneys werden auf diese Weise haltbar gemacht.

Räuchern

Der Rauch von Buchen- oder Eichenholzfeuer wird zur Konservierung von Fleisch, Fleischwaren und Fisch angewendet. Die Nahrungsmittel werden vorher gesalzen. Durch das Räuchern entsteht ein Gewichtsverlust von etwa 30 %. Die konservierende Wirkung beruht auf dem Entzug von Wasser und den chemischen Bestandteilen des Rauches, z. B. Essigsäure, Ameisensäure usw. Durch das Räuchern entsteht der typische Rauchgeschmack und -geruch.

Geräucherte Waren sollten nicht hoch erhitzt werden, da sich der krebserregende Stoff Benzpyren bilden kann, der auch durch starke Rauchentwicklung beim Grillen entsteht.

Zugabe von chemischen Konservierungsstoffen

Chemische Konservierungsstoffe führen schon in niedriger Konzentration zu einer Hemmung der Enzymtätigkeit und Abtötung der Mikroorganismen. Nur unbedenkliche Stoffe, die beim Menschen keine gesundheitlichen Schäden hervorrufen, sind durch die Zusatzstoff-Zulassungsverordnung des Lebensmittelrechts zugelassen (Sorbinsäure, Benzoesäure, PHB-Ester). Das Lebensmittelrecht legt fest, welche Lebensmittel wie und mit welcher Höchstmenge chemisch konserviert werden dürfen.

Die Verwendung von Konservierungsstoffen muss gekennzeichnet werden – „mit Konservierungsstoff"; die Bezeichnung des Konservierungsstoffes oder die entsprechende E-Nummer ist anzugeben.

Zum Konservieren sollten nur einwandfreie und frische Lebensmittel verwendet werden.

Das Konservieren von Lebensmitteln im Haushalt war vor vielen Jahren eine Notwendigkeit, heute wird es als Hobby und in Form von kleinen Geschenken aus dem Haushalt wieder geschätzt.

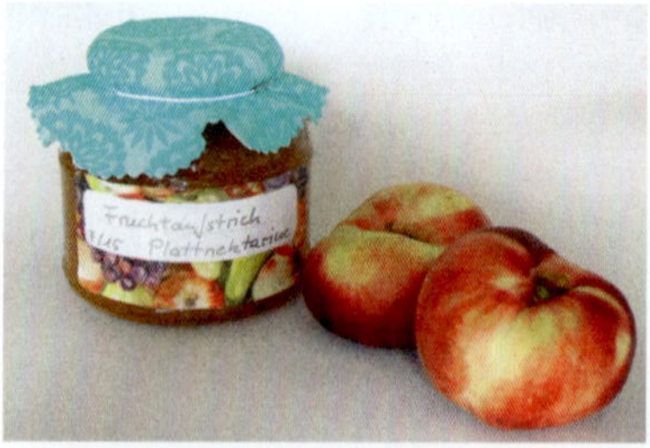

Kleine Geschenke aus der Küche

11 Lebensmittelrecht

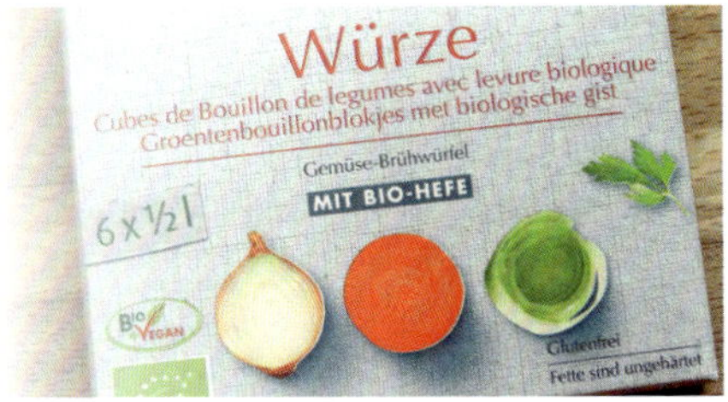

Oberstes Ziel des Lebensmittelrechts ist die Sicherheit von Lebensmitteln, um die Gesundheit der Verbraucher zu bewahren. Außerdem soll der Verbraucher vor Täuschung geschützt werden.

11.1 Europäisches Lebensmittelrecht

Mit der Gründung der Europäischen Wirtschafts- und Währungsunion war es notwendig, einheitliche Regelungen für Lebensmittel zu schaffen, um einen freien Warenverkehr zur ermöglichen. Die einzelstaatlichen Regelungen zum Lebensmittelrecht wurden angeglichen.

Das Dachgesetz ist die Basisverordnung des Lebensmittelrechts (Verordnung (EG) Nr. 178/2002 des Europäischen Parlamentes und des Rates). Damit wurden die allgemeinen Grundlagen für das Lebensmittelrecht gelegt, die in allen Mitgliedstaaten gelten. Mit dem Konzept „Vom Acker bis zum Teller“ wird gewährleistet, dass Lebensmittel zu ihrem Ursprung zurück verfolgt werden können, da die Verordnung für alle Produktions-, Verarbeitungs- und Vertriebsstufen von Lebens- und Futtermitteln gilt.

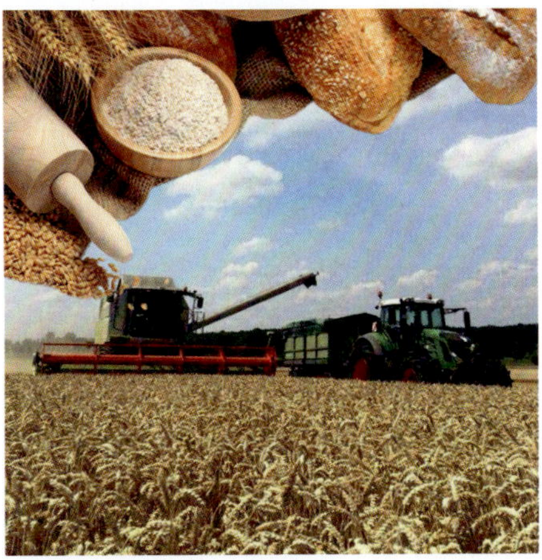

Um die Sicherheit von Lebensmitteln in Europa zu gewährleisten und aufgrund einer Reihe von Lebensmittelkrisen wurde 2002 die Europäische Behörde für Lebensmittelsicherheit (EFSA) errichtet. Sie analysiert und bewertet Risiken, die von Lebensmitteln ausgehen und bildet damit die Basis des europäischen Lebensmittelsicherheitssystems. Mit der unabhängigen Beratung von Entscheidungsträgern durch die EFSA wird eine solide Grundlage für Entscheidungen getroffen. Wissenschaftliche Gutachten und Empfehlungen werden erarbeitet und lassen Lebensmittel sicher, d. h. unbedenklich und unschädlich für die Gesundheit sein.

Was Risiken in der Lebensmittelkette angeht, gehören Europas Einwohner damit zu den weltweit am besten informierten und geschützten Verbrauchern.

So gab es für den Süßstoff Aspartam in Lebensmitteln wie Softdrinks, Desserts, Süßwaren, Kaugummi oder Diätprodukten immer wieder Bedenken, dass der Stoff die Gesundheit schädigen und zum Beispiel Krebs auslösen könnte.

Jetzt zeigt eine Neubewertung der EFSA, dass der Süßstoff und seine Abbauprodukte in den von der Industrie verwendeten Mengen ungefährlich sind.

Sichere Aufnahmemengen für Koffein
Im Mai 2015 veröffentlicht die EFSA eine Risikobewertung zu Koffein. Aufgrund der Daten, die ihr zur Verfügung stehen, kommt sie zu folgendem Ergebnis:

Für Erwachsene sind Einzeldosen bis zu 200 mg Koffein pro Tag unbedenklich. Eine Tasse Filterkaffee (200 ml) enthält etwa 90 mg Koffein.

11.2 Deutsches Lebensmittelrecht

Im deutschen Lebensmittelrecht gilt grundsätzlich das Missbrauchsprinzip. Danach ist alles erlaubt, was nicht verboten ist. In bestimmten Bereichen gilt aber auch das **Verbotsprinzip mit Erlaubnisvorbehalt**. Danach ist alles verboten, was nicht ausdrücklich erlaubt ist.

Das grundlegende deutsche Gesetz ist das **Lebensmittel-, Bedarfsgegenstände- und Futtermittelgesetzbuch (LFGB).** Darin werden wichtige Begriffe wie „Lebensmittel" definiert. Die Durchführung der Lebensmittelüberwachung wird ebenso beschrieben wie die Entnahme von Proben. Ferner enthält das LFGB auch Straf- auch Bußgeldvorschriften.

Das LFGB gilt nicht nur für Lebensmittel, sondern auch für Futtermittel, kosmetische Erzeugnisse und Bedarfsgegenstände. Das sind Gegenstände, die mit Lebensmitteln in Kontakt kommen.

Der Lebensmittelsicherheit liegen folgende drei Prinzipien zugrunde:
- Schutz vor Gesundheitsgefahren
- Schutz vor Täuschung
- Information über Lebensmittel

Die **Lebensmittelüberwachung** mit Betriebskontrollen und Probenentnahmen schützt Verbraucher vor gesundheitsgefährdenden Lebensmitteln.

Seit 2011 informiert eine Internetseite des Bundesamts für Verbraucherschutz und Lebensmittelsicherheit die Verbraucher über Warnungen zu gesundheitsgefährdenden Lebensmitteln und über Rückrufaktionen in Deutschland (www.lebensmittelwarnung.de).

Täuschung liegt vor, wenn Informationen über Eigenschaften oder Wirkungen von Lebensmitteln nicht zutreffen oder eine Selbstverständlichkeit sind.

Nicht erlaubt sind daher sogenannte „Mogelpackungen", die den Eindruck erwecken, eine deutlich größere Menge eines Lebensmittels zu enthalten, als tatsächlich der Fall ist.

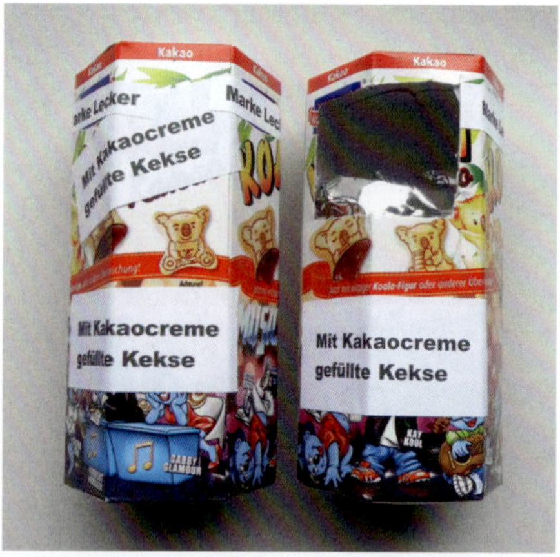

Die Luft ist im Kaufpreis inbegriffen

Mithilfe der Vorschriften zur Lebensmittelkennzeichnung kann sich der Verbraucher bewusst für oder gegen ein Lebensmittel entscheiden.

Neben dem LFGB wird die Lebensmittelsicherheit durch viele spezielle Gesetze, Verordnungen und Richtlinien ergänzt wie zum Beispiel:

- Eichgesetz
- Fertigpackungsverordnung
- EU-Zusatzstoffverordnung
- EU-Verordnung über nährwert- und gesundheitsbezogene Angaben
- Preisangabenverordnung

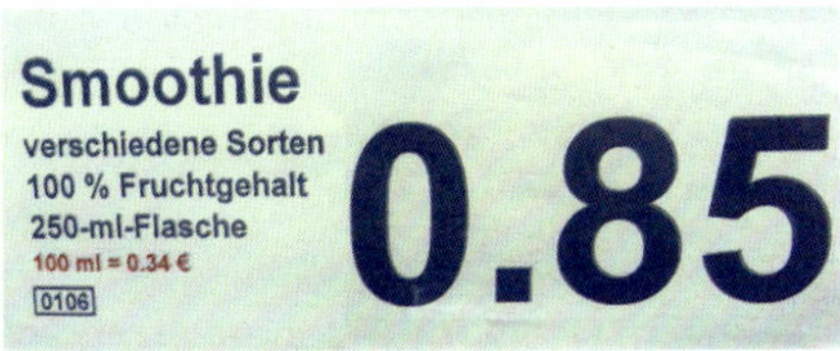
Smoothie
verschiedene Sorten
100 % Fruchtgehalt
250-ml-Flasche
100 ml = 0.34 €
0106
0.85

Preisangabe pro 100 ml oder 100g

11.3 Lebensmittel-Kennzeichnung

Informationen über Lebensmittel leisten einen wesentlichen Beitrag zum Schutz der Gesundheit und der Interessen von Verbrauchern.

Ende 2014 ist die EU-Lebensmittelinformations-Verordnung (LMIV) in Kraft getreten. Sie gilt sowohl für Lebensmittel, die an den Endverbraucher geliefert werden als auch für Gemeinschaftsverpflegungseinrichtungen. Die Verantwortung für die Information trägt der Lebensmittelunternehmer.

Verpflichtend vorgeschrieben sind Informationen zur Identität und Zusammensetzung sowie zu Eigenschaften des Lebensmittels. Unter anderem werden auch Informationen zu Haltbarkeit, Lagerung und zur sicheren Verwendung verpflichtend. Verbraucher mit besonderen Ernährungsbedürfnissen erhalten Informationen zu ernährungsphysiologischen Eigenschaften von Lebensmitteln und können damit eine fundierte Wahl treffen.

Grundlegend gilt, dass Informationen über Lebensmittel zutreffend, klar und leicht verständlich, also nicht irreführend sein müssen. Das gilt in Bezug auf ihre Wirkungen oder Eigenschaften. Informationen dürfen nicht den falschen Eindruck erwecken, dass mit dem Lebensmittel Krankheiten vorgebeugt, behandelt oder geheilt werden können.

Folgende Angaben sind verpflichtend:
- die Bezeichnung des Lebensmittels
- das Verzeichnis der Zutaten
- Zutaten und Verarbeitungshilfsstoffe
- Menge bestimmter Zutaten oder Klassen von Zutaten
- Nettofüllmenge des Lebensmittels
- das Mindesthaltbarkeitsdatum oder das Verbrauchsdatum
- ggf. Anweisungen zur Aufbewahrung und/oder Anweisungen für die Verwendung
- der Name und die Anschrift des Lebensmittelunternehmers
- das Ursprungsland oder der Herkunftsort
- eine Gebrauchsanleitung für schwierig zu verwendende Lebensmittel
- die Angabe des Alkoholgehalts für Getränke mit mehr als 1,2 Volumenprozent
- Nährwertdeklaration

Verpflichtende Informationen müssen bei allen Lebensmitteln verfügbar und leicht zugänglich sein. Bei vorverpackten Lebensmittel sind sie direkt auf der Verpackung oder auf einem Etikett sowohl gut sichtbar als auch gut lesbar anzubringen. Die Lesbarkeit ist sichergestellt, wenn die Höhe eines „x“ mindestens 1,2 mm beträgt. Die Bezeichnung des Lebensmittels, die Nettofüllmenge und der Alkoholgehalt müssen im selben Sichtfeld erscheinen.

Verpflichtende Informationen über Lebensmittel müssen vor dem Abschluss des Kaufvertrags verfügbar sein, wenn die Lebensmittel mit Einsatz von Fernkommunikationstechniken (z. B. Briefe, Kataloge,

Telefonanrufe, E-Mails sowie Rundfunk, Tele- und Mediendienste) angeboten werden. Das betrifft alle Lebensmittel, die im Fernabsatz geliefert werden, d. h. auch Angebote im Online-Handel angeboten werden. Ausnahme ist hier das Mindesthaltbarkeitsdatum.

Die **Bezeichnung** des Lebensmittels gibt an, um welches Produkt es sich handelt. Gibt es keine rechtlich vorgeschriebene Bezeichnung, kann die verkehrsübliche Bezeichnung verwendet werden, oder eine beschreibende Bezeichnung. Ein Fantasiename kann nur zusätzlich verwendet werden.

Das **Zutatenverzeichnis** enthält alle im Lebensmittel enthaltenen Zutaten in absteigender Reihenfolge ihres Gewichtsanteils. Die Hauptzutat steht zu Beginn, die Zutat mit der geringsten Menge am Schluss.

Zutaten, die in Form technisch hergestellter Nanomaterialien vorhanden sind, müssen im Zutatenverzeichnis eindeutig aufgeführt werden mit dem Zusatz „Nano“ in Klammern hinter der Zutat..

Nanopartikel sind winzigklein und ihre Auswirkung im Organismus ist noch nicht hinreichend bekannt.

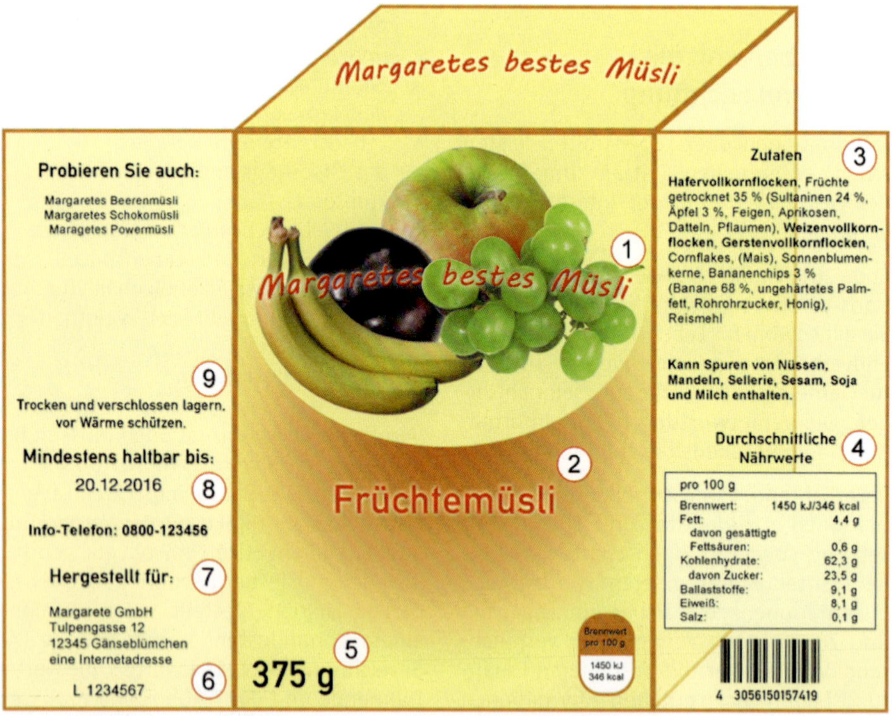
Margaretes bestes Müsli
Probieren Sie auch:
Margaretes Beerenmüsli
Margaretes Schokomüsli
Maragetes Powermüsli
9
Trocken und verschlossen lagern, vor Wärme schützen.
Mindestens haltbar bis:
20.12.2016
8
Info-Telefon: 0800-123456
Hergestellt für:
7
Margarete GmbH
Tulpengasse 12
12345 Gänseblümchen
eine Internetadresse
L 1234567
6
1
Margaretes bestes Müsli
2
Früchtemüsli
5
375 g
Brennwert pro 100 g
1450 kJ 346 kcal
Zutaten
3
Hafervollkornflocken, Früchte getrocknet 35 % (Sultaninen 24 %, Äpfel 3 %, Feigen, Aprikosen, Datteln, Pflaumen), Weizenvollkornflocken, Gerstenvollkornflocken, Cornflakes, (Mais), Sonnenblumenkerne, Bananenchips 3 % (Banane 68 %, ungehärtetes Palmfett, Rohrohrzucker, Honig), Reismehl
Kann Spuren von Nüssen, Mandeln, Sellerie, Sesam, Soja und Milch enthalten.
Durchschnittliche Nährwerte
4
pro 100 g
Brennwert: 1450 kJ/346 kcal
Fett: 4,4 g
davon gesättigte Fettsäuren: 0,6 g
Kohlenhydrate: 62,3 g
davon Zucker: 23,5 g
Ballaststoffe: 9,1 g
Eiweiß: 8,1 g
Salz: 0,1 g
4 3056150157419

① Markenname
② Bezeichnung des Lebensmittels
③ Zutatenverzeichnis (Inhaltsstoffe)
④ Nährwertinformationen
⑤ Nettofüllmenge
⑥ Chargen- oder Losnummer
⑦ Herstellerinformationen
⑧ Mindesthaltbarkeitsdatum
⑨ Anweisungen für Aufbewahrung

Vollständige Kennzeichnung eines Lebensmittels

Für Lebensmittelimitate, wie etwa Analogkäse oder Formfleisch gelten spezielle Kennzeichnungsvorschriften.

Sie müssen aufgeführt werden, allerdings nicht wörtlich mit dem Begriff „Imitat". Der ersatzweise verwendete Stoff muss angegeben werden, der dann z. B. auch „hergestellt aus Pflanzenfett" heißen kann. Um Imitate zu erkennen, muss man sich mit den Ersatzbegriffen gut auskennen.

Bei frischem Obst und Gemüse, Kartoffeln, Tafelwasser mit Kohlensäure und Lebensmitteln, die aus einer einzigen Zutat bestehen, ist ein Zutatenverzeichnis nicht erforderlich. Bei Verwendung von Zusatzstoffen wird der Klassenname und die Verkehrsbezeichnung oder E-Nummer angegeben.

Laut Allergenkennzeichnung müssen gekennzeichnet werden:
- Glutenhaltiges Getreide, namentlich zu nennen: Weizen (wie Dinkel und Khorasan-Weizen), Roggen, Gerste, Hafer, Kamut oder Hybridstämme davon
- Krebstiere
- Eier
- Fisch
- Erdnüsse
- Soja
- Milch und Milchprodukte (einschließlich Laktose)
- Schalenfrüchte, namentlich zu nennen (Mandel, Haselnuss, Walnuss, Cashew, Pecannuss, Paranuss, Pistazie, Macadamianuss und Queenslandnuss)
- Sellerie
- Senf
- Sesamsamen
- Schwefeldioxid und Sulfite in einer Konzentration von mehr als 10 mg/kg oder 10 mg/l
- Lupinen
- Weichtiere

Die **Allergenkennzeichnung** wurde 2014 eingeführt und betrifft sowohl verpackte als auch unverpackte Lebensmittel. Zutaten, die Allergien oder Unverträglichkeitsreaktionen auslösen können, werden im Zutatenverzeichnis durch Schriftart, Schriftstil oder Hintergrundfarbe hervorgehoben, so dass sie sich von den restlichen Zutaten abheben.

Vollmilchschokolade

Zutaten: Zucker, Vollmilchpulver,
Kakaopulver, Knusperreis (Reis, Zucker,
Maltodextrin, Salz,
Emulgator Sojalecithine, Aroma
(enthält Soja)
(Spuren: Nüsse, Ei)

Allergenkennzeichnung

Bei unverpackten Produkten muss eine entsprechende Liste zur Verfügung stehen. Vorsichtshalber geben viele Hersteller an, ein Produkt könne „Spuren von ... enthalten", obwohl das Allergen nicht als Zutat verwendet, sondern nur im selben Betrieb verarbeitet wurde.

Die Lebensmittelindustrie hat die „frei von"-Kennzeichnung als Werbung mit einem vermeintlichen gesundheitlichen Zusatznutzen entdeckt und hebt beispielsweise laktosefreies Mineralwasser und glutenfreie Milchprodukte hervor.

Die **Nettofüllmenge** gibt an, wie viel in einer Verpackung enthalten ist. Bei flüssigen Produkten wird das Volumen in Litern, Zentilitern oder Millilitern, bei festen Produkten das Gewicht in Kilogramm oder Gramm angegeben.

Das **Mindesthaltbarkeitsdatum** zeigt an, wie lange das Lebensmittel bei richtiger Lagerung seine spezifischen Eigenschaften wie Geschmack, Geruch, Farbe, Konsistenz und Nährwert mindestens behält. Es ist mit der Angabe von Tag, Monat, Jahr auf dem Etikett zu finden. Ist das Lebensmittel mehr als drei Monate haltbar, kann die

Angabe des Tags entfallen. Bei Lebensmitteln, die länger als 18 Monate haltbar sind, kann auch der Monat entfallen. Nach Ablauf des Mindesthaltbarkeitsdatums kann das Produkt noch gegessen werden, wenn es bei einem Test den typischen Geruch und Geschmack aufweist.

Das **Verbrauchsdatum** wird bei leicht verderblichen Lebensmitteln wie Hackfleisch angegeben. Ab diesem Zeitpunkt soll das Produkt nicht mehr gegessen werden, da Gefahr für die Gesundheit besteht. Die Kennzeichnung erfolgt mit „zu verbrauchen bis ...“ und wird mit dem Hinweis auf bestimmte Aufbewahrungsbedingungen ergänzt wie „gekühlt bei max. 7 °C aufbewahren“.

Bei eingefrorenem Fleisch, Fleischzubereitungen und unverarbeiteten Fischerzeugnissen muss das **Datum des Einfrierens** angegeben werden. Die Kennzeichnung beginnt mit „Eingefroren am ...“ und wird mit dem Datum (Tag, Monat und Jahr) vervollständigt.

Besondere **Aufbewahrungs- oder Verwendungsbedingungen** müssen angegeben werden, wenn nur unter diesen Bedingungen die Sicherheit bis zum Mindesthaltbarkeitsdatum oder Verfallsdatum gewährleistet. Milchprodukte sollen bei 8 °C gelagert werden, tiefgekühlte Lebensmittel bei einer Höchsttemperatur von –18 °C.

Tipp: Die Temperatur im Kühlschrank im Auge behalten:
Das Mindesthaltbarkeitsdatum für Milch als Beispiel bezieht sich auf eine Kühlschranktemperatur zwischen 6 und 8 °C. Vorverpacktes Hackfleisch muss jedoch bei 2 °C gelagert werden.

Verwendungsbedingungen sind zum Beispiel Angaben wie „nach dem Öffnen innerhalb von drei Tagen verzehren“ oder „vor Wärme schützen“.

Der **Name oder die Firma und Anschrift des Lebensmittelunternehmers** zeigt dem Verbraucher, wer für das Lebensmittel und die Information entsprechend der Verordnung. verantwortlich ist.

Ursprungsland oder **Herkunftsort** müssen verpflichtend angegeben werden, wenn ansonsten eine Irreführung des Verbrauchers möglich ist. Seit April 2015 gilt eine verpflichtende Herkunftsbezeichnung für vorverpacktes, frisches Fleisch der Tierarten Schwein, Geflügel, Schaf und Ziege.

Eine **Gebrauchsanweisung** für Lebensmittel ist verpflichtend, wenn die Verwendung schwierig ist. Dies betrifft zum Beispiel auf Convenience-Produkte wie Instantprodukte. Piktogramme sind nur ergänzend zulässig.

Der **Alkoholgehalt** von Lebensmitteln muss angegeben werden, sofern mehr als 1,2 Volumenprozent Alkohol enthalten sind.

Die **Nährwertdeklaration** ist bei verpackten Lebensmitteln ab Ende 2016 verpflichtend. Danach werden auf der Verpackung oder auf dem Etikett des Lebensmittels der Brennwert und die Mengen an Fett, gesättigte Fettsäuren, Kohlenhydraten, Zucker, Eiweiß und Salz in einer Tabelle angegeben. Die Angaben beziehen sich auf 100 Milliliter oder 100 Gramm eines Lebensmittels.

Durchschnittliche Nährwerte pro 100 ml:	
Energie	198 kJ (47 kcal)
Fett	1,5 g
– davon gesättigte Fettsäuren	1,0 g
Kohlenhydrate	4,9 g
– davon Zucker	4,9 g
Ballaststoffe	0,0 g
Eiweiß	3,5 g
Salz	0,12 g

Big seven

Die „big seven“ können ergänzt werden durch Angaben zu einfach ungesättigten Fettsäuren, mehrfach ungesättigten Fettsäuren, mehrwertigen Alkohole, Stärke, Ballaststoffen sowie Vitaminen und Mineralstoffen, die in bedeutenden Mengen vorkommen.

Für bestimmte Lebensmittel gibt es weitere verpflichtende Angaben wie zum Beispiel der Koffeingehalt von Lebensmitteln oder Hinweise zur Verpackung unter Schutzatmosphäre.

Freiwillige Nährwertangaben je Portion sind zulässig. Ebenso ist die Angabe bezogen auf Richtwerte der Tageszufuhr zulässig.

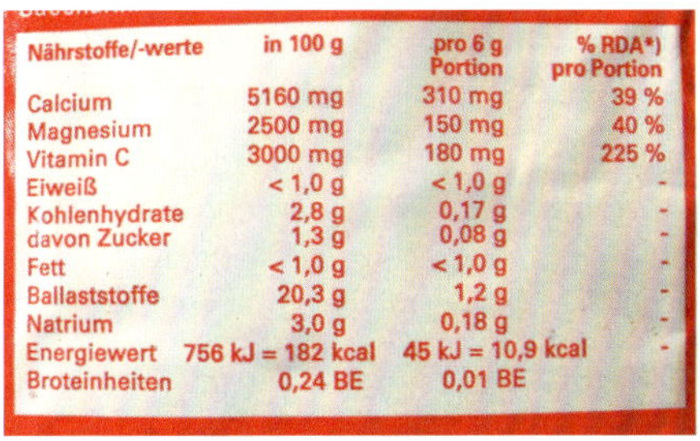

Nährstoffe/-werte	in 100 g	pro 6 g Portion	% RDA*) pro Portion
Calcium	5160 mg	310 mg	39 %
Magnesium	2500 mg	150 mg	40 %
Vitamin C	3000 mg	180 mg	225 %
Eiweiß	< 1,0 g	< 1,0 g	-
Kohlenhydrate	2,8 g	0,17 g	-
davon Zucker	1,3 g	0,08 g	-
Fett	< 1,0 g	< 1,0 g	-
Ballaststoffe	20,3 g	1,2 g	-
Natrium	3,0 g	0,18 g	-
Energiewert	756 kJ = 182 kcal	45 kJ = 10,9 kcal	-
Broteinheiten	0,24 BE	0,01 BE	

Nährwerttabelle pro 100 g und pro Portion, bezogen auf Tageszufuhr

Neben den Angaben, die sich aus der LMIV ergeben, sind weitere Kennzeichnungsvorschriften zu berücksichtigen:

- Auf Lebensmitteln tierischer Herkunft befindet sich das Identitätskennzeichen. In einem ovalen Feld befinden sich das Erzeugerland, die Zulassungsnummer des Betriebs und die Abkürzung „EG“.
- Gentechnisch veränderte Lebensmittel müssen gekennzeichnet werden.
- Das Eich- und Handelsklassenrecht schreibt weitere Kennzeichnungen vor.
- Mit der Losnummer oder Charge werden Lebensmittel gekennzeichnet, die unter gleichen Bedingungen hergestellt wurden.

Health-Claims-Verordnung

Die Health-Claims-Verordnung bezieht sich auf nährwert- und gesundheitsbezogene Angaben auf Lebensmitteln. Ein Lebensmittel bzw. ein Nährstoff darf nur dann mit einer besonderen Gesundheitsaussage versehen werden, wenn dies mit anerkannten wissenschaftlichen Belegen nachgewiesen wurde.

Nährwertbezogene Angaben: „fettarm“, „energiereduziert“, „zuckerfrei“, „reich an Vitamin C“).

Gesundheitsbezogene Angaben: „Calcium wird für die Erhaltung normaler Knochen und Zähne benötigt.“

„Roggen-Ballaststoffe tragen zu einer normalen Darmfunktion bei.“

An nährwertbezogene Aussagen werden bestimmte Anforderungen gestellt. So darf die Aussage „energiereduziert“ nur verwendet werden, wenn der Brennwert um mindestens 30 Prozent reduziert ist.

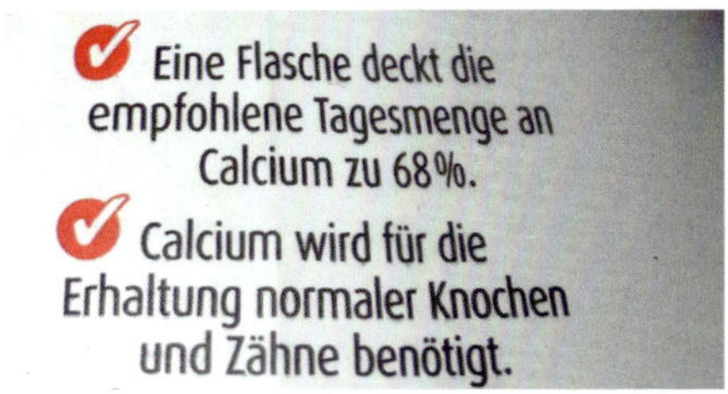

Nährwertbezogene Angabe

Seit Dezember 2012 sind alle gesundheitsbezogenen Angaben, die sogenannten „Health Claims“ verboten. Erlaubt sind nur die zurzeit über 200 gesundheitsbezogenen Werbeaussagen für Lebensmittel, die ein Zulassungsverfahren durch die Europäische Behörde für Lebensmittelsicherheit (EFSA) erfolgreich absolviert haben.

Eine Liste in der Health-Claims-Verordnung zeigt, welche Gesundheitsaussagen für welche Lebensmittel zugelassen sind. Nur diese dürfen verwendet werden.

Damit wird – wie bei den Zusatzstoffen – das Verbotsprinzip mit Erlaubnisvorbehalt angewendet.

Unter einer „gesundheitsbezogene Angabe" wird jede Angabe verstanden, die dem Verbraucher vermittelt, dass ein Zusammenhang zwischen einem Lebensmittel und der Gesundheit bzw. der Reduzierung eines Krankheitsrisikos besteht.

Hinter **Fairtrade** stehen weltweit gültige und konsistente Standards, die den Kleinbauernkooperativen stabile Preise ermöglichen sowie langfristige und möglichst direkte Handelsbeziehungen fördern. Produkte, die das Fairtrade-Siegel tragen (z. B. Kaffee, Reis oder Bananen), stehen für fair angebaute und gehandelte Produkte. Auch für Mischprodukte wie Schokolade, Gebäck oder Eiscreme wird das Siegel vergeben, wenn alle Zutaten zu 100 Prozent Fairtrade-zertifiziert sind.

Fairtrade ist eine Strategie zur Armutsbekämpfung.

11.4 Bio-Lebensmittel

Der Markt für biologisch erzeugte Lebensmittel wächst. Immer mehr Menschen kaufen sie, denn Bio genießt ein besonderes Vertrauen. Was genau bedeutet kontrolliert ökologischer Landbau und welche gesundheitlichen, ökologischen, ökonomischen und sozialen Vorteile sind damit verbunden?

Definition

bio(logisch) – öko(logisch)
Alle Lebensmittel, die mit diesen Wortteilen werben, müssen aus kontrolliert ökologischer Produktion stammen (EG-Öko-Verordnung), zu mindestens 95 Prozent bei verarbeiteten Produkten.

Durch die EU-Rechtsvorschriften für den ökologischen Landbau ist die Kennzeichnung verpackter Bio-Lebensmittel mit dem EU-Bio-Logo, dem dazugehörigen Kontrollstellencode und einer allgemeinen Herkunftsangabe der Zutaten vorgeschrieben. Deklariert werden so Produkte, die einen Verarbeitungsschritt in der Europäischen Gemeinschaft erfahren. Zusätzlich kann das deutsche Biosiegel verwendet werden.

Zusätzlich zum EU-Bio-Logo können Bio-Lebensmittel mit den Siegeln der ökologischen Anbauverbände wie z. B. Bioland, Naturland und DEMETER gekennzeichnet werden.

DE-ÖKO-OXX
EU-/Nicht-EU-Landwirtschaft

www.bio-siegel.de

Diese Anbauverbände garantieren die Einhaltung von Regeln, die die europäischen Mindeststandards weit übertreffen. Begriffe wie integriert, kontrolliert oder umweltschonend sind dagegen nicht geschützt!

Der ökologische Landbau will eine möglichst geschlossene Kreislaufwirtschaft verwirklichen: Wenn ein Hof Pflanzenbau und Tierhaltung betreibt, kann er die tierischen Ausscheidungen als Dünger auf die Felder ausbringen und so auf chemisch-synthetische Düngemittel verzichten. Vielseitige Fruchtfolgen und robuste Sorten

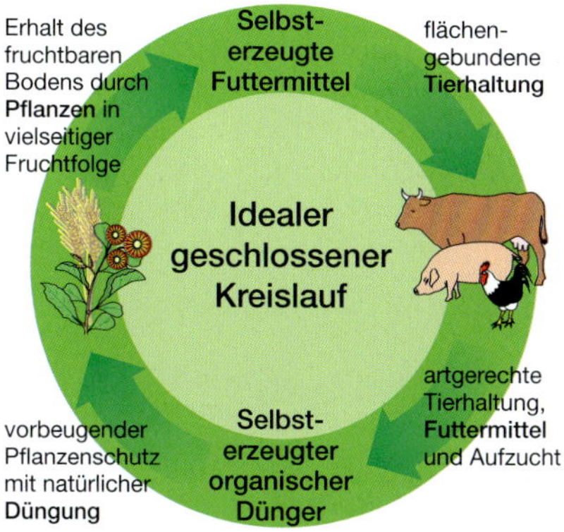

Kreislauf der ökologischen Landwirtschaft

erhalten zusätzlich die Bodenfruchtbarkeit und machen Pflanzenschutzmittel überflüssig. Leguminosen wie Lupinen oder Klee machen Stickstoff aus der Luft für den Boden verwertbar.

Die Tiere zur ökologischen Produktion von Fleisch, Milch und Eiern müssen möglichst artgerecht gehalten werden. Sie haben Auslauf ins Freie und deutlich mehr Platz als konventionell gehaltene Tiere. So können sie ihre natürlichen Verhaltensweisen wie scharren und im Stroh wühlen ausleben. Bio-Tiere erhalten nur selten Antibiotika (wenn sie krank sind).

Auch konventionell erzeugte Lebensmittel dürfen keine gesundheitlichen Gefahren bergen. Einige Vorteile von Bio-Lebensmitteln sind dennoch nachweisbar:
- Salat und Gemüse enthält weniger Nitrat.
- Pflanzliche Bio-Lebensmittel sind weniger mit Rückständen und Schimmelpilzgiften belastet.
- Durch den geringeren Wassergehalt sind Biogemüse und -obst reicher an Vitaminen, Mineralstoffen und sekundären Pflanzenstoffen.
- Milch und Fleisch enthalten durch die Weidefütterung ein günstigeres Fettsäuremuster
- Für verarbeitete Bio-Lebensmittel sind nur sehr wenige Zusatzstoffe und Aromen zugelassen.

Bei der Herstellung von Bio-Lebensmitteln sind von den über 300 zugelassenen Zusatzstoffen nur weniger als 50 als erlaubt.

Farbstoffe, Süßstoffe, Stabilisatoren und Geschmacksverstärker sind grundsätzlich verboten. Andere Lebensmittelzusatzstoffe sind nur dann erlaubt, wenn die Lebensmittel ohne diese Zusatzstoffe nicht hergestellt oder haltbar gemacht werden können.

Erlaubt sind auch Aromen aus tierischen und pflanzlichen Rohstoffen, allerdings finden diese keine häufige Verwendung. Insofern sind Bio-Lebensmittel eine echte Alternative, um Zusatzstoffe so weit wie möglich zu meiden.

Gentechnik ist in der gesamten biologischen Lebensmittelproduktion verboten.

Neben der artgerechteren Tierhaltung und den gesundheitlichen Aspekten punktet der Ökolandbau vor allem bei Umwelt und Klima. Vom Verzicht auf Mineraldünger und Pflanzenschutzmittel profitieren Gewässer und Artenvielfalt, die Bodenfruchtbarkeit bleibt erhalten. Für eine bestimmte Menge an Lebensmitteln braucht der Ökolandbau im Vergleich zur konventionellen Produktion nur ein Viertel bis ein Drittel der Energie, es wird weniger Kohlendioxid frei.

Im direkten Vergleich sind Bio-Lebensmittel um bis zu 50 Prozent teurer. Das hat u. a. mit dem höheren Aufwand und geringeren Erträgen im Ökolandbau zu tun. Der umwelt- und gesundheitsbewusste Verbraucher kann diesen Mehrpreis im Vergleich zur herkömmlichen Mischkost jedoch durch einen geringeren Fleischanteil und weniger Fertigprodukte ausgleichen.

11.5 Lebensmittelzusatzstoffe

Zusatzstoffe werden Lebensmitteln absichtlich zugefügt, um verschiedene Eigenschaften von Lebensmitteln zu beeinflussen oder eine bestimmte Wirkung zu erzielen. So können unter anderem die Farbe, der Geschmack, die Struktur oder die Haltbarkeit verändert werden.

Farbstoffe werden Lebensmitteln zugesetzt, um eine bestimmte Farbe zu erzielen. Mit dem natürlich oder synthetisch hergestellten Farbstoff Beta-Carotin wird z. B. Margarine oder Limonade gelb-orange gefärbt.

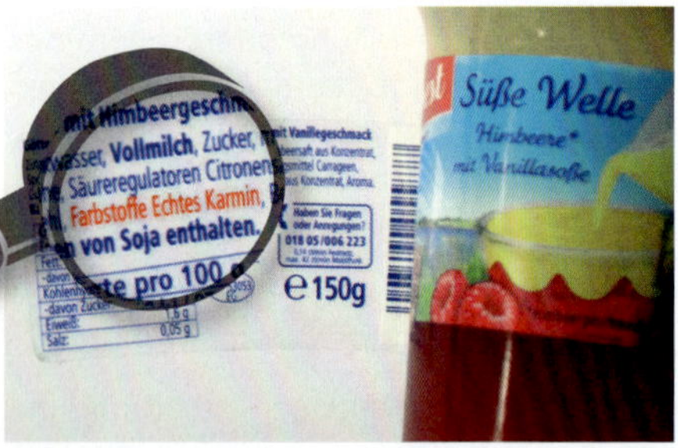

Gelb-rot gefärbtes Lebensmittel

Tartrazin kann – wie einige weitere Azofarbstoffe – problematisch für Allergiker und sollte von diesen Personen gemieden werden.

Säuerungsmittel verleihen Lebensmitteln unter anderem einen sauren Geschmack. Mit Citronensäure wird beispielsweise der saure Geschmack in Limonaden verstärkt. Gleichzeitig werden weitere Eigenschaften wie z. B. die Haltbarkeit günstig beeinflusst.

Citronensäure gilt grundsätzlich als unbedenklich, weil sie im Körper selbst vorkommt und vollständig verwertet werden kann. Hohe Gehalte an Zitronensäure in Süßwaren und Getränken erhöhen aber das Risiko für Zahnschäden.

Mithilfe von **Emulgatoren** bleiben zwei nicht mit einander mischbare Stoffe wie z. B. Wasser und Fett in einer stabilen Mischung (Emulsion). Ein Beispiel für ein solches Gemisch ist die Salatsauce, die sich mithilfe eines Emulgators nicht entmischt.

Lecithin ist ein Emulgator. Es wird aus Sojabohnen gewonnen und wird häufig bei der Herstellung von Schokolade, Eiscreme und Margarine verwendet.

Konservierungsstoffe verzögern den Verderb von Lebensmitteln und bewahren ihren Geschmack und ihr Aussehen.

Sorbinsäure hemmt beispielsweise das Wachstum von Hefen, Schimmelpilzen und einigen Bakterien. Sorbinsäure ist vielseitig einsetzbar und wird unter anderem zur Konservierung von Käse und Marmelade verwendet.

Vor der Verwendung muss jeder Zusatzstoff ein aufwändiges Verfahren durchlaufen, um zugelassen zu werden. Danach ist die Anwendung genau geregelt und die erlaubte Menge begrenzt.

Mit der Zulassung erhält jeder Lebensmittelzusatzstoff eine unverwechselbare E-Nummer. Dabei steht „E" für Europa oder auch für essbar.

E 160 Beta-Carotin (Farbstoff)
E 102 Tartrazin (Farbstoff)
E 330 Citronensäure (Säuerungsmittel)
E 322 Lecithin (Emulgator)
E 200 Sorbinsäure (Konservierungsmittel)

In der Zutatenliste werden alle verwendeten Zusatzstoffe angegeben mit dem Klassennamen und der jeweiligen Nummer oder der chemischen Bezeichnung. Meist stehen sie aufgrund des geringen Anteils am Ende der Zutatenliste.

11.6 Nahrungsergänzungsmittel

Nahrungsergänzungsmittel sind folgendermaßen definiert:
- Sie ergänzen die allgemeine Ernährung.
- Es sind Konzentrate von Nährstoffen oder sonstigen Stoffen, die eine spezifische Wirkung haben.
- Sie werden in dosierter Form in den Verkehr gebracht.

Nahrungsergänzungsmittel werden rechtlich den Lebensmitteln zugeordnet, stehen aber zwischen Arzneimitteln und Lebensmitteln. Sie werden in arzneimitteltypischen Formen wie Tabletten oder Kapseln angeboten. Im Gegensatz zu Arzneimitteln werden sie aber nicht auf Wirksamkeit und Unschädlichkeit geprüft.

Die Verpackung ist mit dem Zusatz „Nahrungsergänzungsmittel" zu kennzeichnen. Dazu werden der enthaltene Nährstoff und dessen Menge angegeben. Aus Gründen des Gesundheitsschutzes wird darauf hingewiesen, dass Nahrungsergänzungsmittel nicht als Ersatz für eine ausgewogene und abwechslungsreiche Ernährung dienen. Nur selten ist die Ergänzung der Nahrung mit einzelnen Nährstoffen sinnvoll. Außerdem ist folgender Warnhinweis verpflichtend: „Die angegebene empfohlene tägliche Verzehrsmenge darf nicht überschritten werden." Gesundheitsbezogene Angaben sind besonders streng geregelt.

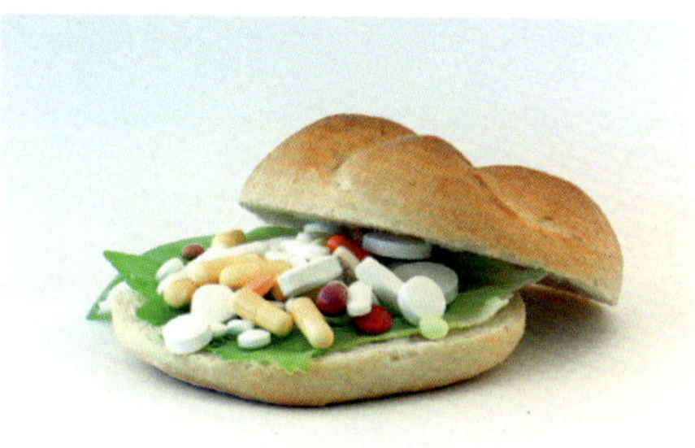

Auf dem Markt finden sich zunehmend in Smoothies ergänzende Zusätze wie z. B.
- Maca (kresseähnlich, stressmindernd) oder
- Baobab (Frucht des afrikanischen Affenbrotbaumes, verdauungsunterstützend).

Exkurs: Schon gewusst?
Die so genannten „Smoothies" stellen eine neue Produktgruppe dar, für die es keine lebensmittelrechtliche Definition gibt.

Auch ist die Angabe „Smoothie" nur eine „Phantasiebezeichnung" und allein, ohne eine Ergänzung, nicht ausreichend.

Es ist unklar, was die einzelnen Verkehrsteilnehmer, wie Verbraucher, Anbieter oder Händler unter diesem Begriff verstehen und welche Erwartungen sie damit verbinden. Eine gesetzliche Vorschrift für die eingesetzten Zutaten gibt es nicht. Auch für die Bezeichnung des Lebensmittels gibt es keine Festlegung.

Noch eine Gesetzeslücke:
Zu einer nachhaltigen Ernährung gehört der Einsatz von Nahrungsmitteln aus regionaler Herkunft der wichtigsten Zutaten – eine solche Kennzeichnung ist **nicht** verpflichtend vorgeschrieben.

Eine zusätzliche freiwillige Kennzeichnung von Lebensmitteln ist das Regionalfenster. Hier werden die Herkunftsregion sowie der Anteil regionaler Rohstoffe am Gesamtprodukt eindeutig benannt.

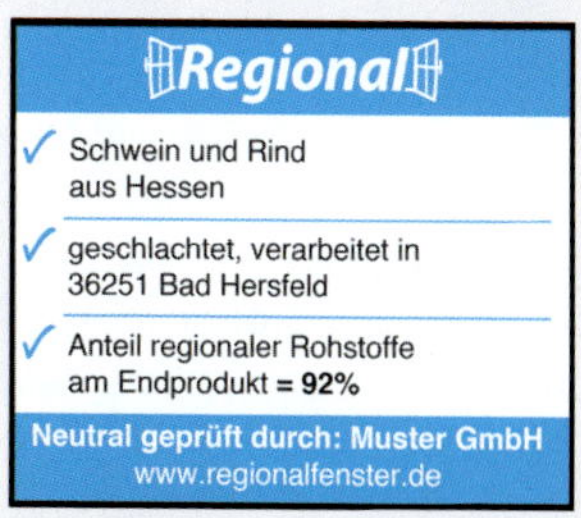
Regional
Schwein und Rind aus Hessen
geschlachtet, verarbeitet in 36251 Bad Hersfeld
Anteil regionaler Rohstoffe am Endprodukt = 92%
Neutral geprüft durch: Muster GmbH
www.regionalfenster.de

Literaturverzeichnis

aid infodienst (Hrsg.): Essen – aber sicher, Bonn

aid infodienst (Hrsg.): Lebensmittelverarbeitung im Haushalt, Bonn

Bayerisches Staatsministerium für Ernährung, Landwirtschaft und Forsten: Nachhaltige Ernährung: Essen für die Zukunft, Erläuterungen zur Plakatausstellung 2010

Bundesamt für Risikoforschung: Cholesterinsenkende Lebensmittel, Rückstände, Nitrit 2010

Bundesministerium für Ernährung und Landwirtschaft www.bmel.de

Deutsche Gesellschaft für Ernährung e.V. (Hrsg.): Vollwertig essen und trinken nach den 10 Regeln der DGE, Bonn 2011

Fischer, Julia: Hysterie um Weizen. UGBforum, 10–12, 2015

Flemmer, Andrea: Jodversorgung – Zu viel und zu wenig ein Problem. UGBforum, 89–92. 2015

Heinis, Monika; Simpfendörfer, Dorothea; Baur-Enders, Roswitha: Hauswirtschaft Ernährung Pflege, Hamburg 2015

Herrmann, Jürgen (Hrsg.): Die Lehrküche, Hamburg 2013

Hoffmann, Ingrid; Schneider, Katja; Leitzmann, Claus (Hrsg.): Ernährungsökologie, München 2011

Huch, Renate: Mensch Körper Krankheit, München Jena 2003

Initiative für gesunde Ernährung und mehr Bewegung www.in-form.de

Kornblum, Andrea: Lebensmittelrechtliche Einordnung von Smoothies in Deutschland, München, 2009

Leitzmann, Claus; Keller, Markus: Vegetarische Ernährung, Stuttgart 2013

Leitzmann, Claus; v. Koerber, Karl; Männle, Thomas: Vollwert-Ernährung – Konzeption einer zeitgemäßen und nachhaltigen Ernährung, Stuttgart 2012

Maintz, Laura; Bieber, Thomas; Novak, Natalja: Die verschiedenen Gesichter der Histaminintoleranz – Konsequenzen für die Praxis. Deutsches Ärzteblatt (103), A 3477–3483, 2006

Marwedel, Ulrike; Weyerer; Siegfried; Schäufele, Martina: Demenzielle Erkrankungen, Haan-Gruiten 2013

Menne, Astrid: Allergien und Unverträglichkeiten – Wahn oder Wirklichkeit? UGBforum, 6–9, 2015

Müller, Manfred J.; Trautwein, Elke A.: Gesundheit und Ernährung-Public Health Nutrition, Stuttgart 2005

Nespethal, Karen: Histamintoleranz – Unverträglichkeit mit vielen Gesichtern. UGBforum, 166–169, 2007

Schlieper, Cornelia: Ernährung heute, Hamburg 2014

Schlieper, Cornelia: Grundfragen der Ernährung, Hamburg 2014

Schnauss, Matthias: Der ökologische Fußabdruck – ein Beitrag zum Thema Nachhaltigkeit (Verbraucherzentrale Bundesverband e.V.) 2009

Schulz, Corinna: KonsUmwelt Ein Jugendbildungsprojekt zum Umwelt- und Ressourcenschutz Nahrungsmittelproduktion und -verschwendung, Hamburg 2013

Schwister, Karl (Hrsg.): Taschenbuch der Umwelttechnik, München Wien 2003

UGBforum 1/14: Gewicht – Die richtig Balance. Wettenberg/Gießen 2014

Von Koerber; Kretschmer: Ernährung nach den vier Dimensionen, Ernährung und Medizin 21 2006

www.aid.de (gef.02.07.15)

www.bfeoe.de (gef.18.11.14)

www.bfr.bund.de (gef.06.07.15)

www.bll.de (gef.08.07.15)

www.bmelv.de (gef.01.07.15)

www.bvl.bund.de (gef.30.06.15)

www.dge.de/modules.php?name=News&file=article&dis=764 (gef.18.11.14)

www.dge.de/modules.php?name=News&file=article&sid=1330 (gef.10.03.15)

www.dge.de/modules.php?name=News&file=article&sid=1339 (gef.10.03.14)

www.dge.de/modules.php?name=News&file=print&dis=764 (gef.18.11.14)

www.efsa.eu.int

www.eur-lex.europa.eu/legal-content/DE/TXT/PDF/?uri=CELEX:32002R0178&from=DE (gef.07.07.15)

www.eur-lex.europa.eu/LexUriServ/LexUriServ.do?uri=OJ:L:2011:304:0018:0063:de:PDF (gef.07.07.15)

www.gesetze-im-internet.de/bundesrecht/lfgb/gesamt.pdf (gef.01.07.15)

www.grin.com/de/e-book/147698/lebensmittelrechtliche-einordnung-von-smoothies-in-deutschland (gef.08.07.15)

www.lebensmittelklarheit.de (gef.22.05.15)

www.lgl.bayern.de (gef.08.07.15)

www.nachhaltigkeit.info/artikel/weltgipfel_rio_de_janeiro_1992_539.htm (gef.02.07.15)2014

www.noo.org.uk/NOO_about_obesity/causes (gef.26.06.15)

www.oekotest.de/cgi/index.Cgi?artnr=66448&bernr=04 (gef.18.11.14)

www.ua-bw.de/pub/beitrag.asp?subid=2&ID=1221 (gef.29.12.14)

www.uni-giessen.de/cms/fbz/fb09/institute/ernährungswissenschaften (gef.17.07.13)

www.vegmed.de (gef.08.07.15)

www.zentrum-der-gesundheit.de/health-claims-ia.html#ixzz3fsOLIxP8 (gef.29.06.15)

Bildquellenverzeichnis

123rf.com: S. 15/1 (Joya Dederova)

5 am Tag e.V. (www.5amtag.de): S. 70/1,5,7

aid infodienst, Ernährung, Landwirtschaft, Verbraucherschutz e.V., Bonn: S. 12/1; 56/2

Agentur Romand Bold und Black, Köln/Titel 4553: S. 118

Aktion Zahnfreundlich e.V., Berlin: S. 102/1

Aquaculture Stewardship Council, Utrecht, Niederlande: S. 40/6

BODE Science Center, Hartmann AG, Hamburg, Hamburg: S. 130/1

Bundesanstalt für Landwirtschaft und Ernährung, Bonn: S. 93/4; 144/2,3

Deutsche Gesellschaft für Ernährung e.V., Bonn: S. 18/1; 20/1-3

Deutsche Zöliakie-Gesellschaft e.V., Stuttgart: S. 89/1

DGE/JOB&FIT: S. 104/2,3

dpa-Picture-Alliance GmbH, Frankfurt/Main: S. 14/2 (Jens Kalaene)

Ecolab Deutschland GmbH, Mohnheim am Rhein: S. 131/1

Fairtrade Max Havelaar Belgium: S. 104/1 (Lucie Godfrin)

Fotolia Deutschland, Berlin, © www.fotolia.de: S. 5/2 (Alphaspririt); 8/3 (contrastwerkstatt), 4 (ikonoklast_hh), 5 (Nomad_soul), 6 (weerapat_1003); 11/1 (neftali); 16/1 (issumbosi), 3 (Claudio Divizia); 21/3 (Marina Lohrbach); 22/1 (rdnzl), 2 (Barbara Pheby); 26/11 (Andrey Starostin); 27/1 (seite3); 29/1 (Andrea Wilhelm), 2 (Stephanie Eckgold); 31/1 (womue), 3 (Gabi Günther), 4 (Wolfgang Jargstorff), 5 (gandolf), 6 (felinda); 32/2 (P!xel66), 4 (wemue); 34/1 (Ivaylo Ivanov), 3 (unverdorben), 6 (Xavier), 8 (felinda); 36/1 (TrudiDesign); 38/3 (rdnzl); 40/1 (Picturefoods.com), 2 (Picturefoods.com); 42/1 (by-studio), 2 (serkann007); 43/5 (Klaus Eppele); 47/1 (Volkerladwig); 48/4 (CRIAG MCATEER), 6 (Elena Moiseeva), 7 (nuttapongg), 9 (Yvonne Bogdanski), 10 (Barbara Pheby), 11 (Tomboy2290), 16 (fotogal), 17 (robynmac); 49/1 (B. Sylezich); 70/2 (Africa Studio), 3 (kasparart), 4 (jamenpercy); 73/1 (okolaa); 77/2 (dinostock); 90/1 (Regormark); 93/1 (NataliTerr); 97/3 (DragonImages); 98/1 (Foto-Point); 106/1 (underdogstudios); 108/1 (Marcito); 110/1 (Andreas P); 117/1 (Alexander Raths); 119/1 (unitypix); 120/2 (Yü Lan); 122/1 (Wavebreak Media); 129/1 (Joerg Beuge); 132/1 (pitris), 2 (Klaus Eppele), 3 (Klaus Eppele), 4 (vinkirill); 137/2 (lily); 147/1 (monropic)

Gäa e.V.- Vereinigung ökologischer Landbau, Dresden: S. 93/3

Galas, Elisabeth, Bad Breisig: S. 5/1; 7/1; 9/1; 29/3; 35/1; 51/1; 52/1; 53/1-6; 56/1; 84/1; 93/2; 95/1; 123/2,3; 124/1,2; 130/2; 145/1

Getty Images Deutschland, München: S. 100/1 (Ruth Jenkinson); 101/2 (Baerbel Schmidt); 103/1 (Cultura/Alan Graf)

Harste, Björn Christian, Bremen, www.shopblogger.de: S. 126/1,2

Heinis, Monika, Herford: S. 46/1; 59/1; 60/1; 62/3; 70/6; 97/1,2; 101/1

iStockphoto, Berlin: S. 23/4 (eli_asenova); 34/4 (eli_asenova), 5 (Gorulko_Andrii); 38/2; 39/1 (Counterfeit_ua), 2 (Counterfeit_ua), 3 (Counterfeit_ua), 4 (Counterfeit_ua); 40/3 (Carosch), 4 (MarkGillow); 48/2 (Franco Deriu), 3 (Robyn Mackenzie), 8 (Rafa Irusta); 120/3 (JacobVanHouten); 132/6 (Drbouz)

Kleiber, Susanne, Hamburg: S. 23/2; 24/1; 42/3

Krausen, Scott, Mönchengladbach: S. 10/1; 58/1; 62/1; 66/1; 83/2

Labelident GmbH, Schweinfurt: S. 141/1

Loderbauer, Josef, Deggendorf: S. 43/3,4

Marine Stewardship Council (MSC), Berlin: S. 40/5

Mauritius GmbH, Mittenwald: S. 86/1 (Dietmar Walser)

Milchwerke Berchtesgadener Land Chiemgau eG, Piding: S. 36/2,3

Naturland Zeichen GmbH, Gräfelfing: S. 40/7

Nestlé Deutschland AG, Frankfurt/Main: S. 116/1

Paaßen, Urte, Essen: S. 140/1

PER Medien+Marketing GmbH, Braunschweig: S. 54/1; 55/1; 56/3; 57/1; 58/2; 62/2; 73/2,3; 75/1,2; 76/1; 78/1; 79/1; 80/12; 118

Spohr, Prof. Dr. Hans-Ludwig, „Das Fetale Alkoholsystem im Kinder und Erwachsenenalter" De Gruyter Verlag (01/2014, Bild 04-05: S. 50 / Abb. 4.5. FAS, 5 Monate altes Mädchen): S. 92/1

Rainbacher, Dr. med., Lothar, Kempten: S. 91/1

Regionalfenster e.V., Friedberg, www.regionalfenster.de: S. 147/1

Servicebüro 5 am Tag e.V., Mannheim: S. 70/8

Shutterstock Images LLC, New York, USA: S. 6/1 (margouillat photo); 8/2 (Riaan van den Berg); 16/2 (David Hanlon), 4(ilolab); 17/1 (BlueOrangeStudio); 21/2 (Oliver Hoffmann); 23/3 (MaraZe); 26/1-6,9,12 (Elena Schweitzer), 13 (Africa Studio), 16 (chrisdorney), 18 (Yeko Photo Studio), 19 (Viktor1), 20 (Kozlenko); 32/1 (Palo_ok); 48/1 (Kondor83); 77/1,3; 85/1 (joloei); 89/2 (Bork)

StockFood GmbH, München: S. 49/2 (Eising Studio – Food Photo & Video)

TransFair e.V. (Fairtrade Deutschland), Köln: S. 144/1

Ungerer, O., Prof. Dr., Kirchheim, otto.ungerer@t-online.de: S. 127/1

VegOrganic e. V, Köln: S. 96/1

Verlag Handwerk und Technik GmbH, Hamburg: S. 8/1; 13/1,2; 14/1; 21/1; 23/1; 25/1,2; 26/7,8,10,14,15,17; 31/2,7-9; 32/3,5; 33/1; 34/2,7,9; 36/4-6; 38/1,4; 42/2; 43/1,2,6; 44/1,2; 45/1,2; 48/5,12-15,18; 63/1-9; 65/1; 67/1; 80/1-11; 82/1-5; 83/1; 109/1; 114/2; 120/1; 123/1; 131/2; 134/1; 135/1; 136/1; 137/1,3; 138/1; 139/1; 142/1; 143/1,2; 146/1

WGP-Produktdesign, Ellerau: S. 111/1,2; 114/1

Wort & Bild Verlag Konradshöhe GmbH & Co. KG, München: S. 61/1 (Swen Sallwey)

www.kuehnau.net: S. 113/1;

www.wikipedia.org: S. 88/1; 132/5 (Photo by Peggy Greb)

Sachwortverzeichnis